EGMONT R. KOCH

BÖSES BLUT

Die Geschichte eines Medizin-Skandals

Mitarbeit: Irene Meichsner

HOFFMANN UND CAMPE

CIP-Titelaufnahme der Deutschen Bibliothek

Koch, Egmont R.:
Böses Blut: die Geschichte eines Medizinskandals
Egmont R. Koch. – 1. Aufl. –
Hamburg: Hoffmann u. Campe, 1990
ISBN 3-455-08370-6

Copyright © 1990 by Hoffmann und Campe Verlag, Hamburg
Umschlaggestaltung Werner Rebhuhn
Printed in Germany

Für A. K.
Er behielt seine Würde,
auch als er erkannte,
daß der Kampf aussichtslos war.

INHALT

VORWORT

Thomas C. Drees nannte es ein Komplott, und er wußte, wovon er sprach: Als Vorstandsvorsitzender eines amerikanischen Pharma-Unternehmens war er an der Verschwörung beteiligt. Ohne Rücksicht auf menschliche Verluste, aus rein wirtschaftlichen Interessen, so erklärte Drees Jahre später, seien zwischen 1982 und 1984 Maßnahmen zum Schutze Tausender von Patienten unterblieben, mit Duldung der zuständigen amerikanischen Behörde.

Die Folge war die größte Arzneimittel-Katastrophe, gleichzeitig das größte je von Medizinern verursachte Desaster: Weltweit haben sich mehr als 20 000 Menschen durch verseuchte Blutkonserven und Medikamente mit AIDS infiziert; wahrscheinlich 2 000 bis 3 000 Patienten sind dem damaligen Komplott inzwischen zum Opfer gefallen. Und es werden noch immer mehr.

Wie ist es möglich, so haben wir uns gefragt, daß über einen Medizin-Skandal dieser Dimension nicht mehr gesprochen und geschrieben wird. Gewiß, es gab immer wieder einzelne Hinweise; es gab herzerweichende Stories wie jene über den 14jährigen Amerikaner Ryan White, der wegen seiner HIV-Infektion von der Schule flog, zu einer Galionsfigur wurde und im April 1990, mit 18 Jahren, der Krankheit erlag; es gab jedoch keine Analyse der Katastrophe.

Als wir 1988 begannen, die Geschichte dieses medizinischen Skandals zu recherchieren, waren wir zunächst über das Ausmaß der Epidemie ebenso überrascht wie über die offensichtliche Abhängigkeit der behandelnden Ärzte von der herstellenden Industrie. Viele Insider der Branche, mit denen wir während der mehr als zweijährigen Arbeit zusammentrafen, bestätigten hinter vorgehaltener Hand die drastische Aussage von Thomas Drees, wagten aber – im Gegensatz zu ihm – nicht, dies öffentlich zu tun. Es gehe in der Blut-Branche um gigantische Geschäfte, und deshalb sei dieses Busineß schon immer ein besonders schmutziges gewesen, bei dem jeder seine Leichen im Keller habe.

Wir hielten dies zunächst für übertrieben. Doch je tiefer wir in die Materie einstiegen, desto größer wurden unser Erstaunen und die Gewißheit, daß Thomas Drees die Wahrheit gesagt hatte.

Noch immer können die Verantwortlichen in der Industrie, in den Behörden, vor allem aber auch unter den behandelnden Ärzten unwidersprochen die Behauptung verbreiten, AIDS, die tödliche Epidemie, sei schicksalhaft über alle hereingebrochen; man habe zu keinem Zeitpunkt mehr tun können, als getan wurde. Dies ist eine Mär. Sie konnte sich nur deswegen halten, weil es eine unfreiwillige Solidarität zwischen Tätern und Opfern gab: Die AIDS-Infizierten blieben stumm, verkrochen sich, aus Scham vor dem Stigma, der »Schwulenpest« erlegen zu sein; keiner hierzulande ging vor Gericht, forderte Rechenschaft, verlangte Sühne; die meisten ließen sich entschädigen – geschwiegen hätten sie vermutlich auch ohne das Geld.

Und die Täter erkannten schon sehr früh, daß die Angst der Betroffenen, den Schutz der Anonymität zu verlieren und den Zeigefingern der Nachbarn ausgesetzt zu sein, ihr größter Verbündeter ist.

Allen Beteiligten war überdies klar, daß die AIDS-Epidemie unter Blutern der erste Fall seit der Contergan-Katastrophe war, der die Wirksamkeit des seinerzeit geänderten Arzneimittelgesetzes auf die Probe stellen würde.

Wo immer wir die Frage nach der Schuld stellten, erhielten wir die Antwort, man dürfe nicht aus der heutigen Perspektive rückblickend urteilen, man sei hinterher schließlich noch immer klüger gewesen als vorher. Dieses Argument schien auch uns zunächst sehr plausibel. Als wir die Ereignisse der entscheidenden Jahre systematisch in einer chronologischen Form aufarbeiteten und dabei auf eklatante Widersprüche stießen, gewannen wir jedoch die Überzeugung, daß die Binsenweisheit keine Entschuldigung sein konnte: Alle Verantwortlichen wußten spätestens im Frühjahr 1983 genug, um schnell vorsorgliche Dämme gegen die Flut bauen zu können; sie hatten die Epidemie vor Augen und legten ihre Hände in den Schoß.

Wir haben für diese zeitgeschichtliche Aufbereitung der AIDS-Epidemie durch Blutkonserven und Medikamente mit einer Vielzahl von Opfern und Tätern gesprochen, mit vielen Hauptpersonen des Dramas, zum Teil mehrfach und viele Stunden lang. Auszüge aus einem langen Interview mit Hans Egli und Hans-Hermann Brackmann geben wir an mehreren Stellen des Buches wieder. Wir haben Tausende von Seiten teilweise streng vertraulicher Dokumente amerikanischen und deutschen Ursprungs gesichtet, analysiert und bewertet, um die Ereignisse der entscheidenden Jahre möglichst präzise rekonstruieren zu können. Die schriftlichen Unterlagen waren dabei besonders wertvoll, weil das Erinnerungsvermögen der meisten Beteiligten oftmals geschwächt und der Erinnerungswille von Eigeninteressen beeinflußt war. Für den US-Teil der Chronologie bis 1984 lieferte zudem Randy Shilts AIDS-Geschichte »And the Band Played on« ausgezeichnetes Hintergrundmaterial.

Im Interesse der Authentizität mußten wir die Ereignisse mitunter sehr detailliert nacherzählen, dabei die Gefahr in Kauf nehmen, daß dies die Lektüre nicht eben erleichtert. Auch entschlossen wir uns, eine zweite Chronologie über den Aufstieg des Bonner Hämophilie-Zentrums und seines ehemaligen Direktors, Professor Hans Egli, anzufügen, weil nur so deutlich werden kann, wie der Medizinbetrieb in diesem Bereich funktioniert: Pfründenwirtschaft, Kungelei, Machtansprüche. Auf diese Weise, scheint uns, läßt sich nachvollziehen, warum Egli seiner Verantwortung als Direktor des weltweit größten Behandlungszentrums für Bluter, mehr noch: als Arzt von fast 800 Patienten, nicht gerecht wurde, als die tödliche Seuche hereinbrach.

Dennoch ist eine solche Aufbereitung, selbst wenn sie sich auf einen immensen Fundus an Materialien stützen kann, nicht gegen Fehlinterpretationen gefeit. Kein Journalist kann mit auch nur annähernd hundertprozentiger Genauigkeit Tatbestände nachprüfen und Zusammenhänge aufdecken. Wir versuchten uns vor größeren Ungenauigkeiten und falschen Zeugnissen zu schützen, indem wir die Erkenntnisse unserer Recherchen anhand mehrerer Quellen überprüften. Dennoch sollten Leser diese Grenzen der Darstellung nicht aus den Augen verlieren.

Ein Gespräch, das wir gerne geführt hätten, wurde uns allerdings verwehrt: Frau Professor L'age-Stehr, Virologin am Berliner Bundesgesundheitsamt, erkannte hierzulande als erste die Gefahren für Bluter und Empfänger von Blutkonserven. Ihre Warnungen wurden jedoch von den Behandlern, ja sogar von ihrer Behörde in den Wind geschlagen. Unseren Wunsch, mit ihr zu sprechen, lehnte das Amt zunächst mit der Begründung ab, sie sei nicht zuständig. Beim zweiten Anlauf hieß es, Frau L'age-Stehr empfehle »einen anderen Gesprächspartner«, da sie sich »amtlicherseits seit Jahren mit dem Themenkreis nicht mehr befaßt« habe; die Virologin konnte sich darauf freilich keinen rechten Reim machen, dementierte, eine solche Erklärung abgegeben zu haben. Der letzte Versuch schließlich scheiterte an der zuständigen Ministerin in Bonn: Da das Bundesgesundheitsamt an sich jederzeit gesprächsbereit sei, schrieb Frau Professor Ursula Lehr, »sehe ich von mir aus keinen Grund zu entscheiden, welche Mitarbeiterin oder welcher Mitarbeiter dies im konkreten Fall tun sollte«. Auch diese Verweigerung ist symptomatisch und illustriert schlechtes Gewissen, weil die Katastrophe zu verhindern gewesen wäre.

Bremen/Köln, Juli 1990   Egmont R. Koch/Irene Meichsner

DAS DRAMA
UND SEINE HAUPTPERSONEN

Die Fakten

Weltweit dürften sich zwischen 20 000 und 30 000 Menschen durch
aus Blut produzierte Gerinnungspräparate mit AIDS infiziert haben: In der Bundesrepublik geht man von 1000 bis 1300 Betroffenen aus. Die Erkrankung mit ihren eindeutigen Symptomen, so
besagen die internationalen Schätzungen, brach bisher bei jedem
fünften bis sechsten Virusträger aus, jeder zehnte bis fünfzehnte
Infizierte ist der Immunschwäche mittlerweile erlegen. Das wären
weltweit bis heute 1500 bis 3000 Todesfälle, darunter etwa 150 in
der Bundesrepublik. Daneben haben sich mindestens ebenso viele
Menschen durch Blutkonserven mit dem HIV-Virus infiziert.
Beim Bundesgesundheitsamt sind mehr als 100 AIDS-Erkrankungen infolge einer Bluttransfusion registriert.

Die Betroffenen

Männer, deren Erbkrankheit Hämophilie mit Gerinnungspräparaten, hergestellt aus verseuchtem Blut, behandelt wurde. Frauen,
Freundinnen, Kinder dieser Männer, die sich ansteckten, weil sich
Ärzte lange Zeit nicht trauten, sie aufzuklären und damit ihr Versagen zuzugeben; Patienten, denen kontaminierte Blutkonserven
übertragen oder, bei Operationen, aus Blut gewonnene Medikamente verabreicht wurden; Ehepartner, Freunde und Freundinnen,
Kinder dieser Patienten, die sich infizierten, weil die Gefahr noch
verharmlost, die Wahrheit noch verheimlicht wurde, als die Epidemie längst um sich griff.

Die Beteiligten

Pharma-Manager, Blutbänker und Rotkreuzler, denen vorsorgliche Maßnahmen gegen die Epidemie zu teuer waren; Ärzte, die vor den Gefahren erst die Augen verschlossen und dann, als sie ihr Versagen erkannten, die Verantwortung anderen in die Schuhe schoben; Gesundheitsbeamte, die ihrer Aufgabe als Kontrolleure nicht gerecht wurden.

Weitere Mitwirkende

Funktionäre der Hämophilie-Organisationen, die, obwohl selbst betroffen, zu lange den Industrie-Managern, Ärzten und Gesundheitsbeamten vertrauten; Verantwortliche der Krankenkassen, die mitunter falsche Prioritäten setzten.

Die Hauptpersonen

Joseph Bove, M.D., Direktor der Blutbank an der Yale-Universitätsklinik in New Haven, Sprecher des Dachverbands amerikanischer Blutbanken (AABB) und des Beraterkomitees der Arzneimittelbehörde FDA; erbitterter Widersacher von Bruce Evatt; lehnte Vorsorgetests lange Zeit ab.

Dr. med. Hans-Hermann Brackmann, Akademischer Direktor, Oberarzt, Leiter der Hämophilie-Ambulanz am Bonner Bluter-Zentrum; Professor Eglis Neffe und rechte Hand; verharmloste zu lange die AIDS-Risiken für Bluter und wurde damit zu einem der Hauptverantwortlichen der Katastrophe in der Bundesrepublik.

Dennis Donohue, M.D., amerikanischer Gesundheitsbeamter in der Food and Drug Administration (FDA), dort zuständig für die Kontrolle der Faktor-8-Herstellerfirmen; er wurde zum Handlanger der Industrie und trug so erheblich zum Desaster bei; Gegner von Bruce Evatt in der US-Gesundheitsbehörde.

Professor Dr. med. Hans Egli, bis Mitte 1989 Direktor des Instituts für Experimentelle Hämatologie und Bluttransfusionswesen der Universität Bonn und damit Chef des größten Behandlungszentrums für Bluter in der Welt; ein Mediziner, der den nötigen Einfluß gehabt hätte, um das Desaster zu vermeiden; Hauptverantwortlicher für die AIDS-Epidemie unter deutschen Blutern.

Dr. Johann Eibl, Gründer und wissenschaftlicher Direktor des österreichischen Pharma-Unternehmens Immuno; war von Anfang an über die AIDS-Risiken informiert; versuchte Maßnahmen der Gesundheitsbehörden mit allen Mitteln zu verhindern.

Edgar Engleman, M. D., Direktor der Blutbank an der Stanford-Universitätsklinik in Kalifornien; erkannte als einer der ersten amerikanischen Blutbänker die AIDS-Risiken und führte Vorsorgetests ein; wurde von seinen Kollegen in der Bay Area um San Francisco jahrelang mit allen Mitteln bekämpft.

Bruce Evatt, M. D., Hämophilie-Experte der Centers for Disease Control in Atlanta; erkannte als erster Mediziner die drohende AIDS-Epidemie unter Blutern und Empfängern von Blutkonserven; kämpfte mehrere Jahre gegen die Branche, um das Blut homosexueller Spender mit Hilfe von Zusatztests vorsorglich von der Weiterverarbeitung auszuschließen; resignierte schließlich.

John Hink, Manager der amerikanischen Bayer-Tochter Cutter Biologicals in Berkeley; nahm für sein Unternehmen an den meisten Krisensitzungen teil, zögerte in dieser Funktion aber Maßnahmen gegen die Epidemie hinaus; stimmte sich häufig mit Dennis Donohue von der FDA ab.

Hans Janz (Name geändert), Buchhalter in Bad Camberg/Taunus; als Bluter jahrelang in Bonn in Behandlung, infizierte sich mit Hepatitis und AIDS; verklagte Professor Egli und Dr. Brackmann.

Professor Dr. med. Johanna L'age-Stehr, Virologin am Robert-Koch-Institut des Berliner Bundesgesundheitsamtes; erkannte als eine der ersten in der Bundesrepublik die AIDS-Risiken durch Blut und Blutprodukte; scheiterte an ihren Vorgesetzten und an Professor Egli, der seine Berliner Kollegin nie ernst nahm.

Professor Dr. med. Günter Landbeck, Direktor der Abteilung für Hämatologie und Onkologie der Universitäts-Kinderklinik in Hamburg; warnte als erster deutscher Behandler die Patienten, beugte sich dann jedoch der Haltung Professor Eglis, die AIDS-Gefahren zu ignorieren.

Wolfgang Marguerre, Kaufmann, Hansdampf in allen Gassen der Plasma-Industrie; machte als Manager der Industrie und gleichzeitig als Privatmann, dank Schweizer Briefkastenfirmen, blendende Geschäfte mit Blut; hielt über Jahre hinweg enge Kontakte zum Bonner Hämophilie-Zentrum, wo er zeitweilig einen Egli-Mitarbeiter bestach.

Steven Ojala, Manager der amerikanischen Bayer-Tochter Cutter Biologicals in Berkeley; Mitarbeiter von John Hink; nahm für sein Unternehmen an vielen internen Gesprächen der Branche teil, auf denen es darum ging, die FDA hinzuhalten.

Dr. Franz-Josef Oldiges, Geschäftsführer des AOK-Bundesverbandes in Bonn; bestimmte die Politik der Krankenkassen angesichts der AIDS-Katastrophe; wagte es nicht, sich gegen Professor Egli und die Pharma-Industrie aufzulehnen, als diese den AOK die Schuld an dem AIDS-Desaster in die Schuhe schieben wollten.

S. Gerald Sandler, M. D., Associated Vice President beim American Red Cross (ARC) in Washington, zuständig für die Blutspendedienste des ARC; schlimmster Verharmloser der AIDS-Gefahren durch Bluttransfusionen, verantwortlich für einen unglaublichen medizinischen Skandal im Amerikanischen Roten Kreuz.

Professor Dr. med. Klaus Schimpf, Ärztlicher Direktor der Rehabilitationsklinik Heidelberg und des dortigen Hämophilie-Zentrums; Vorstandsmitglied der World Federation of Hemophilia (WFH); neben Professor Egli, einem Kriegskameraden, einflußreichster Bluterbehandler hierzulande; ließ sich von der Bonner Verharmlosungstaktik anstecken.

Dr. med. Waldemar Schneider, Direktor des DRK-Blutspende-dienstes Hagen, außerordentlicher Professor an der Universität Seoul (Korea), Intimfeind von Professor Egli, seit der ihm die Habilitation verwehrte; machte als Rotkreuzmann merkwürdige Geschäfte mit Wolfgang Marguerre und Robert Taub.

Ilona und Heiko Schultens (Namen geändert), Patienten in Hamburg; sie infizierte sich durch eine Bluttransfusion an der Universitätsklinik mit AIDS, steckte dann ihren Mann an, weil das Krankenhaus das Ehepaar zu spät alarmierte.

Robert Taub, belgischer Geschäftsmann, alter Hase im Plasma-Geschäft; erst Mitarbeiter, dann Partner von Wolfgang Marguerre; guter Freund von Professor Egli in Bonn.

Weitere wichtige Personen

Louis Aledort, M. D., Bluterarzt in New York, Berater der National Hemophilia Foundation (NHF)

Prof. Dr. med. Monika Barthels, Bluterärztin, Medizinische Hochschule Hannover

Prof. Dr. med. Friedrich Deinhardt, Virologe, Universität München

Dr. med. Harald Fiedler, DRK-Blutspendedienst Münster

Donald Francis, M. D., Virologe, Centers for Disease Control, Atlanta (CDC)

Wolfgang Gnade, Bluter, bis 1989 stellvertretender Vorsitzender der Deutschen Hämophilie-Gesellschaft (DHG)

Rolf Hackenbroich, Geschäftsmann, Kerpen/Ibiza/Argentinien

Aaron Kellner, M. D., Chef des New York Blood Center

Prof. Dr. med. Meinrad Koch, Virologe, AIDS-Arbeitsgruppe des Bundesgesundheitsamtes Berlin

Prof. Dr. med. Eckard Lechler, Bluterarzt, Universitätsklinik Köln

Dr. med. Otto Murke (Name aus juristischen Gründen geändert), Hämophilie-Zentrum Bonn

Herbert Perkins, M. D., Medizinischer Direktor der Irwin Memorial Bloodbank, San Francisco

Jack Ryan, Präsident der Bayer-Tochter Cutter Biologicals, Berkeley

Prof. Dr. med. Inge Scharrer, Bluterärztin, Universitätsklinik Frankfurt am Main

Karl H. Schulte-Hillen, Rechtsanwalt und DHG-Berater, Siegen

Prof. Dr. med. Heiner Trobisch, Transfusionsmediziner, Duisburg

Prof. Dr. med. Karl Überla, ehemaliger Präsident des Bundesgesundheitsamtes in Berlin

Prof. Dr. med. Hans Rüdiger Vogel, Hauptgeschäftsführer des Bundesverbandes der Pharmazeutischen Industrie (BPI), Frankfurt am Main

Prof. Dr. med. Wilhelm Weise, bis März 1990 Direktor des Robert-Koch-Instituts am Bundesgesundheitsamt Berlin, seitdem Ärztlicher Direktor des Bayerischen Roten Kreuzes, München

Beteiligte Firmen

Alpha Therapeutics, USA
Armour Pharma, USA
Behringwerke AG, Marburg
Biotest AG, Frankfurt am Main
Cutter Biologicals, USA
Hyland-Travenol (Baxter), USA
Immuno AG, Österreich
Octapharma GmbH, Düsseldorf
Troponwerke GmbH + Co KG, Köln

BÖSES BLUT

Wie die ersten Bluter in den USA an AIDS erkrankten und niemand sie als Vorboten einer Epidemie sehen wollte; wie ein Patient im Hämophilie-Zentrum Bonn an AIDS-Symptomen verstarb und sein Arzt, Professor Hans Egli, dies ignorierte; wie Bruce Evatt die Blut-Industrie vergeblich zu überzeugen versuchte, vorsorgliche Maßnahmen zu ergreifen.

Wie die Seuche sich ausbreitete und die Ärzte davor ihre Augen verschlossen; wie die Herstellerfirmen die Risiken ihrer Präparate so lange in Abrede stellten, die Behörden durchgreifende Vorschriften so lange verschleppten, bis es zu spät war.

Wie Hans Egli und seine Kollegen, in enger Solidarität mit der Pharma-Industrie, die Schuld auf die Krankenkassen abzuschieben versuchten, um vom eigenen Versagen abzulenken; wie es den Versicherungsunternehmen der Herstellerfirmen gelang, weit weniger Entschädigungen an mehr als tausend deutsche Bluter zahlen zu müssen, als man selbst kalkuliert hatte.

Hiobsbotschaften

Mai 1982, Hämophilie-Zentrum Bonn

Hartwig Bode war tot. Der 41jährige Handelsvertreter aus Meschede im Sauerland hatte seit seiner Kindheit an einer schweren Bluterkrankheit gelitten.*

Die Bluterkrankheit (Hämophilie) beruht auf einem angeborenen, durch die Mutter vererbten Mangel an dem Gerinnungseiweiß Faktor-8. Folge: Das Blut kann nicht verklumpen. Äußere Wunden lassen sich schwer oder gar nicht stillen; innere Blutungen können zu Organschäden, vor allem aber zu Verkrüppelungen der Gelenke führen. Ende der sechziger Jahre begann man damit, das – je nach Schwere der Hämophilie – leichte oder starke Defizit an Gerinnungsfaktor auszugleichen, zunächst durch Übertragung von Blutplasma-Fraktionen, später, nachdem der Faktor-8 entdeckt worden war, durch das isolierte und hochkonzentrierte Eiweiß. Dank der Behandlung mit Gerinnungsfaktoren gewannen die hierzulande etwa 3000 bis 4000 Betroffenen, darunter vor allem die 1500 bis 2000 ständig behandlungsbedürftigen Bluter, ein großes Stück Lebensqualität; ihre medizinische und soziale Situation verbesserte sich erheblich. Bis dahin hatten Hämophile oft nur eine Lebenserwartung von etwa dreißig bis vierzig Jahren gehabt.

Hartwig Bode war seit vielen Jahren im weltweit größten Therapiezentrum für Hämophile in Bonn in Behandlung gewesen, bei Dr. Hans-Hermann Brackmann und dessen Onkel, dem Chef des Universitätsinstituts, Professor Hans Egli. Bode hatte, wie die meisten Bluter, Mitte der siebziger Jahre gelernt, sich die blutstillenden Gerinnungspräparate selbst zu injizieren.

Allerdings gab es bei der Substitutionstherapie mit Faktor-8

* Der Name wurde geändert, der Fall ist aber authentisch.

häufig unerwünschte Nebenwirkungen. Da die Gerinnungspräparate aus dem Plasma Tausender Spender gewonnen wurden, fanden sich darin in der Regel auch Krankheitserreger aus dem fremden Blut wieder, insbesondere Hepatitis-Viren, die Verursacher von Leberentzündungen. Bluter trugen als Folge der Faktor-8-Behandlung deshalb oftmals eine schwere chronische Gelbsucht davon. So war es auch bei Hartwig Bode gewesen.

Doch Bode starb nicht an einem Leberschaden, obwohl ihm später Alkoholismus nachgesagt werden sollte. Als Todesursache wurde eine fortgeschrittene »multifokale Leukenzephalopathie« diagnostiziert, eine seltene Erkrankung, bei der sich Teile des Gehirns gleichsam auflösen. Auf den ungewöhnlichen Befund konnten sich Hans Egli und Hans-Hermann Brackmann zunächst keinen rechten Reim machen.

Juni 1982, Centers for Disease Control, Atlanta

Seit Monaten hatte Dr. Bruce Evatt diesen Anruf befürchtet: Es war der 11. Juni, und am anderen Ende der Leitung meldete sich Sandra Ford aus ihrem kleinen Büro im Nachbargebäude. »Wir haben eine Pentamidin-Anforderung für einen Bluter in Denver/Colorado«, sagte sie und spürte dabei, wie Evatt der Schrecken in die Glieder fuhr.

Bruce Evatt, Leiter einer Abteilung für Bluterkranke an den Centers for Disease Control (CDC) in Atlanta, einer nachgeordneten Behörde des US-Gesundheitsministeriums, hatte sich sein Leben lang mit der Erforschung der Hämophilie beschäftigt. Unter seinen Kollegen der CDC galt er als unbestrittene Kapazität auf diesem Gebiet. Er war nicht nur fasziniert von dieser Erbkrankheit, unter der viele Mitglieder europäischer Fürstenhäuser über Generationen gelitten hatten, sondern auch von der Art, wie die Bluter ihr Los trugen. In ihrem Optimismus unterschieden sie sich von vielen anderen Patienten mit chronischen Erkrankungen.

Sandras Neuigkeit, für einen Hämophilen sei Pentamidin geordert worden, mußte Bruce Evatt beunruhigen, denn wer das Medikament benötigte, wies wahrscheinlich eine schwere Schädigung des Immunsystems auf. Das Antibiotikum Pentamidin gehörte zu einer Gruppe von zwölf Arzneimitteln, die so selten verwendet wurden, daß die CDC sie unter Verschluß hielten und nur auf Anforderung freigaben. Das Präparat diente fast ausschließlich zur Behandlung der Pneumocystis-carinii-Pneumonie (PCP), einer seltenen Infektionskrankheit der Lunge. Sie tritt auf, wenn die Abwehrkräfte des Patienten außergewöhnlich stark geschwächt und nicht mehr in der Lage sind, mit der Atemluft eindringende Keime zurückzuschlagen.

Sandra Ford hatte die Aufgabe, Pentamidin-Bestellungen zu überprüfen und die kleinen Flaschen mit dem Antibiotikum dann in festen Pappkartons per Expreß zu verschicken. Sie war die erste gewesen, die im Frühjahr 1981 auf eine Häufung von PCP-Fällen aufmerksam gemacht hatte, weil ihr die zunehmenden Pentamidin-Bestellungen, vor allem von Ärzten aus New York, aufgefallen waren. Innerhalb weniger Monate hatten die CDC-Mediziner danach eine Immunschwäche-Krankheit unter Homosexuellen diagnostiziert, die sie GRID (Gay related immune deficiency) nannten. Später, als zunehmend auch Drogenabhängige erkrankten, wurde sie wissenschaftlich präziser und weniger diskriminierend als AIDS (Aquired immune deficiency syndrome) bezeichnet.

Seit Januar 1982, als der erste Bluter in Florida an der für AIDS-Patienten typischen Pneumonie gestorben war, hatte Bruce Evatt damit gerechnet, daß die unheilbare Infektionskrankheit nicht auf Homosexuelle und Fixer beschränkt bleiben würde, von denen in den Vereinigten Staaten bereits 470 erkrankt und 184 verstorben waren – an der Lungenentzündung PCP oder einem Kaposi-Sarkom, einem seltenen Hautkrebs.

Stellten die Empfänger von Blutkonserven und Medikamenten, die wie Gerinnungsfaktoren für Hämophile aus Blut gewonnen wurden, eine neue Risikogruppe dar? »Wenn unser Verdacht zutrifft, dann wird es einen zweiten Fall unter Blutern geben«, hatte Evatt nach dem des AIDS-kranken Bluters in Florida prophezeit. Und nun gab es ihn offenbar.

Noch am Abend des 11. Juni, nach dem Anruf von Sandra Ford, flog Dr. Dale Lawrence, einer von Evatts Mitarbeitern, nach Denver, um Einzelheiten über den infizierten Bluter, dessen Arzt nach Pentamidin verlangt hatte, in Erfahrung zu bringen. Die Frau des 59jährigen Patienten, der auf der Intensivstation der Universitätsklinik von Colorado im Sterben lag, versicherte dem Arzt, ihr Mann sei weder schwul noch drogensüchtig. Sie schilderte Lawrence die ganze Leidensgeschichte eines Lebens mit der Erbkrankheit Hämophilie. Ihr Mann habe sich schon in frühen Jahren durch unkontrollierbare Blutungen in die Gelenke eine halbseitige Lähmung zugezogen und seinen Lebensunterhalt als Hausmeister nur unter unsäglichen Beschwerden verdienen können. Die Entdekkung des Faktor-8 sei da ein Gottesgeschenk gewesen. Doch jetzt gehe es wohl mit ihm zu Ende.

Die Laborbefunde des Patienten gaben zu Hoffnungen wenig Anlaß: Wie bei den erkrankten Homosexuellen und Drogensüchtigen zeigte sich im Blutbild eine massive Störung des Abwehrsystems. Die sogenannten T-Helfer-Lymphozyten, eine wichtige Truppe des Körpers im Kampf gegen eindringende Krankheitserreger, waren stark dezimiert: AIDS. Und damit konnten Evatt und seine Kollegen ziemlich sicher sein, daß die Ursache der Immunschwäche im Blut steckte und mit dem Gerinnungskonzentrat übertragen werden konnte. Und schließlich: Weil Bakterien, Protozoen und andere Mikroorganismen bei der Abtrennung und Aufbereitung des Plasmas herausgefiltert wurden, blieb als Erreger nur ein Virus übrig, das klein genug war, durch die Filter zu schlüpfen.

Am 5. Juli 1982 erlag der Patient in Denver seiner Erkrankung. Wenige Tage später erreichte Bruce Evatt eine neue Hiobsbotschaft: In Ohio war ein 27jähriger Hämophiler mit deutlichen Anzeichen einer Immunschwäche ins Krankenhaus eingeliefert worden. Seine Ärzte hatten zunächst auf eine Krebserkrankung getippt, dafür dann aber keinerlei Anzeichen entdecken können. Es war der dritte AIDS-Fall unter Hämophilen. Und nun war es nach Evatts Meinung Zeit, etwas zu unternehmen.

Ende Juli 1982, FDA, Washington

Rockville ist eine Bürostadt am Rande von Washington. Dort hat unter anderem die amerikanische Arzneimittelbehörde, die Food and Drug Administration (FDA), ihren Sitz. Auf Einladung der FDA trafen sich am 27. Juli die führenden Hersteller von Blutkonserven, darunter das Amerikanische Rote Kreuz (ARC), der Dachverband der US-Plasma-Industrie (ABRA), Vertreter des Nationalen Bluter-Verbandes (NHF), Aktivisten der Homosexuellen-Bewegung sowie Beamte der zuständigen amerikanischen Gesundheitsbehörden in Rockville.

Zehn Tage zuvor hatte Bruce Evatt in der CDC-Zeitschrift *Morbidity and Mortality Weekly Report (MMWR)* Alarm geschlagen: Alle drei AIDS-kranken Bluter hätten in den letzten fünf Jahren Faktor-8-Konzentrate unterschiedlicher Firmen erhalten. Es müsse sich also um das generelle Problem »eines übertragbaren Erregers in Blut und Blutprodukten« handeln.

Mit gemischten Gefühlen waren Evatt und seine Kollegen von den CDC, darunter der Virologe Dr. Donald Francis, nach Washington geflogen. Der Bluter-Verband hatte seinen Mitgliedern nach Evatts *MMWR*-Report bereits per Rundbrief mitgeteilt, es gebe »zur Zeit keine ernsthaften Anzeichen dafür, daß Blutprodukte von der Problematik betroffen sind«. Es war also fraglich, ob es gelingen würde, die Blut-Industrie zu konkreten Maßnahmen zu veranlassen, um die weitere Verunreinigung ihrer Produkte mit dem unbekannten Erreger zu stoppen.

Inoffiziell hatte die CDC-Crew schon Richtlinien für die Auswahl von Blutspendern ausgearbeitet, um Personen, die zu den AIDS-Risikogruppen zählten, also homosexuelle Männer, drogenabhängige Fixer und, neuerdings, Bewohner der Karibik-Insel Haiti, von der Blutspende auszuschließen. Allein die wissenschaftliche Logik, so Evatt, spreche für solche Maßnahmen. Doch nur die Food and Drug Administration in Washington durfte entsprechende Vorschriften erlassen. Und einige der FDA-Beamten, so war Bruce Evatt zu Ohren gekommen, ärgerten sich mächtig darüber, daß sich die CDC direkt mit den Faktor-8-Herstellern in Verbindung gesetzt und damit in ihren Zuständigkeitsbereich eingegriffen hatten.

Es kam, wie von Evatt und Francis befürchtet: Die NHF-Funktionäre, Interessenvertreter der betroffenen Bluter, stimmten ein in den Chor der Blut-Branche: Für die Behauptung, AIDS könne durch verunreinigte Blutkonserven oder Gerinnungsfaktoren übertragen werden, fehle jeder Beweis. Dr. Louis Aledort, Arzt an der New Yorker Mount Sinai School of Medicine und medizinischer Berater sowohl der NHF als auch einiger Herstellerfirmen, zweifelte die von Evatt ermittelten Daten an, verwies statt dessen darauf, die Immunschwäche unter der »gay population« könne auch Folge einer Überbelastung durch mehrere Infektionskrankheiten sein. Und dies träfe womöglich auch für die drei betroffenen Bluter zu.

Unterschiedlich äußerten sich die Vertreter der Schwulen-Bewegung. Während ein homosexueller Arzt aus New York jedwede diskriminierende Maßnahme grundsätzlich ablehnte, meinte ein Kollege, auf homosexuelle Blutspender müsse unter Umständen verzichtet werden. Diese Bewertung sollte seinem Ruf in der Szene schweren Schaden zufügen. Die Schwulen wollten nämlich auf jeden Fall verhindern, erneut in die Schlagzeilen zu kommen. Und die Bluter wollten um keinen Preis mit den Schwulen in einen Topf geworfen werden.

Auch die Mitarbeiter der FDA ließen keinen Zweifel aufkommen, was sie von den Erkenntnissen der Konkurrenz in Atlanta hielten: nichts. Von einem Übergreifen der AIDS-Epidemie auf Hämophile könne keine Rede sein. Hinter vorgehaltener Hand warf man den CDC sogar vor, sie wollten sich angesichts der Budgetkürzungen durch die Reagan-Administration lediglich zusätzliche Finanzmittel erschleichen.

Evatts Krisenmanagement war, kaum angelaufen, schon wieder ins Stocken geraten. Er hatte es offenbar nicht verstanden, die denkbaren Auswirkungen für Zehntausende von Blutern in den USA und in der ganzen Welt, deren Faktor-8 vorwiegend aus amerikanischem Blutplasma produziert wurde, deutlich zu machen. Oder war er vielleicht über das Ziel hinausgeschossen? Deutete er die drei AIDS-Fälle unter Blutern falsch?

August 1982, Hämophilie-Zentrum Bonn

Mit zwei Wochen Verzögerung war die *MMWR*-Ausgabe von Mitte Juli mit Evatts Bericht auf dem Schreibtisch von Professor Hans Egli gelandet. Die CDC, so stand da geschrieben, hätten wegen der Dringlichkeit der Angelegenheit »die Direktoren der Hämophilie-Zentren über die drei Fälle unterrichtet«.

Doch Egli und Brackmann behaupteten später, nicht informiert worden zu sein. Sie maßen deshalb, wie sie rückblickend, als die Katastrophe da war, einräumten, der Veröffentlichung keine besondere Aufmerksamkeit bei. Auf den Gedanken, ihr drei Monate zuvor verstorbener Patient Hartwig Bode könnte der seltsamen

Immunschwächekrankheit zum Opfer gefallen sein, kamen sie nicht. Dabei hatte es unter den an AIDS verstorbenen amerikanischen Homosexuellen schon eine Reihe von »multifokalen Leukenzephalopathien« gegeben.

Intern hegte man jedoch Zweifel, denn der Fall sickerte sehr bald in der Szene durch.

Spätsommer 1982, Washington

Bruce Evatt war in den Wochen seit der Konferenz Ende Juli mehrere Male von Atlanta nach Washington geflogen, um den Verband der Blutbanken AABB (American Association of Blood Banks) und die Dachorganisation der Plasma-Industrie ABRA (American Blood Resources Association) zu überzeugen, auf Blutspender aus den drei Risikogruppen Homosexuelle, Fixer und Haitianer freiwillig zu verzichten. Er hatte sie schließlich sogar mit der Perspektive unter Druck zu setzen versucht, infizierte Hämophile oder Empfänger von Blutkonserven könnten Schadensersatz einklagen, wenn die Hersteller den Empfehlungen der CDC nicht entsprächen und sich die AIDS-Epidemie dadurch ausbreiten würde. Es war eine vergebliche Drohung gewesen. Die Blut-Industrie hatte keinen Grund zur Besorgnis gesehen und sich weder von moralischen noch ökonomischen Argumenten beeindrucken lassen.

Ende August kam es noch schlimmer. Die Bemühungen der CDC, mehr Licht in das Dunkel zu bringen, wurden regelrecht sabotiert. Nach einer Pentamidin-Anforderung aus New York für einen spanischstämmigen Familienvater, der nach Bekunden seiner Frau weder schwul noch drogenabhängig war und mit einer schweren PCP-Pneumomie auf der Intensivstation des Bellevue Hospital lag, schickte Bruce Evatt seinen Mitarbeiter Dale Lawrence zur Abklärung nach New York. Der Patient, so fand der CDC-Mediziner heraus, hatte im Januar 1981 im Rahmen einer Bypass-Operation eine massive Bluttransfusion erhalten: zwölf Konserven von amerikanischen und acht von europäischen Spendern, geliefert von der größten Blutbank in den Vereinigten Staaten, dem New York Blood Center (NYBC). Diese Institution, so erfuhr Lawrence, führte bereits seit Jahren sogenanntes »Euroblood«, Konzentrate roter Blutkörperchen, vor allem vom Deutschen Roten Kreuz, ein.

Während das in kommerziellen Spendezentren gesammelte amerikanische Plasma, in dem die roten Blutkörperchen schwimmen, in gigantischem Umfang nach Europa exportiert wurde, mußten Vollblutkonserven von dort eingeführt werden.

Dale Lawrence wollte dennoch wenigstens den Versuch unternehmen, sich mit den zwölf New Yorker Spendern in Verbindung zu setzen, um herauszufinden, ob einer von ihnen AIDS-Frühsymptome zeigte oder zu einer der drei Risikogruppen zu zählen war. Das wäre ein deutlicher Hinweis dafür gewesen, daß der Erreger auch mit Blutkonserven übertragen werden konnte.

Doch das New York Blood Center weigerte sich hartnäckig, dem Mann von den CDC Einblick in die Spenderkartei zu geben. Sein Argument: Die Identität der Spender sei gesetzlich geschützt; außerdem gebe es keinerlei Beweise für die Vermutung, AIDS könne sich durch Transfusionen ausbreiten. Schließlich erreichte Evatts Mitarbeiter wenigstens, daß sich die Blutbank selbst mit den Spendern in Verbindung setzen würde, um sie zu fragen, ob sie schwul wären, fixten oder aus Haiti stammten. Ein paar Tage danach kam der Bescheid, keiner der zwölf gehörte einer Risikogruppe an.

Zwei Wochen später reiste Evatt wieder nach Washington, um sich mit Dr. Joseph R. Bove zu treffen und ihn von der Notwendigkeit sofortiger Maßnahmen zu überzeugen. Im Gepäck hatte er die Befunde zweier neuer Fälle von Immunschwäche und PCP-Pneumonie unter Blutern. Bove, Direktor der Blutbank an der Yale-Universitätsklinik in New Haven, war als Sprecher des Dachverbandes AABB und eines Beratergremiums der Arzneimittelbehörde FDA einer der einflußreichsten amerikanischen Transfusionsmediziner. Wenn es gelänge, ihn zu überzeugen, meinte Evatt, so wäre das zumindest ein Etappensieg. Doch Bove ließ den Kollegen von den CDC arrogant abblitzen: »Liefern Sie mir bessere Daten, dann können wir über Maßnahmen reden!«

Ende September 1982, Kansas City

Ein paar Tage nach der frustrierenden Begegnung mit Joseph Bove flog Bruce Evatt nach Kansas City, wo die National Hemophilia Foundation (NHF), der nationale Bluter-Verband, die 34. Jahrestagung abhielt. Wenn ihm jetzt nicht die Betroffenen und nach seiner Meinung potentiellen AIDS-Opfer den Rücken stärkten, war der Kampf vielleicht schon verloren.

Im offiziellen Programm der Versammlung spielte das Thema kaum eine Rolle. In seinem Rechenschaftsbericht ging der medizinische Berater der NHF, Dr. Louis Aledort, der sich für seine Ratschläge gelegentlich auch von den Herstellerfirmen honorieren ließ, nur am Rande auf die Problematik ein. Hinter den Kulissen gab es dafür um so heftigeren Streit darüber, welchen Weg der Verband einschlagen solle: abwarten oder der Gefahr ins Auge sehen. Erst am letzten Tag konnte sich Evatt mit seiner Linie durchsetzen. Der Vorstand der National Hemophilia Foundation verabschiedete angesichts »der wachsenden Besorgnis« seiner Mitglieder, trotz »unvollständiger Informationen«, eine Resolution: Es werde als notwendig erachtet, so hieß es da, »alle Hersteller von Faktor-8 zu drängen, Mitglieder der Risikogruppen für AIDS von der Plasmaspende auszuschließen«.

Bruce Evatt wußte, daß die Verlautbarung allenfalls ein Anfang war. Denn selbst wenn die Industrie der Forderung auf freiwilliger Basis nachkäme, bliebe, schon wegen des kommerziellen Anreizes, ungewiß, ob Homosexuelle von der Blutspende ausgeschlossen werden könnten.

Oktober 1982, San Francisco

Die Zahl der AIDS-Opfer unter Homosexuellen und Fixern kletterte unaufhörlich. Ende September 1982 hatten die CDC 625 Fälle registriert, davon waren 258 inzwischen verstorben. Und tagtäglich trafen aus allen Teilen des Landes neue Alarmmeldungen ein. Im Gebäude Nr. 6 der Centers for Disease Control in Atlanta, in dem die AIDS-Task-Force saß, sprach man von einer »exponentiellen Beschleunigung« der Zahlen. Und am Verhalten der Schwulen, an ihren brutalen Sexualpraktiken, vor allem am ständigen Partnerwechsel in den Badehäusern des Castro District in San Francisco, hatte sich noch nichts geändert.

Mit wachsender Sorge erkannte die AIDS-Task-Force neue Risikogruppen, darunter zum Beispiel neugeborene Kinder infizierter Fixerinnen. Wenn es stimmte, daß der Erreger mit Blut übertragen werden konnte, dann mußten sich unweigerlich auch Kinder im

Mutterleib über die Plazenta anstecken. Und dann wären Säuglinge die nächsten Opfer der Epidemie.

Und genauso war es! Anfang Oktober erfuhren die CDC, daß in der Klinik der Universität von Kalifornien in San Francisco drei Kinder einer Prostituierten wegen einer schweren Immunschwäche in Behandlung waren. Obwohl San Francisco neben New York als AIDS-Hochburg galt und die drei Kinder überdies verschiedene Väter hatten, glaubten die Ärzte vor Ort jedoch eher an eine angeborene als eine erworbene Erkrankung.

In Atlanta war man sich darüber im klaren, erst der Nachweis einer Übertragung von AIDS durch eine Bluttransfusion würde der Forderung der CDC Nachdruck verleihen, Homosexuelle nicht mehr zur Ader zu lassen. Intern wurden von Evatts Team schon Wetten darauf angenommen, daß es sehr bald einen ersten Fall geben würde, und wahrscheinlich in San Francisco.

Die Irwin Memorial Blood Bank, die städtische Blutbank in San Francisco, war die größte Einrichtung dieser Art in Kalifornien. Sie rekrutierte einen Großteil ihrer Spender aus dem Castro District, der Schwulengegend. Mindestens zehn Prozent der Dauerspender – Kritiker sprachen später sogar von 30 Prozent – waren homosexuell veranlagt. Dr. Herbert Perkins, medizinischer Direktor der Blutbank, hielt diese Klientel für »sehr gute Blutspender«; er wollte schon deshalb nicht auf sie verzichten, weil dies einen akuten Mangel an Blutkonserven in der Stadt heraufbeschworen hätte.

Im August war einer von Perkins' Kunden an AIDS verstorben. Er hatte zwar bis zuletzt geleugnet, schwul zu sein. Aber mit der nötigen Diskretion ließ Bruce Evatt Nachforschungen über das Sexualleben anstellen. Diese erwiesen sich als notwendig, weil der 46jährige Mann im März 1981 Blut gespendet hatte, das tags darauf einem sieben Tage alten Säugling transfundiert worden war. Etwa zur selben Zeit wie der Spender, Ende 1981, hatte auch das Baby deutliche Symptome einer Immunschwäche gezeigt, mit einem reduzierten Anteil an T-Helfer-Lymphozyten. Wenn es also gelänge, die Homosexualität des Spenders nachträglich zu beweisen, so sagten sich Evatt und seine Kollegen von den CDC, wäre dies ein wichtiger Hinweis für eine AIDS-Infektion durch eine Blutkonserve.

Der Bruder des Verstorbenen brachte die Leute aus Atlanta

schließlich auf die richtige Spur. In einem Adreßbuch aus dem Nachlaß des Toten fand sich der Name eines Vertrauensarztes im Castro District. Ein Anruf genügte: Der Mann hatte sich dort 1980 wegen einer Rektalgonorrhö behandeln lassen.

Querschüsse

November 1982, Cutter Biologicals, Berkeley

Mit vierwöchiger Verspätung brachte die National Hemophilia Foundation ihren Aufruf an die Hersteller, Risikogruppen von der Plasmaspende auszuschließen, am 2. November endlich auf den Weg. Adressaten waren unter anderem die Plasma-Industrie und der Verband der Blutbanken sowie das Hauptquartier des Amerikanischen Roten Kreuzes, schräg gegenüber dem Weißen Haus.

Doch weder die Blutbänker noch die Rotkreuzler nahmen die Forderung des Bluter-Verbandes ernst. Sie wurde schlichtweg ignoriert. Beunruhigung löste die Resolution allerdings bei den Faktor-8-Herstellern aus: Sie konnten den Brief ihrer Kunden nicht einfach zu den Akten legen. Für einen der größten Produzenten, die Firma Cutter, Tochterunternehmen des deutschen Pharma-Konzerns Bayer, schrieb dessen Boß Jack Ryan an die NHF zurück: »Wir teilen Ihre Sorgen und haben Schritte unternommen, um die Möglichkeit zu reduzieren, daß ein solcher Erreger von Hochrisikogruppen auf Cutter-Produkte übertragen wird.« So würden in den Plasma-Stationen des Unternehmens, um Fixer auszuschließen, alle Spender auf Nadeleinstiche in den Armen überprüft. Zudem habe Cutter vorläufig Blutplasma jener Stationen, »die homosexuelle Spender ansprechen«, von der Faktor-8-Produktion ausgenommen. »Wegen der Sensitivität des Themas« sollte jedoch vermieden werden, »Homosexuelle oder Flüchtlinge aus Haiti in dem normalen Spenderpotential zu identifizieren«.

Die als Beruhigung gedachte Stellungnahme von Cutter entsprach freilich nicht den Tatsachen. Intern dachte das Unternehmen nämlich gar nicht daran, auf Risikospender zu verzichten, weil sie als besonders zuverlässig galten. Das traf vor allem auch auf Strafgefangene zu. Wegen einer Reihe von AIDS-Fällen unter homosexuellen Insassen hatte der Umstand, daß Cutter für die Herstellung von Impfstoffen und Gerinnungsfaktoren in mehreren Gefängnissen des mittleren Westens Plasma zapfte, schon auf der Konferenz am 27. Juli Empörung unter den Mitarbeitern der CDC ausgelöst. Doch Cutter war uneinsichtig geblieben.

AIDS ließ die Blut-Industrie auch weiterhin kalt. Bei einem Treffen des Verbandes ABRA im kalifornischen Anaheim berichtete Bruce Evatt über den neuesten Stand der PCP-Pneumonien unter Blutern. Parallel zu dem Meeting fand im selben Hotel eine Tagung der Blutbanken statt, was durchaus üblich war. Von seinen Kollegen in den Firmenvorständen sei damals niemand von Evatts Bericht »motiviert gewesen, sofortige Maßnahmen einzuleiten«, sollte sich später Thomas Drees, seinerzeit Präsident des Faktor-8-Herstellers Alpha Therapeutics, erinnern. »Mehr noch, die Blutbänker ließen uns wissen, daß sie nicht interessiert seien, von Bruce Evatt aus erster Hand über die neue Epidemie informiert zu werden.« Evatt flog nach Atlanta zurück, ohne bei dem Verband der Blutbanken überhaupt zu Wort gekommen zu sein.

Dezember 1982, FDA, Washington

Die Sitzung des Blood Products Advisory Committee war gut besucht: Am 3. und 4. Dezember traf sich turnusgemäß das Gremium von Fachberatern der Arzneimittelbehörde FDA. Es sollte die erste ernsthafte Auseinandersetzung mit der Problematik werden. Das mag auch daran gelegen haben, daß als Gäste Transfusionsmediziner aus Australien, aus der UdSSR und aus der Schweiz begrüßt werden konnten. Nicht vertreten war das weltweit größte Behandlungszentrum für Hämophile in Bonn. Hans Egli und Hans-Hermann Brackmann behaupteten später, sie hätten trotz ständiger Kontakte mit ihren amerikanischen Kollegen seinerzeit nichts von der Konferenz gewußt.

Nach dem Willen von Chairman Joseph Bove ging es zwar auch diesmal nicht vorrangig um AIDS-Gefahren. Erst kurz vor Ende der Tagung, am Samstag nachmittag, kam Bruce Evatt zu Wort: Acht Hämophile seien mittlerweile an AIDS erkrankt, davon fünf bereits verstorben, und die AIDS-Symptome bei fünf anderen Patienten stünden wahrscheinlich mit Bluttransfusionen im Zusammenhang; bei einem der Betroffenen, einem Säugling in San Francisco, sei inzwischen sicher, daß er durch das Blut eines AIDS-kranken Homosexuellen infiziert worden sei. Die neuen Befunde, über die in der folgenden Woche ausführlich im *MMWR* berichtet werde, ließen ihn befürchten, »daß auch die Zahl der AIDS-Übertragungen durch Blutkonserven im gleichen Maße ansteigen wird wie bei den Blutern«.

Es folgte eine kontroverse Diskussion unter den Mitgliedern des Komitees, ob den Hämophilen nicht geraten werden solle, wie früher, auf ein Plasma-Rohprodukt, das sogenannte Cryoprezipitat (Cryo), umzusatteln. Hintergrund: Cryo wird lediglich aus dem Plasma weniger Spender gewonnen, der hochgereinigte Gerinnungsfaktor-8 dagegen aus einem Plasma-Pool, den zusammengeschütteten Spenden vieler tausend Menschen. Ein einziger Infektionsträger konnte also einen ganzen Bottich, den Pool eben, und dadurch eine Vielzahl von Präparaten verseuchen. Auch empfahlen einige Teilnehmer, Faktor-8 zu sterilisieren, wodurch sich freilich die Ausbeute verringern würde und deshalb höhere Kosten zu erwarten wären. Immerhin sei bereits ein hitzesterilisiertes Produkt der deutschen Behringwerke auf dem Markt.

Am Ende der Konferenz gab es erstmals so etwas wie »ein Gefühl von Dringlichkeit« unter vielen Kommissionsmitgliedern: Die AIDS-Seuche breite sich offenbar aus, und wegen der langen Zeiträume zwischen Infektion und Ausbruch der tödlichen Krankheit stehe das dicke Ende womöglich erst noch bevor. Man erörterte die Möglichkeit, Risikospender auszuschließen, wie es der Bluter-Verband gefordert hatte, entweder durch Befragung der Spender oder durch einen Test, der die Risikogruppen identifizieren helfe. Solange man nicht wisse, ob es sich bei dem AIDS-Erreger tatsächlich um ein Virus handle und deshalb kein spezifisches Testverfahren zur Verfügung stehe, ließe sich auf diese Weise möglicherweise die Verunreinigung von Blut und Blutprodukten wie Faktor-8 weitgehend verhindern.

Das Gremium vertagte sich schließlich, ohne »sofortige Maßnahmen beschlossen« zu haben, wie es Joseph Bove nach der Sitzung im Protokoll formulierte. Er verwies darin auch auf ein geplantes nicht-öffentliches Treffen des Komitees mit der Plasma-Industrie, »um deren Bemühungen kennenzulernen, weniger infektiöse Produkte herzustellen«.

Einige Tage später lud die Arzneimittelbehörde FDA die vier größten amerikanischen Faktor-8-Hersteller – Cutter, Hyland, Alpha und Armour – kurzfristig zu einer vertraulichen Sitzung nach Washington ein. Statt in das Auditorium der National Library of Medicine im Gesundheitsministerium, wo die Sitzungen normalerweise stattfanden, wurden die Mitglieder des Beratungsausschusses und die Firmenvertreter in einen angrenzenden Konferenzraum geleitet, wo, zur Überraschung aller, ein Lunch vorbereitet worden war. »So behandelt unsere Regierung also sensible Probleme«, meinte Dr. William Miller, der das Amerikanische Rote Kreuz in der Kommission vertrat, »wir führen kein Protokoll, wir treffen uns nicht einmal, wir reden nur mal eben während des Mittagessens.« Es sollte alles andere als ein harmloser Smalltalk werden.

Während die Teilnehmer mit ihren Sandwiches beschäftigt waren, referierte Bruce Evatt nüchtern über den aktuellen Stand der Dinge. »Was immer für ein Erreger AIDS verursacht, meine Damen und Herren«, schloß er seine Ausführungen, »er ist sehr infektiös, und er hat begonnen, die Blutversorgung der Nation zu verseuchen.«

William Miller gab hinterher zu, daß ihm fast der Bissen im Hals steckengeblieben sei angesichts der niederschmetternden Perspektive. »Bis dahin war ich eher skeptisch gewesen, aber auf einmal wurde mir klar, daß da ein ganz fürchterliches Gesundheitsproblem auf uns zukam«, erinnerte er sich später.

Die meisten anderen Mitglieder waren längst nicht so beunruhigt wie der Mann vom Roten Kreuz. Vor allem Joseph Bove hielt die Darstellung der AIDS-Gefahren nach wie vor für maßlos übertrieben. Er vertrat damit die gleiche Meinung wie die Faktor-8-Produzenten: Die CDC hätten »noch nicht überzeugend dargelegt, daß es einen Zusammenhang zwischen AIDS und Blut gebe; es existieren allenfalls einige Anhaltspunkte für eine solche Möglichkeit«, hieß es einige Tage danach in einem Vermerk des Plasma-Managers Steven Ojala von der Firma Cutter.

Auf derselben Linie lag nach Ojalas Urteil auch der zuständige Abteilungsleiter der FDA, Dr. Dennis Donohue. Er neige nicht zu Überreaktionen, notierte der Cutter-Mann in seinem Bericht.

Donohue wollte auf der vertraulichen Sitzung von den Herstellern wissen, ob sie »nicht einfach das Hochrisiko-Plasma aus New

York, San Francisco und Hollywood von der Verarbeitung zu Gerinnungsfaktoren ausschließen könnten«. Mike Rodell von Hyland-Travenol schlug statt dessen vor, »lieber die Spender so zu erziehen, daß Mitglieder der Hochrisikogruppen von sich aus verzichten«. Er habe wie die anderen Produzenten deutlich gemacht, daß selbstverständlich »das öffentliche Gesundheitsrisiko jede Sorge bezüglich der Diskriminierung von Spendern« überwiege, schrieb Ojala in seinem Bericht über das Treffen. Dieses Eingeständnis trug ihm hinterher einen schweren Rüffel seines Vorgesetzten ein: »Was haben Sie der FDA da erzählt?«

Wenig erfreulich fand die Chefetage der Bayer-Tochter auch Donohues Frage, ob Cutter gewillt sei, »wegen des Problems der Homosexuellen auf Plasma aus Gefängnissen zu verzichten«. Er habe zwar darauf hingewiesen, daß dies »die Quelle unserer hyperimmunisierten Spender«, also der Impfstofflieferanten, sei, versicherte Ojala seinen Vorgesetzten, er glaube aber, die FDA werde »in diesem Punkt relativ stur bleiben«. Dasselbe galt für Plasma, das Cutter in seinen Stationen an der mexikanischen Grenze zapfte.

Gleichwohl waren die Cutter-Leute überzeugt, mit Dennis Donohue gut umgehen zu können. Der FDA-Beamte plädierte nämlich für eine exakte wissenschaftliche Klärung offener Fragen, ehe Entscheidungen getroffen würden. Er habe einen Betrag von »ungefähr 50 000 Dollar erwähnt, der nötig sei, einige seriöse Studien durchzuführen, um zu klären, ob AIDS durch Faktor-8 auf Bluter übertragen werden könne«. Da es in der Regierung »wohl ein Jahr oder länger dauern« würde, diese Summe aus irgendeinem Budget abzuzweigen, habe Donohue die Hersteller gefragt, »ob sie nicht in Erwägung ziehen könnten, solche Studien durch eigene Geldmittel zu finanzieren«.

Zwei Tage vor dem Jahreswechsel schrieb Ed Cutter, dem das kalifornische Unternehmen seinen Namen verdankte und der sich nach der Übernahme durch den Bayer-Konzern mit der Rolle eines »internen Beraters« begnügen mußte, einen Brief an den jetzigen Boß, Jack Ryan, der Jahre später erhebliche Bedeutung erlangen sollte: »Mir scheint, wir sollten eine AIDS-Warnung in unsere Packungsbeilagen aufnehmen«, empfahl Cutter, und da »die meisten Ärzte das nicht lesen« würden, solle man sie durch einen gezielten Brief darauf hinweisen. »Zwar wissen wir noch sehr wenig über AIDS und den Zusammenhang mit unseren Produkten«, aber falls es zu einem Rechtsstreit komme, wäre es dienlich, wenn »wir dann unsere Sorgfalt demonstrieren« könnten.

Ed Cutters Warnung wurde von denen, die das Sagen hatten, in den Wind geschlagen. Erst mehr als ein Jahr später nahm der Faktor-8-Hersteller einen Hinweis auf AIDS-Risiken in die Beipackzettel auf.

Ende Dezember 1982, Washington

Wie William Miller waren auch andere Verantwortliche im Hauptquartier des Amerikanischen Roten Kreuzes (ARC) nach dem vertraulichen Meeting im Gesundheitsministerium endlich aufgewacht. »Tief besorgt«, so hieß es in einer Presseverlautbarung, verfolge man den Anstieg AIDS-infizierter Hämophilie-Patienten, und »beunruhigt« sei man auch wegen der möglichen Übertragung durch Blutkonserven. »Das Amerikanische Rote Kreuz ist gewillt, die Produktion von Cryoprecipitat, einer Plasma-Fraktion aus nur wenigen Spenden, als Alternative zu Faktor-8 anzukurbeln«, verkündete Dr. Alfred J. Katz, Direktor des ARC-Blutprogramms; überdies denke man über »geeignete Maßnahmen für eine Spenderauswahl« und »Wege zur Unterstützung der Forschungen auf diesem Gebiet« nach.

Intern war man sich allerdings darüber im klaren, daß vor allem die Selektion der Dauerspender eine »extrem sensitive Geschichte« sein würde, weil dadurch ein erheblicher Teil der treuen Freiwilligen verschreckt werden könnte.

Erhebliche Widerstände kamen von den Blutbänkern. Sie reagierten geradezu empört auf die Veröffentlichung im *MMWR* vom 10. Dezember, daß in San Francisco ein Baby durch das AIDS-infizierte Blut eines Schwulen angesteckt worden sei. Joseph Bove erklärte vor laufenden Fernsehkameras, es gebe keinerlei Beweise dafür, daß die tödliche Krankheit durch Transfusionen übertragen werde. In San Francisco veranstaltete wenige Tage später die lokale Gesundheitsbehörde eine Pressekonferenz, um die Öffentlichkeit über den Fall der Irwin-Memorial-Blutbank zu informieren und vor dem AIDS-Risiko durch Blutkonserven zu warnen.

Auch im Bluter-Verband begann man zu begreifen, wie ernst die Situation wirklich war, und daß eine zu enge Kungelei mit den Faktor-8-Herstellern nicht länger zweckmäßig sein konnte. In einem Rundbrief verschickte die NHF einen Fragebogen der Centers for Disease Control an ihre Mitglieder, um Patienten mit ersten Anzeichen für die Immunschwäche ausfindig zu machen. Bruce Evatt hoffte, auf diese Weise einigen Fällen im Frühstadium der Erkrankung auf die Spur zu kommen.

Unterdessen spielte die Industrie auf Zeitgewinn – und die FDA spielte mit. Einzig die Firma Alpha Therapeutics wies ihre Plasma-Stationen am 17. Dezember unmißverständlich an, allen Spendern ab sofort eine Erklärung abzuverlangen, daß sie nicht einer der drei Risikogruppen angehörten.

Kurz vor Weihnachten sprachen die Cutter-Manager John Hink und Steven Ojala zweimal ausführlich mit Dennis Donohue von der FDA. Der Regierungsbeamte ließ dabei zwar erneut erkennen, daß er die Plasmagewinnung in Gefängnissen und entlang der mexikanischen Grenze für unvertretbar halte; er tat dies allerdings vornehmlich aus »optischen« Gründen.

»Ich erklärte Dr. Donohue, daß wir keine bekanntermaßen homosexuell veranlagten Spender in unseren beiden Gefängniszentren zur Ader lassen, aber er entgegnete, eine solche Erklärung werde wohl kaum von den Medien, den Hämophilen oder den Wissenschaftlern akzeptiert«, hielt John Hink nach der Verabredung in einer Aktennotiz fest.

Ansonsten erwies sich der FDA-Mann aber als sehr verständnisvoll für die Belange der Plasma-Firma: Er erbat »irgendein offizielles Papier« über die geplanten Maßnahmen von Cutter, »um dies als Munition einsetzen zu können, daß die freiwilligen Bemühungen der Industrie jede weitere Maßnahme oder Vorschrift seitens der FDA überflüssig machen« (Vermerk). Bevor er den Cutter-Leuten ein frohes Weihnachtsfest wünschte, brachte Donohue noch seine Sorge über »die emotionale Berichterstattung« zum Ausdruck. Solche Stories würden doch nur »unser aller Jobs erschweren« und »weiteren Druck verschiedenster Seiten« erzeugen. Dem konnten die Cutter-Manager nur zustimmen. Ihr Fazit: »Weitere Entwicklungen abwarten.«

Das Bundesgesundheitsamt (BGA) hatte schon längere Zeit Kontakt mit der amerikanischen Schwesterbehörde FDA und mit den CDC in Atlanta in der Angelegenheit gehabt. Dennoch waren von den Berliner Medizinern bis dahin keine Gründe gesehen worden, die Ärzteschaft offiziell über das AIDS-Risiko von Blut und Blutprodukten aufzuklären. Mit einer »Schnellinformation«, veröffentlicht in der Dezember-Ausgabe des *Bundesgesundheitsblattes*, versuchte das BGA dann, Versäumtes nachzuholen.

Betroffen von der Epidemie in den Vereinigten Staaten seien nicht nur Homosexuelle, Fixer und Einwanderer aus Haiti, sondern auch »Empfänger von Faktor-8-Konzentraten«, hieß es in der Stellungnahme. Als Ursache diskutiere man »ein unbekanntes infektiöses Agens, das auf ähnlichem Wege übertragen wird wie Hepatitis B, also durch Blut und Blutprodukte, durch Schleimhaut- und Intimkontakte«. Zwar gebe es bislang in der Bundesrepublik erst sechs AIDS-Kranke aus den Risikogruppen Homosexuelle und Fixer, es sei aber »damit zu rechnen, daß die Zahl der Fälle auch bei uns deutlich zunehmen wird«.

Diese Prognose war für die hierzulande 1500 bis 2000 ständig behandlungsbedürftigen Bluter keineswegs gewagt, denn 80 bis 90 Prozent aller bei uns eingesetzten Gerinnungspräparate stammten entweder aus den USA oder wurden von deutschen Firmen aus amerikanischem Blutplasma hergestellt. Mit nur geringer zeitlicher Verzögerung, so war zu befürchten, würde die Epidemie auch über die Bundesrepublik hereinbrechen.

Im Bonner Hämophilie-Zentrum hätte man spätestens jetzt alarmiert sein müssen. In der Eilmitteilung des Bundesgesundheitsamtes waren nämlich auch die typischen AIDS-Krankheitsbilder aufgelistet: »Pneumocystis«, »Kaposi-Sarkom« und »multifokale Leukenzephalopathie« – also exakt jene Erkrankung, an welcher der Bonner Patient Hartwig Bode im Mai verstorben war.

Grabenkämpfe

Januar 1983, Centers for Disease Control, Atlanta

»Wie viele Menschen sollen denn noch sterben?« schrie Donald Francis und schlug mit der Faust auf den Tisch. Seine Kollegen waren entsetzt, auch für Bruce Evatt kam der Ausfall überraschend. Die Vertreter der Schwulen-Bewegung tauschten irritierte Blicke aus, und die Blutbänker waren sichtlich verärgert.

»Wie viele Todesfälle brauchen Sie?« Seine Hand donnerte zum zweiten Mal auf den Tisch. »Sagen Sie uns die Mindestzahl der Toten, die Sie brauchen, um zu glauben, daß es so ist. Dann werden wir wieder zusammenkommen und etwas dagegen unternehmen.«

Betretene Stille legte sich auf das Auditorium A der Centers for Disease Control. Die etwa einhundert Teilnehmer, die von den CDC für den 4. Januar zu einer Krisenkonferenz nach Atlanta eingeladen worden waren, zeigten sich pikiert, wußten nicht, wie sie reagieren sollten. Dabei hatte der CDC-Virologe Francis durchaus vielen aus der Seele gesprochen. Das Verhalten der Pharma-Industrie, der Blutbanken und der Bluterärzte, ihre Verzögerungs- und Verharmlosungstaktik, war nur als fahrlässige Tötung zu bezeichnen. Die Experten weigerten sich einfach, zur Kenntnis zu nehmen, daß AIDS durch Blut und Blutprodukte übertragen werden konnte und daß es zu einer Tragödie kommen werde, wenn nicht sofort Gegenmaßnahmen ergriffen würden.

Auch Bruce Evatt, der so große Hoffnung in die Konferenz gesetzt hatte, sah das so. Dennoch war es ihm peinlich, wie sich Don gehenließ. Es entsprach nicht seinem Stil.

Alle Gruppen und Institutionen in den USA, die ein Interesse an der Eindämmung der AIDS-Epidemie unter Blutern und Empfängern von Blutkonserven haben mußten, waren der Einladung gefolgt: Blutbanken, Rotes Kreuz, Gesundheitsbehörden, Hämophilie-Spezialisten, Homosexuellen-Bewegung, Bluter-Verband und Pharma-Industrie. Doch schon von Beginn an zeigte sich, daß alle mit eigenen Prioritäten angereist waren und daß es ihnen erst in zweiter Linie darum ging, nach Lösungen zu suchen, um die Ausbreitung der Seuche zu stoppen. Viele vertraten zudem handfeste kommerzielle Interessen.

»Einige Teilnehmer wollten die Hypothese nicht akzeptieren, daß AIDS durch Blut übertragen wird« (Tagungsprotokoll), daher wurde zwangsläufig auch »kein Konsens erreicht«, wie man das Risiko am besten verringern könnte.

Bruce Evatt hatte gemeint, die Konferenz werde angesichts der Tatsache, daß bereits zehn Prozent aller Bluter erste deutliche Anzeichen einer Immunschwäche zeigten, eine Strategie entwickeln – werde Maßnahmen beschließen, vor allem die Einführung eines sogenannten Surrogat-Tests, um Blut und Plasma von Spendern der Risikogruppen gezielt aussondern zu können. Sein Kollege Thomas Spira, ein Immunologe in Diensten der CDC, hatte den Teilnehmern mit Hilfe eines Overhead-Projektors erläutert, warum die AIDS-Task-Force für den Hepatitis-Core-Test plädiere. Da es für den noch nicht identifizierten Erreger, wahrscheinlich ein Virus, damals noch keinen spezifischen Test gab, hatte Spira analysiert, was das Blut von Homosexuellen und Fixern von dem anderer Menschen unterschied. Sein Ergebnis: 88 Prozent aller Schwulen, 87 Prozent aller Einwanderer aus Haiti und sogar 100 Prozent aller Drogensüchtigen hatten irgendwann eine Hepatitis durchgemacht – ihr Blut enthielt noch immer Antikörper gegen den Core, den Kern des Virus. In der Normalbevölkerung dagegen sei nur mit etwa fünf Prozent Core-positiver Spender zu rechnen. Der Hepatitis-Core-Test böte deshalb, so Spiras Fazit, eine echte Möglichkeit, die Gefahren von AIDS-Infektionen durch Blut und Blutprodukte zu verringern, indem man auf Blut und Plasma dieser Risikogruppe vorsichtshalber verzichtete.

Das sahen die Vertreter der Blutbanken freilich ganz anders. Allein für das New York Blood Center, so warf dessen Präsident, Dr. Aaron Kellner, ein, würden die vorgeschlagenen Blutuntersuchungen mit fünf Millionen Dollar pro Jahr zu Buche schlagen, für das gesamte Land womöglich mit einhundert Millionen Dollar. Das sei ganz einfach zuviel. Er könne sich allenfalls eine sechsmonatige Pilotstudie in San Francisco, Los Angeles und New York vorstellen. »Wir müssen uns vor Überreaktionen schützen«, sagte Kellner, »denn die Beweise sind nicht überzeugend.« Die Zahlen waren, wie sich später herausstellte, reine Phantasieziffern, aber sie wurden von der Pharma-Industrie dankbar aufgegriffen.

In der Mittagspause verständigten sich die Vertreter der Blutbanken mit den Leuten vom Roten Kreuz und den Repräsentanten der Hersteller. Als es nachmittags weiterging, lehnte die Blut-Industrie es einhellig ab, den Core-Test einzuführen. Es ging offenbar weniger um die Kosten als ums Prinzip.

Und dann fiel auch noch Dennis Donohue seinem Gegenüber Bruce Evatt in den Rücken. Die Faktor-8-Produzenten, so teilte er mit, würden auf freiwilliger Basis umgehend dafür sorgen, daß das Plasma homosexueller Spender nicht mehr für die Produktion von Gerinnungskonzentraten herangezogen werde, so daß der Core-Test eigentlich überflüssig sei.

Die Tagung ging ohne einen Beschluß oder eine Empfehlung zu Ende. »Es war ein erfolgreiches Treffen, . . . ein Forum für unterschiedliche Meinungen«, hieß es hinterher im Sitzungsprotokoll sibyllinisch. In den CDC sprach man später nur von »dieser fürchterlichen Konferenz«.

Von Cutter und den anderen Firmen indes konnte das Meeting als Erfolg verbucht werden: Dennis Donohue von der Arzneimittelbehörde FDA war der erwartet zuverlässige Fürsprecher gewesen, die Schwulen-Bewegung hatte sich in ihrer Angst vor Diskriminierung als ein Verbündeter erwiesen, und das Thema »Plasma aus Gefängnissen« war vom Vertreter des amerikanischen Industrie-Verbandes kurzerhand als »irrelevant« abgetan worden, ohne daß es Widersprüche gegeben hätte. Schließlich hatte man sich auch nicht lange mit der möglichen Hitzesterilisation von Gerinnungsfaktoren befaßt, um Krankheitserreger wie die Hepatitis-Viren abzutöten. Dabei hatte gerade die Bayer-Tochter Cutter befürchtet, die Krisenkonferenz werde fordern, Faktor-8 nur noch nach einer Erhitzung auf den Markt zu bringen. Das Unternehmen wäre dadurch gegenüber der Konkurrenz erheblich ins Hintertreffen geraten, weil man dem Problem bis dahin wenig Aufmerksamkeit geschenkt hatte – gegen interne Widerstände. Just am Tage der Konferenz in Atlanta appellierte Cutter-Forschungsleiter Dr. Milton M. Mozen, endlich ein hitzebehandeltes Produkt auf den Markt zu bringen: »Die gegenwärtige Sorge über AIDS und die mögliche Übertragung durch einen infektiösen Erreger erfordert rasches Handeln, um es denjenigen, deren Leben davon abhängt, zur Verfügung zu stellen.«

Cutters Plasma-Manager John Hink dagegen machte sich nach der für die Industrie so befriedigend verlaufenen Tagung in Atlanta für eine andere Strategie stark: Abwarten! Zwar solle Cutter auch weiterhin Spender der Risikogruppen um einen freiwilligen Verzicht ersuchen und das Blutplasma von jenen Stationen, die bevorzugt Homosexuelle ansprachen, nicht für die Herstellung von Gerinnungsfaktoren einsetzen; ansonsten jedoch seien »keine außergewöhnlichen Schritte« notwendig. Auch müsse Cutter keineswegs auf das Material aus seinen beiden Gefängnisstationen verzichten. Im Gegenteil: Eine solche Entscheidung wäre lediglich »ein Zugeständnis an die Schwulen« und würde »weiteren Druck« nach sich ziehen, auch auf Plasma zu verzichten, das Cutter »entlang der mexikanischen Grenze sammelt« – von illegalen Grenzgängern.

Die Blutbanken und das Rote Kreuz, das Ende des Jahres noch über »geeignete Maßnahmen« zur Spenderauswahl hatte nachdenken wollen, gingen sogar noch weiter. Sie lehnten nicht nur den Hepatitis-Core-Test ab, sie beschlossen auf Drängen der Schwulen-Initiativen sogar, daß auch eine Befragung der Spender abzulehnen sei: »Direkte oder indirekte Fragen über die sexuellen Gewohnheiten sind unangemessen. Solche Eingriffe in die Privatsphäre sind erst dann zu rechtfertigen, wenn der Nutzen eindeutig bewiesen ist.«

Dr. Joseph R. Bove, Sprecher der Blutbänker und Chairman des Beratungskomitees der FDA, baute einige Tage später sogar noch höhere Hürden für die CDC auf: »Wir stellen fest«, so ließ er als Stellungnahme des Verbandes der Blutbanken (AABB) verbreiten, »daß es keine eindeutigen Beweise für die Übertragbarkeit von AIDS durch Blut- und Blutprodukte gibt« und daß es schwierig sei, »auf der Basis unzulänglicher Daten irgendwelche Forderungen zu erheben«. Bruce Evatt muß es wie eine Ohrfeige empfunden haben.

Dr. Herbert Perkins, dem medizinischen Direktor der Irwin-Memorial-Blutbank in San Francisco, kam die Haltung der Dachorganisation gerade recht. Es schien ihm schlechterdings unvorstellbar, auf womöglich jede vierte Blutspende zu verzichten, weil sie von einem Schwulen stammte. Dann hätte er »den Laden auch gleich dichtmachen können«. »Eine Politik, die dazu führt, alle Gays auszuschließen, ist irrational, unwissenschaftlich und ungerechtfertigt«, schrieb Perkins an die Gesundheitsbehörde seiner Stadt, »und sie könnte die Blutversorgung der ganzen Nation beeinträchtigen.«

Summary Report on Workgroup to Identify Opportunities for
Prevention of Acquired Immune Deficiency Syndrome
January 4, 1983

I. The Meeting

On January 4, 1983, from 8:30 a.m. to 4:30 p.m., a meeting was held in
Atlanta to consider existing opportunities for prevention of Acquired
Immune Deficiency Syndrome (AIDS), both by person-to-person transmission
and by blood or blood products. This meeting was a follow-up to a
meeting held July 27, 1982 in Washington, D.C. which considered the
significance of the occurrence of AIDS in three patients with hemophilia.

Invited participants included representatives of the National Hemophilia
Foundation, American National Red Cross, various blood banking
~~~~~~~~ Gay T~~~~~~~~~~~ and ~~~~~~~~~

~~~~~~~~ to be a major public health p~~~~~~~
~~~~~~ously described high risk groups (ho~~~exual men,
intrave~~~us drug users, recently arrived Haitians, etc.), persons
with hemophilia are also at increased risk of developing AIDS
presumably by introduction of a transmissible agent in Factor VIII
concentrate. Five cases of AIDS have been reported in persons
with hemophilia since the three described in July and two to three
more are considered to be possible cases.

B. One case of AIDS has occurred in an infant who received a platelet
transfusion from a man who subsequently was diagnosed as an AIDS
patient. Several other AIDS cases under investigation (five) have
no risk factors but have received blood products within the past
two years. Some participants were reluctant to accept the
hypothesis that AIDS has been transmitted by whole blood in the
~~b~~~~ ~~~~~ional evidence.

D. ~ ~~~~ensus was reached that it would be desirable to exclude high
risk donors to reduce the risk of AIDS transmission via blood and
blood products. However, no consensus was reached as to the best
method of doing this. The principal strategies are:

1. voluntary restriction by potential donors within high risk
   groups;

2. exclusion of donors on the basis of history and/or physical
   examination at the time of donation, e.g., a positive
   response to questions such as, "Have you had sexual contact
   with another man?", "Are you a past or present intravenous
   drug user?", "Are you Haitian?" etc. On physical exam,
   patients with lymphadenopathy, etc. could be excluded.

3. Use of a "surrogate" laboratory test: a test which when
   positive is associated with high risk groups for AIDS.

~~~~~bination of these strategies.

~~~~~ ~~~~~~~~~~~ ~ ~~~aluate f~
rejected.

For example, if the presence of hepatitis B core antibody is used
as a laboratory surrogate screening test:

1. In CDC's specimen file, 90 percent of known definite AIDS
   cases are positive for anti-HB$_c$ and would be excluded as
   blood donors.

2. Approximately five percent of the general population of
   voluntary donors are positive for anti-HB$_c$, though this
   figure may vary by blood center. These results would be
   determined after collection, and the collected units would
   have to be destroyed, unless they could be safely and
   practically processed into other blood products.

~ add to the cost of processing.
~~represents further ex~
~~osts. T~

CDC-Protokoll von der »schrecklichen Sitzung« am 4. Januar 1983

Dr. Johann Eibl saß im Flugzeug nach New York. Als Gründer und wissenschaftlicher Direktor des österreichischen Pharma-Unternehmens Immuno hatte er bereits Mitte 1982 von dem schwerwiegenden Verdacht der CDC erfahren, Bluter könnten sich durch Gerinnungsfaktoren mit der tödlichen Immunschwäche-Erkrankung AIDS anstecken. Zum Glück, dachte er, beschränkte sich Immuno auf den außeramerikanischen Markt, vor allem Europa, und die Kundschaft dort ahnte noch nichts von den Gefahren. Daß die Epidemie nicht auf die Vereinigten Staaten beschränkt bleiben würde, mußte Eibl als Naturwissenschaftler klar sein, denn natürlich verarbeitete auch seine Firma vornehmlich amerikanisches Blutplasma. Inzwischen waren den CDC zwölf gesicherte und sieben ungeklärte AIDS-Fälle unter Hämophilen gemeldet worden – zu viele, um das Problem noch länger ignorieren zu können. Wenn es einen Erreger gab, dann hatte er inzwischen womöglich auch schon europäische Plasma-Pools verseucht.

Eibl hatte sich deshalb entschlossen, zur Krisensitzung des amerikanischen Bluter-Verbandes NHF am 14. Januar nach New York zu reisen. Das Treffen fand im Herzen von Manhattan, im Hotel Doral Park, unweit der Grand Central Station, statt. Die Repräsentanten der großen Faktor-8-Produzenten wie Cutter, Alpha und Hyland trafen sich schon vor Beginn des Meetings, um eine einheitliche Politik festzulegen. Ihre größte Sorge galt der Einführung des Hepatitis-Core-Tests, weil dies nach ihrer Meinung sogar den Ausschluß von etwa zehn Prozent des gezapften und also auch schon bezahlten Plasmas bedeutet hätte. Die Industrievertreter kamen überein, Tests nicht grundsätzlich abzulehnen, aber so lange zu »verzögern«, bis zuverlässigere Verfahren verfügbar seien. Diese Taktik verspräche schon deshalb Erfolg, so war man sich einig, weil Dennis Donohue dem Core-Test nicht gerade enthusiastisch gegenüberstehe. Und nur dessen Behörde, die FDA, konnte eine entsprechende Vorschrift erlassen.

Man verständigte sich außerdem darauf, die US-Behörden CDC und FDA gegeneinander auszuspielen: Die Leute in Atlanta mischten sich zunehmend in Angelegenheiten ein, für die »sie gar nicht zuständig« wären. Es seien einige »gravierende Meinungsverschiedenheiten« zwischen Bruce Evatt und Dennis Donohue deutlich geworden, die man sich zunutze machen könne, hielt Cutter-Manager Steven Ojala später in seinem Protokoll fest.

Schließlich wurde noch über die Möglichkeit diskutiert, hitzebehandelte Produkte auf den Markt zu bringen sowie auf kleinere Pools umzusteigen. Obwohl Johann Eibl anmerkte, in Europa seien »small pools« nichts Ungewöhnliches, setzten sich die Amerikaner mit ihrer Einschätzung durch. Sie hielten das Konzept, Produkte wegen der Verseuchungsgefahr nur aus wenigen Plasmaspenden zu gewinnen, für »ökonomisch entmutigend« (Cutter-Vermerk).

Die offizielle Sitzung nach dem privaten Treffen der Hersteller lief, wie immer, sehr harmonisch ab; es kam keine rechte Krisenstimmung auf, dazu gab es zu wenig Dissens. Man sprach über einen möglichen Rückzug der Plasma-Industrie aus den sogenannten »hot spots« für AIDS, also in erster Linie New York und San Francisco, bezweifelte, daß die Befragung eines Spenders, ob er schwul sei oder fixe, etwas bringe, und diskutierte über die Hitzebehandlung der Produkte. Würde sie mehr Sicherheit für die Gerinnungsfaktoren bedeuten? Die Erfahrungen mit dem ersten erhitzten Faktor-8 der deutschen Behringwerke, der Anfang 1981 auf den Markt gekommen war, hatten sich als sehr ermutigend erwiesen. Aber alle Firmenvertreter ließen offen, ob durch die Erhitzung nicht nur Hepatitis-Viren, sondern auch AIDS-Erreger abgetötet würden. Intern war man sich dessen ziemlich sicher. »Auch ohne harte Daten ist es doch geradezu logisch, daß ein erhitztes Produkt potentiell sicherer ist als ein nicht-erhitztes«, hieß es in einer vertraulichen Expertise der Cutter-Forschungsabteilung.

Doch die Marketing-Leute der Firmen traten immer wieder auf die Bremse. Zum einen würde die Erhitzung einen größeren Verlust an Gerinnungsaktivität, damit einen Mehrbedarf an Blutplasma und höhere Kosten nach sich ziehen; zum anderen wollte jedes Unternehmen ein eigenes Hitzeverfahren entwickeln, um Lizenzgebühren für das Behring-Patent zu vermeiden. Und so wurde auf der Sitzung des Bluter-Verbandes NHF in New York versäumt, die Weichen in Richtung sichererer Produkte zu stellen – aus rein wirtschaftlichen Erwägungen.

Die Interessenvertreter der Hämophilen erkannten dies nicht. Sie verließen sich auf die Zusage der Hersteller, die Hitzebehandlung »ernsthaft zu prüfen«.

Nach dem Treffen zog Dennis Donohue den Cutter-Manager Steven Ojala zur Seite, um ihm vertraulich eine beängstigende Neuigkeit mitzuteilen: In Texas sei der »klassische Fall« einer AIDS-Übertragung durch eine Bluttransfusion entdeckt worden. Der Infektionsträger habe zuvor mindestens zweihundertmal in einer Station Plasma gespendet, von der auch Cutter beliefert worden sei.

Ignoranten

Februar 1983, Universitätsklinik Frankfurt am Main

Die Blut-Branche kennt keine Geheimnisse: Bei den Kontakten der Pharma-Vertreter mit den deutschen Behandlern wurde natürlich auch darüber gesprochen, was dran sei an den AIDS-Gefahren, die angeblich in den Präparaten steckten. Die amerikanischen Hersteller hatten deshalb ihre ausländischen Töchter umfassend über die Entwicklung in den Vereinigten Staaten in Kenntnis gesetzt. So waren auch die Kölner Troponwerke, Cutters deutsche Vertriebsstelle, umfassend über die Sprachregelung informiert worden. Die Stellungnahme der Zentrale in Kalifornien enthielt freilich die Maßgabe, von ihr nur im Falle einer Anfrage offizieller Stellen Gebrauch zu machen. Sie fand auch keineswegs nur Zustimmung: Aus England telexte der lokale Repräsentant zurück, er könne »zwar einen Brief um die genannten Fakten herum aufbauen«, der Vorschlag, die Spender zu befragen, ob sie schwul seien, fixen würden oder in Haiti gelebt hätten, sei aber doch wohl ein »ziemlich lahmer Ansatz«, um ein Desaster zu vermeiden.

Weit mehr Gedanken machte sich Cutter um sein öffentliches Erscheinungsbild. Als Marktführer und »Mitglied der weltweiten Bayer-Familie« sei das Unternehmen besonders leicht angreifbar, bestätigte der Werbeberater, vor allem habe man ein »Vampir-Image« zu befürchten. Unter allen Umständen müsse deshalb verhindert werden, »AIDS zu einem Firmenproblem werden zu lassen«.

Ende Februar 1983 fragte die Frankfurter Hämophilie-Therapeutin Professor Inge Scharrer bei Cutter nach, was die Firma unternehme, um Faktor-8 »frei von AIDS-Erregern« zu machen. John Hink ließ der Medizinerin einen »Cutter AIDS Action Plan« zukommen, in dem auch ein Pilotprogramm erwähnt wurde, Spenderplasma auf den Hepatitis-Core zu prüfen. Cutter hielt den offiziell so bekämpften Test intern also offenbar für durchaus geeignet, um das AIDS-Risiko zu verringern. Daß die Befragung der Spender allein keine Gewähr gab, Homosexuelle auszugrenzen, wußten die Cutter-Leute genau. »Wenn Sie das Gefühl haben, ein Spender ist schwul, streitet dies aber ab«, so hieß es in einer Anweisung des Managements an die Leiter der firmeneigenen Plasma-Zentren, »müssen Sie sich auf seine Integrität verlassen und ihn akzeptieren, bis das Gegenteil bewiesen ist.«

April 1983, Hämophilie-Zentrum Bonn

Fast ein Jahr nach dem Tod von Hartwig Bode stritten die deutschen Hämophilie-Behandler darüber hinter den Kulissen. War er nicht an einer für AIDS typischen Erkrankung gestorben? Warum weigerten sich Egli und Brackmann dann, ihn als ersten deutschen Fall anzuerkennen und das Bundesgesundheitsamt darüber in Kenntnis zu setzen? War es nicht alles andere als überraschend, daß sich im weltweit größten Behandlungszentrum ein Bluter infiziert hatte? Setzten nicht die Bonner zudem, wissenschaftlich umstritten, die höchsten Dosierungen an Gerinnungsfaktoren ein? Sprach das nicht auch für eine Infektion? Doch Egli und Brackmann weigerten sich, das so zu sehen.

April 1983, Universitäts-Kinderklinik Hamburg

Professor Günter Landbeck, Bluter-Therapeut an der Hamburger Universitäts-Kinderklinik fand, daß es an der Zeit sei, etwas zu unternehmen: Selbst wenn wir »derzeitig nichts Sicheres darüber sagen« können, »ob bei Hämophilen mit einer zunehmenden Ausbreitung gerechnet werden muß, sollten wir uns vorsichtshalber so verhalten, als ob dies zutreffen könnte«. Er vertrat damit die gleiche Meinung wie die AIDS-Expertin des Bundesgesundheitsamtes,

Dr. Johanna L'age-Stehr. Sie hatte schon im Januar, aufgrund der »alarmierenden« Meldungen aus den USA, Maßnahmen gefordert, um »eine mögliche weitere Ausbreitung des Erregers durch Blut und Blutprodukte zu verhindern«. Und seitdem war die Zahl der gesicherten AIDS-Diagnosen unter amerikanischen Hämophilen weiter geklettert, auf mittlerweile 14 Fälle.

Als Mitglied des Vorstands der Deutschen Hämophilie-Gesellschaft (DHG), des deutschen Bluter-Verbandes, sah sich Günter Landbeck besonders verpflichtet, deren Mitglieder aufzuklären: »Alle Hämophilen und ihre betreuenden Ärzte sollten über das Krankheitsbild des AIDS und seine diagnostisch hinweisenden Befunde informiert sein.«

Am 5. April setzte Landbeck per Rundbrief erstmals die Bluter über die »neue und beunruhigende Krankheit« unter amerikanischen Hämophilen in Kenntnis: »Seit Ende 1982 sind erste Krankheitsfälle... auch in der Bundesrepublik Deutschland festgestellt worden.« Den Text hatte er bereits am 15. März verfaßt, als ihn aus Wien die Nachricht ereilte, bei dem dortigen Kollegen sei ebenfalls ein erster Fall aufgetreten.

Anders als seine Bonner Kollegen weigerte sich Landbeck, die Augen davor zu verschließen, daß es sich bei Hartwig Bode, dessen Fall sich in der gesamten Branche inzwischen herumgesprochen hatte, eindeutig um einen AIDS-Fall gehandelt hatte. Mehr noch: »Erste Untersuchungen an Gruppen ›gesunder‹ Hämophiler« hätten »leichte Störungen des immunologischen Systems« gezeigt, vielleicht seien die bisherigen Fälle in den USA nur die Vorboten für eine große Epidemie.

Keine Frage: Professor Landbeck interpretierte die Daten nicht nur richtig, er kam auch der ärztlichen Verpflichtung nach, beizeiten Vorsorge zu treffen gegen drohendes Unheil. Er wußte, daß jeder Bluterarzt, der jetzt noch darauf spekulierte, seine Patienten würden ungeschoren davonkommen, womöglich mit ihrem Leben spielte. Denn es gab ja durchaus Alternativen zur Behandlung mit amerikanischem Faktor-8, die Therapie mit Cryopräzipitat, dem Rohprodukt im Plasma, zum Beispiel (die Landbeck allerdings für weniger empfehlenswert hielt), die Behandlung mit dem erhitzten Produkt der Firma Behring oder der vorübergehende Verzicht auf Gerinnungspräparate, zumindest bei Blutern mit einer relativ leichten Hämophilie: In solchen Fällen, meinte Landbeck, »sollten

PROF. DR. MED. G. LANDBECK
Direktor der Abteilung
für Hämatologie und Onkologie
des Universitäts-Krankenhaus Hamburg

2000 Hamburg 20
Martinistraße 52
Telefon (040) 468-2730
Prof.L./Mil.

Den 5. April 1983

An die
Mitglieder der DHG

Sehr verehrte Damen,
sehr geehrte Herren,

zu Ihrer Information möchte ich Ihnen nachstehend eine zusammenfassende Darstellung des derzeitigen Wissens um eine neue und bedrohlich bedrohende Krankheit geben, von der Sie wahrscheinlich schon gehört haben. Diese Niederschrift soll Ihnen auch zur Vorbereitung der diesjährigen Tagung der DHG in Frankfurt dienen und eine sachgerechte Diskussion ermöglichen.

In der Hoffnung, mich verständlich ausgedrückt zu haben,

bin ich Ihr

[Unterschrift]

Prof. Dr. G. Landbeck,
Hamburg:

A I D S :

Hämophile von einer neuen, bedrohlichen Krankheit betroffen?

In den letzten Monaten sind in der Fachliteratur und Tagespresse zahlreiche Artikel über eine neue, im Leben erworbene, bedrohliche Krankheit erschienen, die sich beängstigend rasch in Kreisen homosexueller Männer, Drogenabhängiger (intravenöse Einspritzungen) sowie deren Kontaktpersonen ausbreitet. Seit Februar 1982 sind erste Erkrankungsfälle bei Hämophilen und seit Mitte 1982 auch bei Patienten, die anläßlich operativer Eingriffe Bluttransfusionen erhielten, bekanntgeworden.

Diese alarmierenden Berichte betreffen zunächst fast ausschließlich Einwohner der USA, doch sind erste Krankheitsfälle seit Ende 1982 in europäischen Ländern und so auch in der Bundesrepublik Deutschland festgestellt worden.

Art der Krankheit

Es handelt sich bei dieser neuen Krankheit um einen im Leben erworbenen Defekt der immunologischen Abwehrfunktion des Körpers. Die Bezeichnung "AIDS" entspricht der englischen Namensgebung "Acquired Immune Deficiency Syndrome" (in deutsch: erworbenes Immunmangel-Syndrom).

Die immunologische Abwehr des Körpers wird von einer speziellen Zellart der weißen Blutkörperchen wahrgenommen, nämlich den Lymphozyten. Sie betrachten das zwei Zelltypen mit unterschiedlichen Abwehrfunktionen, den sog. B-Lymphozyten und T-Lymphozyten.

Die B-Lymphozyten bilden Antikörper (sog. immunglobuline) gegen krankheitserreger und anderes körperfremdes Material. Sie schützen vor hemmungsloser Krankheitsausbreitung wie vor allem auch vor Virenkrankungen (Immunität nach Erkrankung oder Impfung).

---

der manifest Erkrankten wemöglich mit der Zeit ähnlich erhöht, wie bei den anderen Risikogruppen. Dafür könnten erste Untersuchungen an Gruppen "gesunder" Hämophiler sprechen, bei denen leichte Störungen des immunologischen Systems nachgewiesen werden konnten. Es handelt sich hierbei jedoch um Querschnitt- und nicht etwa Längsschnittuntersuchungen, so daß über Dauerhaftigkeit oder Rückläufigkeit dieser Befunde bislang nichts auszusagen ist.

Folgerungen

Die Ursache der AIDS-Erkrankung ist z. Zt. noch unbekannt, auch wissen wir nicht, ob sie für alle genannten Risikogruppen die Gleiche ist. Weiterhin ist derzeitig nichts Sicheres darüber zu sagen, ob auch bei Hämophilen mit einer zunehmenden Ausbreitung gerechnet werden muß. Vorsichtshalber sollten wir uns aber die folgenden - als ob dieses zutreffen könnte. So ergeben sich folgende Konsequenzen:

1. Alle Hämophilen und ihre betreuenden Ärzte sollten über das Krankheitsbild des AIDS und seiner diagnostisch hinweisenden Befunde informiert sein.

2. Da Blutderivate und somit Faktorenkonzentrate als mögliche Verursacher bzw. Infektionsquelle zu sehen sind, sollten bei leichteren Schweregraden der Hämophilie und ähnlichen Erkrankungen das DDAVP wie auch die modernen Möglichkeiten der Dauersubstitution bei Wunden voll genutzt werden, um ohne Erfolgseinbuße Konzentrate einzusparen.

3. Die heute fast ausschließlich verwendeten hochkonzentrierten Gerinnungsfaktorenpräparate (Hochkonzentrate) werden aus Sammelplasma von sehr großen Spenderzahlen hergestellt. Wenn wir die Möglichkeit einer Krankheitserreger-Übertragung von Spender auf den Empfänger unterstellen, ist es daher im Interesse der Ursachen-Erforschung des AIDS von erheblicher Bedeutung, eine Konzentrat-Charge bis auf den einzelnen Spender zurückverfolgen zu können. Diese Auflage richtet sich vor allem an

Hans Egli und Hans-Hermann Brackmann zum Vorwurf, sie hätten ihren ersten AIDS-Fall ignoriert und dadurch die Möglichkeit einer frühzeitigen Eindämmung der Epidemie verspielt.

Koch: Wann ist der erste AIDS-Fall bei Ihnen aufgetreten?

Brackmann: Also, das war ein Patient, der 1982 an einer sogenannten »multifokalen Leukenzephalopathie« verstorben ist. Er hatte ein halbes Jahr vorher im Rahmen einer chronischen Hepatitis noch mal eine sehr aktive Form der Hepatitis durchgemacht und kam danach eigentlich nie so ganz wieder auf die Beine. Im Jahre 1983 wurden dann Diskussionen angestellt, als die HIV-Problematik in unseren Köpfen anfing, einen Zusammenhang eventuell erkennen zu lassen mit Gerinnungskonzentraten, ohne daß man nun von einer Verseuchung sprach. Mehr wußte man ja noch nicht. Und da wurde dann zum ersten Mal der Verdacht geäußert: »Multifokale Leukenzephalopathie«, ein sehr ungewöhnliches Krankheitsbild – ob das nicht eventuell in diesen opportunistischen Formenkreis des dann so benannten AIDS hineingehören könnte.

Koch: Wann war das ungefähr?

Brackmann: Diese Diskussion fing so Anfang 1983 an. Ich glaube, da war im April 1983 eine Veranstaltung in Frankfurt am Flughafen, weil da eben viele schnell hinkommen konnten, weil es nur einen Tag gedauert hat. Und ich weiß noch, daß ich den amerikanischen Kollegen, die ja aufgrund der AIDS-Problematik in Amerika sehr viel fundierteres Wissen hatten, den Fall dieses Patienten kurz geschildert hatte. Und da hieß es von denen ganz eindeutig: Nein, den würden sie nicht dazu zählen.

Egli: Sie fragen: Warum haben Sie sich nicht alarmiert gefühlt durch diesen Patienten? Wir sind ja keine Virologen. Das müssen wir schon diesen Kennern der Szene überlassen. Hier hat es eine Vorstellung gegeben, wie das üblicherweise hier immer erfolgt. Im Rahmen eines neuro-pathologischen Kolloquiums ist der Patient vorgestellt worden, sechs Wochen bevor er starb, und da ist auch ein Zusammenhang gesehen worden zu der vorangegangenen Hepatitis. Aber vor allen Dingen diese Auskunft in Frankfurt bei diesem ersten Gespräch: Nein, das ist mit Sicherheit keiner.

Koch: Haben Sie vor diesem Gespräch in Frankfurt mit amerikanischen Kollegen oder den CDC Kontakt gehabt?

Brackmann: Nein.

Meichsner: Kennen Sie Bruce Evatt eigentlich?

Egli: Aber ja kenne ich Bruce Evatt!

Brackmann: Den haben wir erstmals 1984 in Japan kennengelernt!

Koch: Also vorher noch nicht?

Egli: Nein.

Koch: Dieses Jahr von Mitte 1982 bis Mitte 1983 war ja, rückblickend betrachtet, ein ganz entscheidendes Jahr. Im Januar 1983 hat es eine Krisensitzung in den CDC gegeben, an der auch außeramerikanische Experten teilgenommen haben. Warum war das weltweit größte Institut für Hämophilie da nicht vertreten?

Brackmann: Aha. Also, ich wußte von dem nichts!

Egli: Ich höre das jetzt auch zum ersten Mal.

50

Koch: Bruce Evatt hat damals schon gesagt: »Leukenzephalopathie« ist eine für diese Immunschwäche typische Erkrankung. Da hätten Sie sich doch sagen müssen: Gehört dann nicht unser Fall auch dazu? Es wäre doch naheliegend, daß das weltweit größte Zentrum betroffen war.

Brackmann: Ja, gut, aber nachher ist man immer klüger.

Egli: Was die Klarheit der Erkenntnisse angeht.

Koch: Im April 1983 schreibt Professor Landbeck in einem Rundbrief an alle Hämophilen, daß es sich bei AIDS unter Blutern um eine amerikanische Erkrankung handelt, die inzwischen auch in Europa und der Bundesrepublik aufgetreten ist.

Egli: Wann war das?

Koch: Im April 1983. Er informierte also – im Gegensatz zu Ihnen – die Hämophilen!

Egli: Ich weiß nicht, da müßte man den Brief im einzelnen – haben Sie den?

Brackmann: Dann hat er aber hinterher den Rückzieher gemacht!

Koch: Dann hat er einen Rückzieher gemacht. Und die Frage ist: Warum?

Brackmann: Da merken Sie auch die Unsicherheit, die eigentlich bestand!

Egli: Was hat er denn für einen Rückzieher gemacht? Hat er nachher einen anderen Brief geschrieben, oder was?

Koch: Er hat hinterher gesagt, man hätte bis *Ende 1983* nicht wissen können, daß es auch Deutschland trifft.

Brackmann: Ja, ja. Für mich wie für viele Kollegen war das Problem doch sehr nach Amerika projiziert – wegen der Homosexualität, der ganzen Drogenszene und auch, weil wir sagten: Mein Gott, vielleicht sind die Deutschen von der Immunitätslage doch etwas anders. Denn man weiß ja, daß die Amerikaner unwahrscheinlich ängstlich sind vor irgendwelchen Infektionen. Die desinfizieren alles dreimal, wissen Sie? Da gibt es ja einen Sauberkeitsfimmel. Ich weiß das auch deswegen, weil meine Schwägerin mit einem Amerikaner verheiratet ist und drüben lebt. Was die also immer anstellt, um alles sauberzuhalten, das verstehen wir gar nicht. Ob vielleicht dadurch eventuell die Immunitätslage dieser Amerikaner vielleicht insgesamt anfälliger einfach war für irgend etwas, was hier in Europa vielleicht gar nicht so eine Rolle spielt.

das DDAVP wie auch die modernen Möglichkeiten der lokalen Blutstillung bei Wunden voll genutzt werden«. Der Einsatz von DDAVP war eine nicht auf Plasma-Konzentraten basierende Behandlungsalternative.

Landbecks mutiger Vorstoß löste unter den Behandlungszentren einen heftigen Disput aus. Er war ein Schlag ins Gesicht der Bonner Kollegen Egli und Brackmann, die keine Gefahren sehen wollten, obwohl sie für fast 800 Patienten Verantwortung trugen.

Es war nur ein blauer Fleck, aber er sollte verheerende Folgen haben: Am 17. Mai 1983 stieß sich der Buchhalter Hans Janz an einer Tischkante das rechte Handgelenk.* Es kam zu einer Blutung, die gar nicht unbedingt einer Behandlung bedurft hätte. Janz litt seit seiner Geburt unter einer nur mittelschweren Hämophilie.

Der 32jährige war unschlüssig, holte aber schließlich doch seinen Notkoffer hervor, in dem alle Utensilien für die Selbstbehandlung mit Faktor-8 bereitlagen, band sich mit wenigen Handgriffen den Oberarm ab, um die Vene zu stauen, führte eine Einwegnadel ein und injizierte sich rund 2 000 Einheiten »Profilate«, ein Faktor-8-Produkt des amerikanischen Herstellers Alpha Therapeutics. Um sicherzugehen, infundierte er in den drei folgenden Tagen noch insgesamt etwa 3 000 Einheiten.

Da er mit seiner Bluterkrankheit gut umgehen, normal leben und arbeiten konnte, hatte Janz eine vorsorgliche Behandlung mit Gerinnungsfaktor seit jeher abgelehnt. Er spritzte nur äußerst selten, das letzte Mal über Weihnachten 1982, als es zu einer Blutung in die Kopfhaut gekommen war.

Hans Janz war seit 1970 in Bonn in Behandlung. Er hatte dort die von Hans Egli eingeführte Selbsttherapie kennengelernt, die ihm wie vielen anderen Blutern eine fast völlige Unabhängigkeit brachte. Nur noch zweimal im Jahr fuhr der Buchhalter aus der Taunusstadt Bad Camberg ins Hämophilie-Zentrum auf dem Bonner Venusberg, zur Routineuntersuchung bei Eglis Mitarbeiter, dem Leiter der Hämophilie-Ambulanz, Hans-Hermann Brackmann. Die Versorgung mit Faktor-8 erfolgte über die Klinik: Janz orderte, injizierte nach Bedarf und schickte das nicht verbrauchte Material vor Erreichen des Verfalldatums nach Bonn zurück. Für den akuten Ernstfall waren Brackmann und seine Frau Christine, die ebenfalls am Egli-Institut arbeitete, Tag und Nacht telefonisch zu erreichen und gaben ihre Behandlungsratschläge dann aus der Ferne. »Den Herrn Professor habe ich höchstens einmal zufällig auf dem Gang getroffen«, erinnerte sich Hans Janz später, »alles lief über das Ehepaar Brackmann.«

---

* Der Name wurde geändert, der Fall ist aber authentisch.

Im Juli 1983 wandten sich »Ihre Christine und Hans-Hermann Brackmann«, wie regelmäßig im halbjährlichen Turnus, per Rundschreiben an alle Bonner Hämophilie-Patienten. Neben guten Wünschen für »einen erholsamen Urlaub« informierten sie die »liebe Familie« erstmals ausführlich über das »Sach- und Fachproblem AIDS«. Betroffen von der Immunschwäche-Erkrankung seien neben Homosexuellen, Fixern und Haitianern zwar auch einige Bluter, schrieben die Brackmanns, aber »ausschließlich in Amerika«. »Ausdrücklich« wies das Ehepaar darauf hin, »daß kein Patient, der in unserem Zentrum behandelt wird, bisher betroffen ist.« Die Bonner weigerten sich also weiterhin, den im Mai 1982 verstorbenen Hartwig Bode als AIDS-Fall einzustufen.

Hans-Hermann Brackmann beruhigte sich und seine Patienten mit der Feststellung, es könne sich bei AIDS »nicht um eine einfache Übertragung eines Virus handeln«. Man nehme vielmehr an, »daß es mehrere auslösende Faktoren geben muß«. Dieses Argument war dazu angetan, die Bonner Patienten in trügerische Ruhe zu wiegen; es gab dafür keine ernsthaften Anhaltspunkte, und es hatte auf den unzähligen Konferenzen und Sitzungen bei der FDA und den CDC kaum eine Rolle gespielt.

Schließlich teilten die Verfasser des Rundbriefes ihren Patienten noch mit, »aufgrund unserer und der entsprechenden Intervention unserer Kollegen« hätten die Herstellerfirmen hitzebehandelte Präparate entwickelt und »werden im Laufe des nächsten halben Jahres diese Produktverbesserung vorgenommen haben«.

Hans Janz las dies, seine Frau las dies, »und dann sagten wir uns, wenn das der Brackmann so schreibt, dann muß das ja stimmen«.

Rückschläge

Sommer 1983, Washington

»Ich möchte dem amerikanischen Volk versichern, daß unsere Blutvorräte hundertprozentig sicher sind«, sagte die amerikanische Gesundheitsministerin Margaret Heckler Anfang Juli 1983, als sie, mit gutem Beispiel voran, zum Roten Kreuz ging, um Blut zu spenden. Eine halbe Stunde nahm sich die Alibifrau in Ronald

53

Reagans Kabinett Zeit, um den medizinischen Fragebogen auszu-
füllen und dabei nachdrücklich vor den versammelten Fernsehkameras zu versichern, wie wirksam die Selbstauskunft der Spender
sei.

Ihren Staatssekretär, Dr. Edward N. Brandt jr., hatte die Ministerin bereits einige Wochen zuvor beauftragt, dem Standpunkt
der Blut-Industrie, es gebe, wenn überhaupt, nur eine äußerst geringe Gefahr, sich durch Blutkonserven mit AIDS zu infizieren, die
nötige Unterstützung zuteil werden zu lassen. Brandt hatte sich
daraufhin mit Forderungen an die Öffentlichkeit gewandt, die von
den Faktor-8-Herstellern, den Blutbanken und dem Roten Kreuz
längst akzeptiert worden waren: Ausschluß der AIDS-infizierten
Blutspender mittels Befragung durch das Personal der Spende-
stationen.

Bruce Evatt und seine Mitarbeiter waren schockiert. In Washington war eine wichtige Chance vertan worden. Die Phalanx
der Verharmloser hatte sich wieder einmal durchgesetzt. Namentlich Joseph Bove, Sprecher der Blutbanken und Vorsitzender des
FDA-Beratungsgremiums, mokierte sich hinter den Kulissen über
die »aggressiven CDC« und flüsterte Brandt und Heckler immer
wieder ein, es handele sich lediglich um die »unbewiesenen Ver-
mutungen« eines Bruce Evatt. Für die Infektion durch Blut und
Blutprodukte gebe es in Wahrheit »keine Beweise«.

Ein anderer prominenter Blutbänker, der Bove bei seinen Gra-
benkämpfen gegen die CDC unterstützte, war Dr. Aaron Kellner,
Chef des New York Blood Center. Natürlich seien alle Blutbanken
sehr besorgt und bereit, jede Maßnahme zu ergreifen, mit der sich
die AIDS-Risiken reduzieren ließen, hatte er der Presse gesagt,
gleichwohl gebe es nur »begrenzte Hinweise« dafür, daß die tödliche Immunschwäche durch Transfusionen übertragen werden
könne.

Als sich Jahre später herausstellte, daß Hunderte von Menschen
in der ganzen Welt gestorben waren, weil die amerikanischen Ge-
sundheitspolitiker auf Leute wie Bove und Kellner gehört hatten,
versuchten diese, sich öffentlich zu rechtfertigen. »Ich bin in der
Wahl meiner Worte sehr vorsichtig gewesen«, meinte Bove, »ich
habe geschrieben, es gebe nur minimale Beweise. Ich war klug genug, nicht zu behaupten, es gebe keine Ansteckungsgefahr. Man
kann mir nicht vorwerfen, daß ich etwas Falsches gesagt habe!«

Es war eine gesponserte Veranstaltung, und sie nannte sich bescheiden »First German Round-Table Discussion« über das AIDS-Syndrom und dessen Auswirkungen für Bluter. Fast einhundert Teilnehmer waren nach Frankfurt gekommen, obwohl die Organisatoren sehr kurzfristig eingeladen hatten. Nachdem sich der Veranstaltungsleiter, Professor Günter Landbeck, artig beim Geldgeber, dem österreichischen Faktor-8-Hersteller Immuno, bedankt hatte, konnte er eine illustre Runde von Experten begrüßen, darunter die Therapeuten Egli und Brackmann aus Bonn, Professor Klaus Schimpf vom Hämophilie-Zentrum Heidelberg und den New Yorker Spezialisten und medizinischen Berater des amerikanischen Bluter-Verbandes NHF, Dr. Louis Aledort. Anwesend waren natürlich auch die Fachleute der Firma Immuno, darunter Direktor Dr. Johann Eibl.

Konnte die Veranstaltung, auch wenn sie eigentlich Aufgabe des BGA gewesen wäre, die Wende einläuten? Dr. Johanna L'age-Stehr vom Bundesgesundheitsamt, die zusammen mit ihrem Chef, Professor Meinrad Koch, der Einladung gefolgt war, hatte in den vergangenen Wochen immer wieder davor gewarnt, die AIDS-Epidemie zu unterschätzen, und schnelle und wirksame Maßnahmen insbesondere zum Schutz der Bluter gefordert. Sollten sich Hersteller und Behandler endlich darauf verständigt haben, nunmehr dem Problem ins Auge zu sehen und Konsequenzen zu ziehen? Die Eile, mit der das Seminar von Immuno auf die Beine gestellt worden war, ließ einiges erhoffen. Als sie hinterher nach Berlin zurückflog, wußte Frau L'age-Stehr, daß ihre Hoffnung trügerisch gewesen war: Wie eine verschworene Gemeinschaft hatten Industrievertreter und Mediziner die Bluterseuche AIDS heruntergespielt, sie als »amerikanisches Phänomen« eingestuft.

Zwar teilten einige Behandler mit, es gebe, wie in den USA, auch bei einem Großteil der deutschen Hämophilen einen deutlichen Rückgang der T-Helfer-Zellen des Immunsystems – sie hatten die Lage also offenbar doch für ernst genug befunden, um sich das Blut ihrer Patienten systematisch anzusehen. Als Vorzeichen von AIDS dürfe dies indes nicht interpretiert werden. Sogar ein Fall des südwestdeutschen Reha-Zentrums in Neckargemünd mit einem klinischen Erscheinungsbild, das nach der Definition der

CDC einer klaren AIDS-Symptomatik entsprach, konnte die führenden Ärzte nicht von ihrem feststehenden Urteil abbringen, für deutsche Bluter gebe es, Gott sei Dank, keine AIDS-Gefahr.

Die »immunologischen Aspekte« der Veranstaltung faßte dann Dr. Marthe M. Eibl zusammen, Wissenschaftlerin an der Universität Wien und Ehefrau des Immuno-Direktors Johann Eibl. Sie ging dabei auf den AIDS-Verdacht bei drei Patienten in Europa ein, über die ausführlich diskutiert worden sei. Patient Nummer 1 von der Kölner Universitätsklinik leide unter Fieberschüben und der Angst vor AIDS, »die ihn bis an den Rand des Selbstmordes getrieben« habe. »Seine Furcht sei verständlich«, diagnostizierte Frau Eibl, aber deswegen könne er noch nicht als AIDS-Fall gelten. Patient Nummer 2 aus Wien habe ebenfalls Fieberanfälle gehabt und leide an verschiedenen Infektionen, die zwar von den CDC mit AIDS in Zusammenhang gebracht würden, aber »nicht ganz eindeutig« seien, so daß man auch diesen Mann nicht als AIDS-krank einstufen dürfe. Patient Nummer 3 von Professor Egli und Dr. Brackmann schließlich, ein im Mai 1982 verstorbener Bluter, sei »unglücklicherweise bereits als AIDS-Fall dargestellt worden«, voreilig sozusagen. Denn Brackmann und dessen New Yorker Kollege Aledort wüßten sich in der Beurteilung einig, daß in diesem Fall, bei Hartwig Bode also, auch »Alkoholmißbrauch zu dem generellen Problem geführt haben könnte«.

Dem Fazit der Wiener Wissenschaftlerin wollte niemand widersprechen. Auch Günter Landbeck, der Veranstaltungsleiter, schwieg. Hatte ihn der Mut verlassen? Was war mit seiner Forderung nach vorsorglichen Maßnahmen? Traute er sich nicht länger zu, den Kollegen Egli und Brackmann Paroli zu bieten?

In einem Schlußwort sagte Professor Klaus Schimpf, der damals auch Berater der Internationalen Hämophilie-Organisation (World Federation of Hemophilia) war: »Es gibt bislang keine AIDS-Fälle unter Blutern in der Bundesrepublik.«

Einige Tage zuvor hatte Dennis Donohue von der US-Arzneimittelbehörde FDA, der gerade durch Europa reiste, das Gegenteil erfahren. Man habe ihn »informell« über die ersten beiden Fälle in der Bundesrepublik »in Kenntnis gesetzt«, berichtete Donohue nach seiner Rückkehr in die USA: den Kölner Patienten und Hartwig Bode in Bonn.

Bei Bruce Evatt stellten sich erste Anzeichen von Resignation ein. Er ließ sich zwar äußerlich nichts anmerken, räumte aber später ein, in dieser Zeit mehrfach daran gedacht zu haben, den ganzen Kram hinzuschmeißen: »Wer pausenlos gegen verschlossene Türen läuft, fragt sich irgendwann, wie lange sein Schädel das aushält.« Aber durfte er aufgeben? Wäre es nicht unverantwortlich, angesichts der Bedrohung für weltweit Zehntausende von Blutern die Segel zu streichen?

Der schwelende Konflikt mit den Leuten von der FDA, vor allem mit Dennis Donohue, der in seinen Augen eine kaum verhohlene Industriepolitik machte, hatte ihn zermürbt. Tatsächlich konnten die Faktor-8-Produzenten Donohue als »ihren Mann« betrachten. Anfang Juni hatte Cutter-Manager Ojala in einer Aktennotiz fixiert, Donohue beabsichtige, nach Europa zu fliegen, »um dort unsere Strategie zu verteidigen. Er erbittet deshalb Unterstützung von uns, damit er drüben beruhigend wirken kann, daß wir alles täten, AIDS-Infizierte von der Plasmaspende auszuschließen«.

Dabei hatte, wie Donohue und Evatt wußten, die Blut-Industrie viele der bereits Monate zuvor gegebenen Zusagen noch immer nicht eingelöst. So zapften einige Firmen offensichtlich nach wie vor in Gefängnissen Blutplasma ab. Sogar das Amerikanische Rote Kreuz, das immer soviel Wert auf seine moralische Reputation legte, ließ weiterhin Strafgefangene in Salem/Oregon zur Ader. Da es sich bei Häftlingen um eine spezielle Risiko-Klientel für AIDS handelte, hielt Evatt die Weigerung, auf Insassen als Spender zu verzichten, für unverantwortlich und skandalös. Denn er war der festen Überzeugung, daß die AIDS-Epidemie unter Blutern ein weit größeres Ausmaß annehmen würde, als dies die Fallzahlen bis dato erwarten ließen. Zum einen müsse mit einer hohen Dunkelziffer gerechnet werden, zumal es keine Meldepflicht gebe, zum anderen weise inzwischen bereits jeder zweite amerikanische Bluter deutliche Anzeichen einer Immunschwäche im Blutbild auf, einen Rückgang der sogenannten T-Helfer-Lymphozyten. Deshalb auch wurde Evatt nicht müde, für den Hepatitis-Core-Test zu plädieren, solange es keinen direkten oder indirekten Nachweis für den AIDS-Erreger gab.

Dr. Edgar Engleman von der Blutbank der Stanford-Universitäts-klinik, in der mehr Transfusionen vorgenommen wurden als in ir-gendeinem anderen Krankenhaus der Vereinigten Staaten, warf den Telefonhörer auf die Gabel, wütend und empört zugleich. Sein Gesprächspartner am anderen Ende der Leitung, ein Funktionär des Verbandes der Blutbanken (AABB) in Washington, hatte ihm gerade offenbart, daß man dort nach wie vor keine Notwendigkeit sähe, unspezifische Tests vorzuschreiben, um AIDS-verdächtige Spender identifizieren und ihr Blut dann vernichten zu können.

»Die wollen einfach nicht wahrhaben, daß AIDS etwas mit ih-rem Markenartikel Blut zu tun hat«, wandte sich Engleman, im-mer noch erregt, an seine Mitarbeiterin. »Das ist eine Irreführung der amerikanischen Öffentlichkeit! Aber ich habe ihnen gesagt, daß wir jetzt handeln werden, ohne Rücksicht auf den Verband.«

Wie alle kommunalen oder universitären Blutbanken wurde auch Englemans Einrichtung von der Dachorganisation AABB in Washington vertreten. Doch schon häufiger in der Vergangenheit war der energische, selbstbewußte Mediziner mit »diesen Büro-kraten, die doch nur Politik machen wollen«, in Konflikt geraten.

Da die meisten seiner Blutspender aus der Bay Area, der Umge-bung von San Francisco, kamen, war die AIDS-Risikogruppe, Schwule und Fixer, unvergleichbar größer als anderswo im Lande. Schon Mitte 1982, als die ersten drei infizierten Bluter von den CDC vermeldet worden waren, hatte es für Engleman keinen ernsthaften Zweifel mehr gegeben, daß die Seuche sich auch durch Transfusionen ausbreiten würde, wenn man dem nicht beizeiten einen Riegel vorschöbe. Anfang 1983 dann waren an der Stanford-Klinik drei Patienten mit Immunschwäche eingeliefert worden, de-ren einziges erkennbares »Risikoverhalten« darin bestand, daß sie in der Bay Area eine Bluttransfusion erhalten hatten.

Aber Englemans Kollege, Dr. Herbert Perkins, Chef der kom-munalen Irwin-Memorial-Blutbank in San Francisco, hatte sich vehement gegen jede Diskriminierung seiner homosexuellen Spender gewehrt und damit maßgeblichen Einfluß auf die Gesund-heitspolitik der Stadtverwaltung genommen. Sein Argument: Für panische Reaktionen gebe es keinen Anlaß.

Am 1. Mai 1983 führte Edgar Engleman gegen den Widerstand

der AABB einen neuen Fluoreszenztest ein, mit dessen Hilfe sich routinemäßig der Anteil der T-Helfer-Zellen bestimmen ließ. Die Untersuchung erhöhte den Preis jeder Blutkonserve zwar um sechs Dollar, rund zehn Prozent, aber dies hielt Engleman im Interesse der Patienten für »absolut vertretbar«.

Kaum hatte Engleman seinen Test zur Früherkennung einer Immunschwäche eingeführt, begann eine regelrechte Hexenjagd auf ihn. Die Irwin-Memorial-Blutbank ließ verlauten, das Ganze sei nur ein Trick, um ängstliche Patienten aus den Kliniken von San Francisco nach Stanford zu locken. Es bestünde höchstens ein Risiko von eins zu einer Million. Der Dachverband in Washington meldete sich erneut bei Engleman, warnte ihn, der Test sei »unsicher, spekulativ und teuer«. Und irgendwer heuerte sogar »einen Privatdetektiv an, um herauszufinden, ob ich von der Herstellerfirma des Fluoreszenztests geschmiert worden sei« (Engleman).

Doch der Blutbänker blieb unerbittlich. In seinem Krankenhaus durfte kein auf T-Helfer-Zellen ungetestetes Blut mehr transfundiert werden. Jeweils zwei von einhundert Spenden, so ergab eine erste Auswertung wenige Wochen nach Einführung des Verfahrens, mußten vernichtet werden, weil sie Unregelmäßigkeiten im Immunsystem der Spender erkennen ließen.

Bruce Evatt sprach Ed Engleman Mut zu. Die Leute von den CDC wußten, daß seine Entscheidung ein wichtiger Schritt war, auch andere Blutbanken zum Umdenken zu animieren. Bei ihren Gesprächen mit der AABB in Washington hatten Evatt und sein Kollege Dale Lawrence immer und immer wieder auf Granit gebissen. Inzwischen war der Import amerikanischer Blutkonserven in Frankreich verboten worden, und die holländischen und britischen Gesundheitsbehörden überlegten, ob sie sich dem Boykott anschließen sollten. Vielleicht gab es jetzt eine Chance, so hoffte Evatt, den Verdrängungsmechanismus der Funktionäre zu zerstören.

August 1983, Bad Camberg/Taunus

Seit ein paar Tagen ging es Hans Janz miserabel. Er klagte über ständige Müdigkeit, Appetitlosigkeit, kam vor körperlicher Schwäche kaum noch aus dem Bett. Außerdem verspürte er Schmerzen im rechten Oberbauch.

Der Hausarzt war zunächst ratlos gewesen, hatte eine Art Magen- und Darmgrippe vermutet und Bettruhe empfohlen. Auch in den folgenden Wochen stellte sich keine Besserung ein. Blutuntersuchungen zeigten Anfang September einen Anstieg der Leberwerte (Transaminasen), ein verdächtiges Zeichen für eine Hepatitis. Janz war »wie vor den Kopf gestoßen«. Sollte er sich mit verunreinigtem Faktor-8 infiziert haben?

Die meisten Bluter zogen sich damals eine solche Virusinfektion zu. Verschiedene Hepatitis-Erreger im Blutplasma der Spender überlebten die Aufbereitung zu Gerinnungsfaktoren und steckten dann die Empfänger der Präparate an. Die Leberentzündung war von den Herstellern jahrelang ignoriert worden, weil die Sterilisation der Produkte zu erheblichen Ausbeuteverlusten geführt hätte und damit, so meinten sie, zwangsläufig zu einer weiteren Verteuerung der ohnehin bereits sehr kostspieligen Therapie; und von den behandelnden Ärzten war sie gewissermaßen als »schicksalhaft« angesehen worden, weil sie für die Kalkulation der Hersteller mehr Verständnis hatten als für die Gesundheit ihrer Patienten.

Vom medizinischen Standpunkt gab es seit jeher eine klare Notwendigkeit, die Präparate sicherer zu machen – Leberzirrhose war die Todesursache bei 16 bis 20 Prozent aller Bluter.

Einzig die Marburger Hoechst-Tochter Behring hatte Anfang 1981 wenigstens einen Teil ihrer Faktor-8-Produktion auf »HS« umgestellt. »HS« stand dabei offiziell für »hitzesterilisiert«, inoffiziell für »hepatitissicher«.

Bis Oktober 1981 war Janz mit dem Behring-Präparat behandelt worden; danach hatte man ihm »völlig unmotiviert«, wie er meinte, das sichere Produkt entzogen. Hätte die Hepatitis-Infektion, die ihm jetzt offenbar zu schaffen machte und seine Transaminasen-Blutwerte weiter in die Höhe trieb, also vermieden werden können?

Evelyn Janz suchte die Protokolle aus den letzten Jahren heraus, stellte fest, daß ihr Mann seit 1981 überhaupt nur zweimal infundiert hatte, Weihnachten 1982 und eben im Mai 1983.

Janz war schockiert. Erbost wandte er sich an Hans-Hermann Brackmann und erfuhr zu seinem Erstaunen, daß er angeblich bereits in den siebziger Jahren eine Hepatitis-B-Entzündung durchgemacht habe, also eigentlich für das Behring-Produkt gar nicht in Frage gekommen wäre, weil es sogenannten »jungfräulichen«

Patienten, die noch nicht virusinfiziert waren, vorbehalten bleiben müsse.

Im Februar 1981, als das neue Behring-Produkt auf den Markt gekommen war, hatte Brackmann seinen Patienten allerdings zunächst auf »HS« umgestellt. Noch Anfang Mai 1981 waren ihm 5 000 Einheiten auf dem üblichen Wege mit der Post aus Bonn zugeschickt worden. Doch habe man schon bald »eine deutlich positive Hepatitisserologie bei dem Patienten festgestellt«, also Anzeichen für eine Infektion, rechtfertigte sich Brackmann später. Er sei »daher gezwungen« gewesen, Janz den hepatitissicheren Faktor-8 im Oktober 1981 wieder abzunehmen. Es habe seinerzeit einen Engpaß für »HS« gegeben, so daß dessen Anwendung vor allem auf »Säuglinge und Kleinkinder« beschränkt werden mußte.

Der Rückruf war unverantwortlich. Da er immer nur minimale Mengen für das ganze Jahr benötigte, »die andere in ein paar Tagen verbrauchten«, wäre seine Hepatitis zu vermeiden gewesen, wenn »Frau Brackmann damals nicht das sichere Präparat zurückverlangt hätte«, beschwerte sich Janz bei deren Mann Anfang Oktober, als er zu einer Untersuchung in die Klinik kam. Auch wenn die Bonner seinerzeit den Vorschlag ihres Kollegen Landbeck ernst genommen und Hans Janz als leichtem Hämophilie-Fall im Frühjahr 1983 geraten hätten, vorübergehend ganz auf eine Behandlung zu verzichten oder auf die Alternative DDAVP umzustellen, wäre Janz verschont geblieben – auch vor einer AIDS-Infektion. Aber von der sollte er erst volle eineinhalb Jahre später erfahren.

Gerade weil seine Leber angeschlagen war, mußte eine zusätzliche Infektion auf jeden Fall verhindert werden, aber Egli und Brackmann setzten das »HS«-Produkt in jener Zeit recht willkürlich ein. So erhielt zum Beispiel ein Patient seinerzeit in einer Lieferung 11 000 Einheiten Faktor-8 von Cutter und 15 000 Einheiten hepatitissicheres Behring-Produkt zur gemischten Anwendung, später wieder das alte Behring-Präparat.

August 1983, Cutter Biologicals, Berkeley

In der Cutter-Chefetage wurde man unruhig. Schon häufiger hatte sich die Konzernspitze aus Leverkusen gemeldet: »Das AIDS-Problem spielt den Kritikern der europäischen Pharma-Industrie in die Hände.« Immer lauter würden Forderungen nach einer nationalen Unabhängigkeit bei der Blut- und Plasmaversorgung. Was denn die Kalifornier dagegen zu tun gedächten?

Die stetig steigende Zahl AIDS-kranker Bluter konnte nicht länger auf die leichte Schulter genommen werden. Zuviel stand auf dem Spiel, vor allem auch für die internationale Reputation des Bayer-Konzerns. Am 8. August trafen sich die zuständigen Manager von Cutter, darunter John Hink und Steven Ojala, zu einem internen Workshop. Es ging darum, ein AIDS-Szenario zu entwickeln, von dem sich der Vorstand eine Entscheidungshilfe versprach. Nach einem Brainstorming wurden die einzelnen Faktoren für das Planspiel festgelegt. Kurzfristig, bis 1985, rechneten die Cutter-Leute durch Faktor-8 definitiv mit einem Anstieg der AIDS-Fälle (80 Prozent), einem Rückgang der Umsätze (100 Prozent) und mit Haftpflichtprozessen (100 Prozent). Für weniger wahrscheinlich hielten sie – Donohue sei Dank – staatliche Eingriffe (15 Prozent) oder sogar ein Verbot von Gerinnungsfaktoren (5 Prozent).

Noch schlimmere Befürchtungen hegten die Pharma-Manager für die Entwicklung bis 1988: Sie erwarteten, daß die Konkurrenz Cutter mit besseren Produkten überholen werde (50 Prozent), daß auch Arbeiter bei der Faktor-8-Produktion sich mit AIDS infizieren könnten (50 Prozent) und daß die Regierung sich wahrscheinlich zu einschneidenden Maßnahmen genötigt sehen würde (50 Prozent).

Zwei Wochen später hatte ein Team von Mitarbeitern die Daten zu einer Studie aufbereitet. Im günstigsten Fall wäre bis 1988 mit nur 80 AIDS-kranken Blutern zu rechnen, die ungünstigste Prognose ging von etwa 2 000 Fällen aus, allein in den Vereinigten Staaten. Aber auch andere große Verbrauchsländer wie die Bundesrepublik, Japan und Großbritannien blieben natürlich nicht verschont. Die Folge wäre eine »gigantische Epidemie«, zumal infizierte Bluter wiederum ihre Ehefrauen und Freundinnen anstecken würden.

Das »vertraulich« eingestufte AIDS-Planspiel durfte natürlich um keinen Preis nach draußen dringen oder auch nur gerüchteweise dem Nationalen Hämophilie-Verband (NHF) bekannt werden. Mit der immerhin für denkbar gehaltenen Perspektive von 2 000 AIDS-Toten in fünf Jahren und womöglich dreimal soviel In-

Cutter

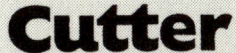

MILES

TO: G. Akin, N. Ashworth, M. Budinger, R. Rousell, R. Schwartz

DATE: August 26, 1983

FROM: R. J. Modersbach

SUBJECT: AIDS Scenarios

COPIES TO: M. Sternberg, w/att.

CONFIDENTIAL

Because of the uncertainties, as well as the grave potential surrounding AIDS, management has asked that a study be done to develop scenarios on this subject. With this, some thought can be given to plans and contingencies. Dr. Dietrich Buchner is heading this project and I am on a Team to develop the scenarios.

One of the obvious events to be analyzed is the future course of AIDS, and we especially need your input in this area. Based on publications, data and developments to-date, I have prepared a draft scenario consisting of favorable and unfavorable extremes (but with some realistic basis) together with a middle course that represents more or less a continuation of the current situation with some moderation. Where possible, I have specified the assumptions that have been used but, with this subject and in projecting for the future, it is also necessary to use judgments and "feel".

I would appreciate your critical review of these scenarios and your opinion of the likelihood and reasonableness of the scenarios. In addition, please feel free to change or a~~~ ~~~ ~rios, especially where ~~~rent ~~~ ~n be speci~i~d.

side current ~~~ ~~k groups, ~~ ~um~ ~~~ison~ health care workers the most commonly afflicted. Much is learned scientifically and medically, a probable agent is isolated, treatment is improved but no cure, vaccine or specific blood screen can be developed. Meanwhile, the long incubation period, up to 10 years, continues to tick.

in 1985: 40,000 cases. About 1,000* hemophiliacs have contracted AIDS (about 25% of those who currently (1983) demonstrate T-Cell reversal and/or lymphadenopathy), and several hundred cases are tied to blood transfusions. Other major countries, e.g. W. Germany, Japan, Great Britain, depending on the size and proclivity of their male homosexual populations, are at about the same stage as the U.S. was in 1983.

by 1988: 80,000 cases, with about 2,000* hemophiliacs. The exponential growth has stopped as those particularly suscept~~~ ~~d/or already ~~~~ving the disease, in a prod~~~ etc. h~ ~~~ted an~

Vertrauliches AIDS-Szenario der Firma Cutter

fizierten allein unter den amerikanischen Blutern müßte der Druck der Öffentlichkeit und dadurch der Politiker unweigerlich zunehmen. Das wiederum, so befürchtete man in Berkeley, könnte der Konkurrenz deutliche Marktvorteile verschaffen. Obwohl man eine weltweite Arzneimittel-Katastrophe kommen sah, dominierte die Sorge um den Umsatz die Firmenpolitik.

Seit März gab es einen hitzebehandelten Faktor-8 von Hyland–Travenol im Handel, und Alpha Therapeutics und Armour, die beiden anderen großen Wettbewerber, waren offensichtlich weiter als Cutter. Vor allem mit der Erhitzung des flüssigen Produkts (Naß-verfahren), die weitaus effektiver war als die Hitzesterilisation des gefriergetrockneten Faktor-8 (Trockenverfahren), kamen die Wissenschaftler der kalifornischen Bayer-Tochter nicht recht voran. »In unserer nachrichtendienstlichen Abteilung erfuhr ich, daß Alpha schon ein HS-Produkt beantragt und die FDA ihre Anlage schon inspiziert hat«, vermerkte Steven Ojala Mitte August in einer Aktennotiz. Er habe daraufhin Dennis Donohue angerufen und ihm erklärt, auch für Cutter genieße »das Naßverfahren absolute Priorität«. Dennoch wolle man zunächst »im November mit dem Trockenverfahren« kommen. Donohue habe verstanden, daß dies für das Cutter-Werk in Clayton/North Carolina und für dessen Lagerbestände bestimmt sei. Die abgefüllten Fläschchen sollten nachträglich der Erhitzung unterzogen werden.

Die Trockenerhitzung war schon 1971 von Cutter getestet worden. Es gebe »eine gute Chance, Patentbeschränkungen zu vermeiden«, hatte es im Mai 1983 in einem internen Bericht geheißen. Innerhalb von sechs bis neun Monaten wolle man die Zulassung der FDA erhalten.

Viele Kunden wandten sich seinerzeit an Cutter, um aus erster Hand zu erfahren, wann die Bayer-Tochter mit dem erhitzten Präparat auf den Markt kommen werde. »Sie können sicherlich unsere Sorge über AIDS verstehen«, schrieb die Mutter eines 13jährigen Bluters. Ihre Ärzte hätten ihr gesagt, sie müsse sich schon selbst erkundigen, und deswegen wolle sie nun von dem Hersteller wissen, »welche Schritte Sie unternehmen, um das Produkt so sicher wie möglich zu machen«. Cutters vorgefertigter Antwortbrief ging schon am nächsten Tag in die Post: »Seien Sie versichert, daß alles getan wird, um das Problem zu lösen.«

Im Bundesgesundheitsamt gab es erheblichen Ärger. Wie in den Vereinigten Staaten standen sich besorgte Mediziner – mit der AIDS-Expertin Dr. Johanna L'age-Stehr an der Spitze – und die »Betonköpfe« im Robert-Koch-Institut des BGA gegenüber, die monatelang keinen Anlaß gesehen hatten, Maßnahmen zum Schutz der Bluter zu veranlassen. Schon seit fast einem Jahr waren die Berliner über die Einschätzung ihrer amerikanischen Schwesterbehörde CDC informiert, und natürlich hatten sie auch verfolgt, was Bruce Evatt und seine Kollegen an Fällen und Erkenntnissen zusammengetragen und in der CDC-Zeitschrift *MMWR* veröffentlicht hatten. Doch Konsequenzen waren ausgeblieben.

Anfang September endlich wandte sich das Bundesgesundheitsamt erstmals an die Öffentlichkeit, um »Maßnahmen zur Risikobegrenzung« vorzustellen. »Zusätzlich zu intensiver Ermittlungs- und Forschungsarbeit«, so stand in der Pressemitteilung, »hat das Bundesgesundheitsamt beschleunigte Maßnahmen . . . eingeleitet, um eine mögliche Ausbreitung der Erkrankung über Blut- und Plasmapräparate wirksam zu unterbinden.«

Die Verlautbarung stand in krassem Gegensatz zu der monatelangen Verzögerung und Verharmlosung. Sie war auch nicht etwa zustande gekommen, weil sich Frau L'age-Stehr mit ihrer Position durchgesetzt hatte, sondern weil das Amt vom Europarat unter Zugzwang gesetzt worden war. Der hatte nämlich Ende Juni, auf französischen Druck und ganz im Gegensatz zu dem ihm sonst nachgesagten Schlafmützigkeit, sofortige Schritte von den Mitgliedsländern gefordert und nicht etwa »empfohlen«, wie es im *bga-pressedienst* hieß. Der Straßburger Ministerrat wollte die Ausbreitung der AIDS-Seuche durch kontaminiertes Blut und Faktor-8 unbedingt stoppen. Er verlangte von den Regierungen der Mitgliedsländer unter anderem, »Bluttransfusionen und Infusionen mit Gerinnungspräparaten auf ein Minimum« zu reduzieren, den »Import von Blut und Blutprodukten aus Ländern mit hohem AIDS-Risiko und bezahlten Spendern« (wie den namentlich nicht genannten USA) zu verhindern, bei der Faktor-8-Produktion auf »große Plasmapools zu verzichten«, weil dies zu einer unkontrollierbaren Verseuchung führe, und sowohl Blutspender als auch Patienten umfassend »über die möglichen Risiken aufzuklären«.

Doch die Abwiegler im Bundesgesundheitsamt dachten in Wirklichkeit gar nicht daran, eine schnellere Gangart einzulegen, da mochten Johanna L'age-Stehr noch so gute Argumente einfallen. Gefragt war Dienst nach Vorschrift, und die Vorschrift nach dem sogenannten Stufenplan des Arzneimittelgesetzes sah als erste Stufe eine Anhörung von Experten und betroffenen Firmen vor. Sie wurde von der Amtsleitung für den 14. November anberaumt – mehr als ein Jahr nach den ersten Alarmmeldungen aus den USA.

25. Oktober 1983, Bundesgesundheitsministerium, Bonn

Auf Einladung des Bundesministeriums für Jugend, Familie und Gesundheit kamen in Bonn Vertreter der Landes- und Bundesgesundheitsbehörden, der Bundesärztekammer und der verschiedenen medizinischen Fachgesellschaften zusammen, um »eventuell erforderliche Maßnahmen im Hinblick auf die denkbare Ausweitung der AIDS-Erkrankung zu beraten«. Als man nach ein paar Stunden wieder auseinanderging, war man zu dem Ergebnis gelangt, es gebe »keine so bedeutsame Entwicklung«, daß neue Vorschriften »zum Schutz der Bevölkerung... erforderlich« wären. Die Gefahr einer Übertragung der tödlichen Immunschwäche durch Bluttransfusionen und Gerinnungspräparate aus Blut erscheine »praktisch so gering, daß... kein Anlaß zu Befürchtungen... besteht«.

14. November 1983, Internationales Congress Centrum, Berlin

Dem Präsidenten eilte der Ruf voraus, er nehme seinen Job als Chef des Bundesgesundheitsamtes nicht allzu ernst, zeige weit größeres Interesse an der beratenden Tätigkeit bei einer Münchner Firma für die pharmazeutische Industrie. Wohlfeiles Verhalten gegenüber der mächtigen Arzneimittel-Lobby, so der Verdacht, sei bei einem solchen Interessenkonflikt nicht auszuschließen. Die Diskussion sollte den Präsidenten, Professor Karl Überla, der behördenintern gern als »Professor Überall« oder als »Di-Mi-Do-Chef« verspottet wurde, weil er nur an diesen Wochentagen in Berlin weilte, später zur Aufgabe seines Amtes bewegen.

Unter Vorsitz von Überla trafen sich am 14. November, um 10.30 Uhr, in einem Konferenzraum des Internationalen Congress Centrums am Berliner Funkturm die wichtigsten Fachleute aus der Industrie, vom Roten Kreuz, aus den Kliniken und den Behörden zu einer Faktor-8-Anhörung. Immuno wurde durch Johann Eibl vertreten, von den großen US-Unternehmen Cutter, Hyland-Travenol, Alpha Therapeutics und Armour sowie von der deutschen Hoechst-Tochter Behring waren Spitzenmanager angereist. Alle befürchteten, daß es auf der Konferenz womöglich »um Kopf und Kragen« gehen könnte. Nach der Forderung des Europarates, Plasma-Importe aus den Vereinigten Staaten zu stoppen, sorgte sich die Branche, die deutsche Gesundheitsbehörde könnte mit einer restriktiven Politik ernst machen.

Von den Therapeuten waren unter anderem die Professoren Schimpf aus Heidelberg, Schramm aus München und Landbeck aus Hamburg gekommen. Nur der Chef des weltweit größten Behandlungszentrums für Bluter glänzte durch Abwesenheit: Professor Egli aus Bonn behauptete später, das BGA habe sich trotz seiner massiven Intervention geweigert, ihn zu dem Hearing einzuladen. Das Bundesgesundheitsamt sollte dem entgegenhalten, man habe Egli auf Drängen des Bluter-Verbandes DHG »angeschrieben und ihm anheimgestellt, an der Sondersitzung teilzunehmen«. Egli sei aber nicht erschienen, sondern »ließ sich durch einen Mitarbeiter, Herrn Dr. Brackmann, vertreten«. Der wiederum hatte angeblich nur einen Beobachter-Status.

Ob Egli nicht wollte oder nicht durfte – es war in jedem Falle ein absurdes Theater. Eine der möglichen Erklärungen: Hinter den Kulissen gab es einen geradezu grotesken Streit darüber, ob Hartwig Bode, Eglis im Mai 1982 verstorbener Bluter-Patient, AIDS gehabt hatte oder nicht. Es handelte sich dabei, im Vorfeld des Hearings, durchaus nicht nur um einen akademischen Streit. Ein so früher Todesfall in der Bundesrepublik, der zweite weltweit nach Evatts erstem AIDS-Toten unter Blutern im Januar 1982 in Florida, hätte erhebliche Auswirkungen auf die Frage gehabt, ob auch hierzulande eine Epidemie befürchtet werden mußte.

Während Egli und Brackmann ihren Patienten nach wie vor nicht als AIDS-Fall einstuften und darin von Professor Wilhelm Weise, dem kommissarischen Chef des Robert-Koch-Instituts am Bundesgesundheitsamt, bestärkt wurden, war die AIDS-Arbeitsgruppe desselben Instituts mit Professor Meinrad Koch, Dr. Johanna L'age-Stehr und Dr. Rudolf Kunze völlig anderer Meinung. Und sie hielten damit auch nicht hinter dem Berg. Mit Stand vom 22. Oktober 1983 hatten sie Hartwig Bode erstmals in die AIDS-Statistik aufgenommen, überdies in der renommierten britischen Fachzeitschrift *Lancet* einen Kurzbeitrag eingereicht: Der erste deutsche Bluter mit AIDS »starb 1982 an einer... multifokalen Leukenzephalopathie«, hieß es da.

Professor Weise dagegen hielt in seinem Einführungsreferat auf der BGA-Anhörung an der eigenen Einschätzung fest: »Unter den in der Bundesrepublik Deutschland beobachteten Fällen von AIDS ist bisher kein sicherer Fall eines Hämophiliepatienten... beschrieben worden.« Es gebe allerdings bei drei Patienten einen »erheblichen Verdacht«. Dabei erfordere der Ausbruch der Immunschwäche-Erkrankung »nach unserer gegenwärtigen Kenntnis das Wirken zusätzlicher Risikofaktoren«.

Jahre später, als die Tragweite dieser katastrophalen Fehleinschätzung klargeworden war, rechtfertigte sich Wilhelm Weise, daß dies damals seiner »tiefsten, wissenschaftlichen Überzeugung« entsprochen hätte. Außerdem habe er sich ja »bewußt sehr vorsichtig geäußert«.

Die Firmenvertreter jedenfalls verstanden das Signal am 14. November sehr genau: Der Repräsentant des Bundesverbandes der Pharmazeutischen Industrie (BPI) hob hervor, daß längst ein AIDS-Fall unter deutschen Blutern aufgefallen sein müßte, wenn es eine ernsthafte Gefährdung für die Bundesrepublik gäbe. Ohne »ersten Fall« spreche viel für ein amerikanisches Phänomen – und gegen staatliche Eingriffe oder gar Einfuhrbeschränkungen. Ohnehin würden weltweit von den Herstellerfirmen alle Maßnahmen ergriffen, das Infektionsrisiko durch Blutprodukte zu senken.

Ein Beobachter des Hearings hielt in seinen Notizen fest, daß es »Professor Überblabla« verstanden habe, der Industrie Gehör zu verschaffen und die Beurteilung seiner eigenen AIDS-Arbeitsgruppe zu unterdrücken. Als einer der ausländischen Experten die BGA-Professoren Meinrad Koch und Johanna L'age-Stehr bat, zu der Problematik Stellung zu nehmen, würgte Überla dies mit der Bemerkung ab, es handele »sich hier um eine Anhörung und nicht um ein wissenschaftliches Symposium«.

Dagegen kamen die Faktor-8-Manager mit ihren pseudowissen-

Sitzungsort: ICC Berlin
                           Saal 4/5
                           Messedamm
                           1000 Berlin 19

Sitzungstag: 14. November 1983
                           10.30 - 16.30 Uhr

Sitzungsleitung: Der Präsident des Bundesgesundheitsamtes
                           Prof. Dr. K. Überla

Teilnehmer: s. Teilnehmerliste (Anlage 1)

Gegenstand: Nutzen und Risiken der Faktor VIII-Präparate

Der Präsident des Bundesgesundheitsamtes eröffnet die Sitzung und
gibt die üblichen Verfahrenshinweise. Nach dem Sachstandsbericht
von Weise (Anlage 2) erhalten Meyer-Lüerßen (Anlage 3) vom Bundesverband der Pharmazeutischen Industrie und Seidl als Sprecher
der Deutschen Gesellschaft für Bluttransfusionen Gelegenheit
    Stellu   idl erklärt, daß in seiner Gese'''
                  Bundesrepublik Deutschl

AIDS

Überla   fragt nach der Zahl der bekannten Fälle und
                  nach der Höhe des Infektionsrisikos.

Eibl   wendet sich energisch gegen die Definition
                  des BGA, daß AIDS durch ein infektiöses Agens
                  übertragen werde.

Überla   nimmt den Einwand zur Kenntnis und erklärt,
                  daß die Meinung der Experten darüber geteilt
                  sei. -
                  Er fragt noch einmal nach dem Infektions-
                  risiko   d f"h   dann aus, d
                  de   Expe

Überla   verweist auf die verände.   situation
                  und fragt, wie die Indikation unter diesem
                  Gesichtspunkt zu stellen sei.

Landbeck   sieht z.Z. keine Veranlassung, von seiner
                  bisherigen Therapie abzugehen.

Überla   hält die Verbrauchsunterschiede zwischen den
                  einzelnen Zentren aus der Sicht eines Außen-
                  stehenden für gravierend.

Schimpf   sieht ebenfalls keine Veranlassung, von
                  seiner bisherigen Therapie abzuweichen. Er
                  verweist auf die Furcht der Hämophilen vor
                  einer restriktiveren Therapieform.

Überla   präzisiert seine Frage. Er möchte wissen,
                             Indikationsverschiebung, z.B. für
                                   Hämophilie, ei--

Sitzungsprotokoll des BGA-Hearings in Berlin

schaftlichen Begründungen ausgiebig zu Wort. So konnte sich ausgerechnet Immuno-Forschungsdirektor Johann Eibl, der schon im Januar 1983 auf der Krisensitzung des US-Bluter-Verbandes (NHF) in New York mit der Perspektive einer Epidemie unter Hämophilen konfrontiert worden war, zu der Behauptung versteigen, es sei überhaupt noch nicht gesichert, »daß AIDS durch ein infektiöses Agens übertragen werde«. Er wende sich daher »energisch gegen diese Definition«. Karl Überla, so verzeichnete das Protokoll hinterher an dieser Stelle, nahm »den Einwand zur Kenntnis«.

Jahre später, als sich Tausende von Blutern infiziert hatten und Hunderte von ihnen verstorben waren, strafte sich Eibl selbst Lügen und entlarvte damit nachträglich die skrupellose Taktik, mit der er und seine Kollegen damals in Berlin wirksame Maßnahmen des BGA verhindert hatten: Schon Mitte des Jahres 1983, so Eibl rückblickend in der *Frankfurter Allgemeinen Zeitung*, hätten »alle Hersteller und Ärzte gewußt, daß ein infektiöses Agens in Blutstoffen« AIDS hervorrufen könne. Alle anderen Behauptungen seien »vollkommener Blödsinn«.

Schließlich kam auch der Hepatitis-Core-Test zur Sprache, den die CDC seit fast einem Jahr nachdrücklich forderten. Doch da stand der Virologin Johanna L'age-Stehr und der Frankfurter AIDS-Therapeutin Professor Eilke B. Helm, die sich für den Test aussprachen, nicht nur die einheitliche Front der Pharma-Industrie gegenüber, sondern auch das Deutsche Rote Kreuz, dessen Vertreter »eine solche Maßnahme für wirtschaftlich nicht tragbar hielt«. Außerdem hatte der Münchner Virologe Professor Friedrich Deinhardt, der zu den Abwieglern zählte und es für »etwas übertrieben« hielt, »wenn man hier von einer Epidemie, einer neuen Seuche, spricht«, den Core-Test just mit der Bemerkung abqualifiziert, er »bietet keinen Vorteil«.

Als es den anwesenden amerikanischen Faktor-8-Produzenten schließlich noch gelang, den Eindruck zu erwecken, jedweder Eingriff des Bundesgesundheitsamtes in das komplizierte internationale Marktgefüge müßte zu unweigerlichen Engpässen in der Versorgung mit Gerinnungspräparaten führen, stand das Ergebnis der Anhörung praktisch fest.

Karl Überla befand denn auch in seinem Schlußwort, ein Verbot amerikanischer Gerinnungsprodukte »oder eine Importbeschränkung« komme »nicht in Frage«, allenfalls sei der »Anti-HBc-Test

für potentielle Spender« zu diskutieren. Das Bundesgesundheitsamt werde »eine Entscheidung bis Ende März 1984 treffen«.

Wieder war eine Chance vertan worden. Wieder sollte wertvolle
Zeit verstreichen, weil eine bizarre Interessenkoalition aus Behandlern, Herstellern und Kontrollbehörden schnelle Entscheidungen verhindert hatte. Und die Bluter erkannten nicht, welches
Spiel da mit ihnen getrieben wurde. Zum Abschluß des Hearings
erteilte Präsident Überla noch einem Vertreter der Hämophilieberatung e. V., einer Schwester-Organisation der Deutschen Hämophilie-Gesellschaft (DHG), das Wort. Die Ausführungen des
Professor Egli seit Jahren treu ergebenen Patienten waren von der
Sorge gekennzeichnet, »ohne Faktor-8-Präparate aus den USA« sei
»eine ausreichende Versorgung der Bluter nicht gewährleistet«.
Die mehr als 300 Betroffenen, die sein Verein repräsentiere, seien
deshalb »bereit, das AIDS-Risiko zu tragen«. Wußte er überhaupt,
wovon er sprach?

21. November 1983, Bundesärztekammer, Köln

Der Arbeitskreis »Hämophilie-Substitution« im Wissenschaftlichen Beirat der Bundesärztekammer traf sich zum dritten Mal
innerhalb von vier Monaten, um über »eines der schwierigsten
Probleme der heutigen Medizin« zu diskutieren. Unter den fünf
Bluterbehandlern waren auch die Professoren Egli, Schimpf und
Landbeck vertreten. Als man auseinanderging, lagen Schimpf und
Landbeck längst wieder solidarisch auf Egli-Kurs: »AIDS-Fälle,
wie sie in der internationalen Literatur mit einiger Seltenheit...
beobachtet wurden, sind keinem Teilnehmer aus der Bundesrepublik Deutschland bekannt geworden.«

15. Dezember 1983, Washington

Auf der 10. Sitzung des Beratungsgremiums »Blutprodukte« der
US-Arzneimittelbehörde FDA ging es vorrangig um die Einführung des Hepatitis-Core-Tests.

Chairman des Gremiums war Dr. William Miller vom Amerikanischen Roten Kreuz, der schon Ende 1982 in diesem Kreis seine

große Sorge über die Epidemie ausgedrückt hatte, dann aber von seinen Vorgesetzten in Washington zurückgepfiffen worden war. Miller löste Joseph Bove ab, den Transfusionsmediziner von der Yale University, der seit mehr als einem Jahr Sprachrohr der Abwiegler und Test-Gegner gewesen war und jetzt die Rolle eines »Beraters« im Komitee übernommen hatte. Unter den Beobachtern des Meetings: Vertreter der meisten Faktor-8-Hersteller, die in der Gewißheit angereist waren, daß »die Zeit für den Core-Test nunmehr gekommen« sei (so Steven Ojala von Cutter).

Die Firmen hatten sich, wie üblich, schon am Abend zuvor getroffen, um die Marschrichtung für die Sitzung abzusprechen. Beschlossen wurde eine »Verzögerungstaktik«. Vielleicht würde es mit einem Trick gelingen, die Einführung des Tests weiter hinauszuschieben. Dazu sollte der FDA eine Arbeitsgruppe der Plasma-Industrie vorgeschlagen werden. Sie könnte dann innerhalb von drei Monaten ein Papier erarbeiten. Dennis Donohue hatte sich schon im Vorfeld mit dem Vorschlag einverstanden erklärt – wenn auch zähneknirschend.

Doch Cutter bereitete sich insgeheim darauf vor, den Core-Test in seinen eigenen Plasma-Stationen einzuführen, aber nicht etwa, um das Risiko einer Verseuchung zu verringern, sondern um im Falle einer entsprechenden Vorschrift seitens der FDA »einen Wettbewerbsvorsprung« gegenüber den Konkurrenten zu haben. »Wir ließen die anderen über unsere Absichten im unklaren«, hielt Steven Ojala fest.

Die Taktik der Industrie ging auf. Obwohl William Miller sich für Tests stark gemacht hatte und solche Untersuchungen auch für Blutkonserven forderte, war die Mehrheit für eine dreimonatige Vertagung. Letztendlich kam die Verzögerung auch Millers Arbeitgeber, dem Roten Kreuz, gelegen. Das ARC fürchtete Lücken in der Blutversorgung, vor allem aber steigende Kosten. Selbst ein flammendes Plädoyer von Dr. Edgar Engleman, der aus San Francisco angereist war, änderte nichts an dem deprimierenden Beschluß des Komitees. 20 000 Blutspenden seien seit Juli in der Blutbank der Stanford-Klinik auf Veränderungen der Immunabwehr überprüft, Proben mit unsicheren Werten vorsichtshalber vernichtet worden. Bereits ein einziger AIDS-Fall rechtfertige angesichts der hohen Krankenhauskosten den Preis des Tests, sagte Engleman, »von der Moral will ich gar nicht reden«.

Cutter

 MILES

TO:	Those listed	DATE:	12/19/83

FROM: S. J. Ojala

SUBJECT: Trip Report, FDA/NIH Non-Specific Testing Meeting
Dec. 15-16, 1983

COPIES TO:

W F Schaeffler	J Akers	N Ashworth	J Cherry
R Cole	T Cooper	W Ewald	K Fischer
J Hjorth	M Mozen	J Ryan	M Sternberg
C Turner	C Patrick	W Johnson	C Moore
R Schwartz	R Rousell	B Modersbach	R Carmen
J Hink			

A meeting on non-specific (surrogate) testing was jointly conducted by the National Heart, Lung & Blood Institute and the Office of Biologics on Dec. 15-16, 1983. Following a general overview of plasma and blood donor characteristics, and the logistics of testing and shipping of products, several potential screening tests were reviewed in depth. Much of the information had been presented at earlier meetings, but we were not aware that Stanford had been using a T cell ratio test to screen blood for transfusion for nearly 6 months (at $12 per test).

Following the presentation of data, the Advisory panel for Blood products concluded that no one test was sufficiently selective and specific for AIDS screening. Dr. Donohue proposed that plasma donations be considered separately from blood donations, because the plasma industry had 6 centralized testing laboratories and could handle additional tests more readily. He pointed out that additional testing by blood banks could be a logistics nightmare.

Donohue recommended that Anti-core Hepatitis B testing be incorporated for routine plasma screening (in <u>addition</u> to current requirements) since it would indentify 90% of all potentially infectious (or high risk) donors. The Anti-core testing would add a further measure of confidence in product safety at a relatively low cost for the products involved. He reviewed the AHF market withdrawals that had been conducted and indicated that core testing and heat treatment could eliminate this potential for

This proposal was one that had been agreed upon by all the fractionators the ~~previous evening~~. The general thrust of the task force is to provide a ~~delaying tactic for~~ the implementation of further testing. It was ~~generally agreed that~~ core testing would eventually become a requirement.

The addition of core testing is expected to eliminate approximately 15% of plasma donors, and 6-7% of whole blood donors if used by blood banks. Some blood bankers mentioned that public pressure would certainly be a motivating factor for core testing at their facilities.

The fractionators met with Donohue following the meeting and, although Donohue was not completely satisfied with the task force approach, he agreed to it. He stated that we should also take on the responsibility for all testing of recovered plasma. Rodell was named chairman of the Task Force and a meeting will be scheduled in January.

John Hink, in a prescient move, has already begun core testing at Cutter centers. We recommend that the implementation of core testing be accelerated to the maximum degree possible to obtain a competitive advantage in the market place. The approval of our heat-treat submission, in conjunction with core-screened plasma could present us with a potent marketing advantage. We made no mention of our plans to the others.

In summary, the conclusion of this meeting was <u>that the time had come for Hepatitis core anti-body testing</u> for plasma. Implementation will probably be achieved during 1984 for the industry.

Interner Vermerk der Firma Cutter

Am 22. Dezember veröffentlichten die CDC in Atlanta die neueste AIDS-Statistik für die Vereinigten Staaten: 19 infizierte Bluter, darüber hinaus 36 AIDS-Fälle als Folge von Bluttransfusionen.

Dezember 1983, Hämophilie-Zentrum Bonn

Ein paar Tage vor Weihnachten erhielt Hans Janz wie alle Patienten der Bonner Universitätsklinik Post von Hans-Hermann Brackmann. Auf vier Seiten informierte der Bluterarzt in seinem Rundschreiben über neue Entwicklungen in der Hämophilie-Behandlung. Lediglich sechs Zeilen waren »Neuigkeiten« zum Thema AIDS gewidmet. Seit Juli 1983, so hieß es da, seien keine weiteren Neuerkrankungen in den USA festgestellt worden. Das war falsch, und Brackmann hätte wissen müssen, daß es falsch war. Überdies habe eine Anhörung im November beim Bundesgesundheitsamt in Berlin ergeben, es bestehe »kein Grund zu irgendwelchen Importbeschränkungen« für amerikanische Produkte.

Hans Janz ging es immer noch miserabel. Nach einer ambulanten Untersuchung im Egli-Institut im Oktober hatte Brackmann erneut Auswirkungen einer »noch nicht abgeklungenen, akuten, wahrscheinlich Non-A/Non-B-Hepatitis« diagnostiziert. Zu Weihnachten war Janz dann so schwach, daß er nicht einmal mehr zum Hausarzt gehen konnte. Seine Frau, eine ausgebildete Krankenschwester, mußte ihm das Blut für eine Kontrolluntersuchung abnehmen.

Das Jahr ging zu Ende, wie es begonnen hatte: Die Bonner verschlossen ihre Augen vor den Gefahren, als könne man eine Epidemie bekämpfen, indem man sie nicht zur Kenntnis nimmt. Professor Egli und Dr. Brackmann setzten damit auch weiterhin ihre Patienten dem AIDS-Risiko aus. Wie im Falle Janz, dessen leichte Hämophilie gar nicht unbedingt der Behandlung mit Faktor-8 bedurft hätte. Wenn er im Mai 1983 auf das Gerinnungspräparat verzichtet hätte, wäre er von AIDS verschont geblieben.

Weil es ihm so schlecht ging, kam es ihm wie blanker Hohn vor, daß Brackmann seinen Patienten im Weihnachts-Rundschreiben ein »frohes und vor allen Dingen gesundes Neues Jahr« wünschte, verbunden »mit herzlichen Grüßen, besonders auch von Herrn Professor Egli«.

Hoffnungen

Ende Januar 1984, Centers for Disease Control, Atlanta

Don Francis wußte: Das war der Beweis. Im Oktober hatte er dem
Forscherteam unter Dr. Luc Montagnier am Pariser Pasteur-Institut 30 Blutproben geschickt: 20 von AIDS-kranken Homosexuellen und zehn von heterosexuellen Personen, die keiner Risikogruppe angehörten. Die Röhrchen waren nur mit Codenummern
gekennzeichnet worden, so daß die französischen Wissenschaftler
nicht wußten, von wem sie stammten. Und jetzt lag die Antwort
aus Paris vor: In allen Proben von Erkrankten hatten die Pasteur-
Forscher das neue Retrovirus entdeckt. Es war, zusammen mit den
Erkenntnissen, die der amerikanische Virusforscher Dr. Robert
Gallo kurz zuvor übermittelt hatte, der überzeugende Beweis, daß
der AIDS-Erreger ein Virus war.

Während Gallo sein Virus HTLV III nannte, hatte Montagnier
seines als LAV bezeichnet. Die Erreger, so stellte sich heraus, waren identisch. Man einigte sich deshalb später auf den Namen
HIV-Virus.

In dem Moment, in dem die Entdeckung bekannt wurde, hätte
auch dem letzten Zweifler in der Blut-Branche klar sein müssen,
daß die bisherigen Opfer, die sich durch Gerinnungspräparate und
Blutkonserven angesteckt hatten, tatsächlich erst die Vorboten
einer gigantischen Arzneimittel-Katastrophe waren. Doch der
Verdrängungsmechanismus funktionierte weiterhin. Es gab eine
solidarische Ignoranz von Ärzten, Pharma-Managern, Verantwortlichen der Blutspendedienste und Gesundheitsbeamten.

17. Januar 1984, Bundesgesundheitsamt, Berlin

Die Stellungnahme des Bundesverbandes der Pharmazeutischen
Industrie (BPI) zu den Ergebnissen des BGA-Hearings im November war unmißverständlich: Es sei zweifelhaft, so machte sich der
BPI die aberwitzige These des Immuno-Chefs Eibl zu eigen, ob es
sich bei AIDS überhaupt um ein infektiöses Agens handle, wahr-
scheinlicher seien allergische Einflüsse sowie eine Einwirkung
von genetischen und Umweltfaktoren. Auf jeden Fall könne ein

Kausalzusammenhang zwischen der Anwendung von Gerinnungskonzentraten und AIDS nicht als bewiesen gelten.

Februar 1984, Blutbank der Stanford-Klinik

Edgar Engleman, Chef der Blutbank an der kalifornischen Stan-
ford-Universität, ahnte bereits nach ein paar Sätzen, die der Anru-
fer, ein niedergelassener Kollege, ihm aufgeregt mitteilte, daß
seine Befürchtungen sich bewahrheitet hatten: Ein bisexueller
Mann, den man kürzlich als AIDS-krank diagnostiziert hatte, war
seit Mai 1983 bei mehreren Blutbanken in der Bay Area zur Ader
gelassen worden, darunter in Stanford und beim Blutspendedienst
des Roten Kreuzes in San Jose. Engleman erinnerte sich sofort an
den Fall: Anfang Juli 1983 hatte sein Labor im Blut eines 39jähri-
gen Spenders einen erheblich reduzierten Anteil von T-Helfer-
Zellen festgestellt. Mögliche Erklärung damals: Entweder war bei
der Analyse ein Fehler unterlaufen, oder der Mann litt unter einer
weit fortgeschrittenen Immunschwäche. Wie in solchen Fällen
üblich, hatte Engleman den Spender gebeten, sich in der Blutbank
genauer untersuchen zu lassen. Doch der Mann war dann nicht
zum vereinbarten Termin erschienen.

Nach dem Anruf eilte Engleman in den EDV-Raum der Blutbank und gab die Daten des Spenders in den Computer ein. Innerhalb weniger Sekunden erschien die Antwort auf dem Bildschirm:
Das Blut des Mannes war nicht nur wegen eines zu niedrigen An-
teils an T-Helfer-Zellen, sondern darüber hinaus wegen einer positiven Reaktion im Core-Test ausgesondert worden. Dabei hatte
der Mann auf dem üblichen Fragebogen nachdrücklich dementiert,
einer der Risikogruppen für AIDS anzugehören.

Wenig später hing Engleman wieder am Telefon. Empörung
mischte sich mit Genugtuung: Empörung darüber, daß die Verwendung der infizierten Blutkonserven auch in den anderen Kliniken zu verhindern gewesen wäre, wenn man dort ebenfalls vorsorgliche Untersuchungen durchgeführt hätte; und Genugtuung,
weil er trotz aller Anfeindungen und gehässigen Vorwürfe, er habe
lediglich Patienten aus anderen Kliniken fortlocken wollen, auf
dem zusätzlichen Test bestanden hatte.

Beim Roten Kreuz in San Jose löste der Anruf des niedergelassenen Arztes Alarm aus. »Die bei uns gespendeten Einheiten des infizierten Mannes«, so mußte Dr. Pearl Toy, Direktor der Blutbank, seinem Chef Dr. Gerald Sandler in der Zentrale des American Red Cross (ARC) in Washington ein paar Tage später kleinlaut mitteilen, »wurden inzwischen transfundiert, die Empfänger ausfindig gemacht.«

Zur gleichen Zeit sah sich die Verwaltung der kommunalen Irwin-Memorial-Blutbank in San Francisco, die Ed Englemans Vorsorgetests vor allem deshalb so vehement bekämpft hatte, weil sie einen Großteil ihrer Spender aus der kalifornischen Schwulen-Szene rekrutierte, mit dem Fall einer wohlhabenden älteren Frau aus dem vornehmen Vorort Belvedere konfrontiert. Mary Richards Johnstone hatte im Dezember 1982 während einer Herzoperation Blutkonserven von Irwin Memorial erhalten. Schon acht Tage nach dem Eingriff war bei ihr eine rätselhafte Lungeninfektion aufgetreten, verbunden mit heftigen Fieberschüben. Die Ärzte hatten seinerzeit keinen Rat gewußt.

Erst jetzt, im Februar 1984, war Mary Richards Johnstone beim Durchblättern ihrer Krankenakte auf den Brief eines Arztes vom Oktober 1983 gestoßen, in dem dieser schrieb, er habe herausgefunden, daß einer der Spender der Irwin-Memorial-Blutkonserven ein AIDS-Patient gewesen sei. Die Frau ertrug die Neuigkeit mit Fassung: »So habe ich mich also mit AIDS infiziert, und es hat nicht einmal Spaß gemacht.«

Dem medizinischen Direktor, Dr. Herbert Perkins, war gar nicht zum Lachen zumute. Schon im Januar hatte die ihm vorgesetzte Gesundheitsbehörde von San Francisco empfohlen, den Core-Test einzuführen, weil sonst die Reputation der Stadt und das Ansehen ihrer medizinischen Einrichtungen Schaden nehmen und Patienten verstärkt nach Stanford abwandern würden.

Inzwischen wußte Herb Perkins zudem, daß es unter seinen homosexuellen Dauerspendern der letzten Jahre mindestens 14 AIDS-Infizierte gegeben hatte. Und dann offenbarte die interne Überprüfung auch noch, daß neben Mary Richards Johnstone weitere 20 Patienten mit dem AIDS-infizierten Blut desselben Dauerspenders versorgt worden waren.

Obwohl keiner von ihnen Fehler oder Versäumnisse einräumen mochte, gab es für Perkins, Toy und die anderen Blutbänker der Region im Frühjahr 1984 keine andere Wahl, als die abwartende

Haltung der Blut-Industrie schleunigst aufzugeben. Am 19. April lud Pearl Toy vom Roten Kreuz in San Jose seine Kollegen der Blutbanken in der Bay Area, darunter Ed Engleman und Herb Perkins, mit ihren Ehefrauen, zum Dinner zu sich nach Orinda ein. »Zum Dessert wollen wir Informationen und Gedanken austauschen«, hatte auf der Einladung gestanden. Das Treffen im privaten Rahmen trug wesentlich zur Versöhnung der Standpunkte bei, zumal Ed Engleman darauf verzichtete, sich als Sieger eines Machtkampfes zu gebärden.

Pearl Toy fand bei seinen Kollegen den nötigen Beistand für den zu erwartenden Clinch mit seinen Vorgesetzten im ARC-Hauptquartier in Washington, wo man weiterhin strikt gegen Tests war. Und Herb Perkins erhielt moralische Unterstützung für seinen bevorstehenden Canossa-Gang im Fall »Johnstone«.

Noch bevor Irwin Memorial die Klage des Ehemanns der Mary Richards Johnstone bekanntgab, erklärte Herbert Perkins öffentlich, man werde ab 1. Mai sämtliche Blutspenden auf Antikörper gegen den Kern des Hepatitis-B-Virus untersuchen. Die Front hatte endlich zu bröckeln begonnen. Doch es war noch lange nicht der von Evatt und Engleman herbeigesehnte Durchbruch.

März 1984, Washington

Pearl Toys Ankündigung, das Rote Kreuz in San Jose/Kalifornien werde ab 1. Juni jede Bluteinheit testen, um Spender der AIDS-Risikogruppen auszuschließen, löste in der Zentrale des American Red Cross (ARC), schräg gegenüber dem Weißen Haus in Washington, so etwas wie ein mittleres Erdbeben aus. Zwar hatten die Verantwortlichen immer wieder intern prüfen lassen, welche Vorteile die Einführung eines solchen Tests brächte, sie hatten sich letztendlich aber stets dagegen ausgesprochen. Begründung: Die Kosten stünden in keinem angemessenen Verhältnis zum Nutzen. Dabei scheute die Vorstandsspitze des ARC gar nicht so sehr die finanzielle Belastung durch den Test – die Budgetabteilung hatte eine Summe von rund 350 000 Dollar pro Jahr errechnet; weit schwerer wog die Sorge, der Verlust von (geschätzt) sieben Prozent aller Blutkonserven sei nicht zu verkraften und müsse zwangsläufig zu einer Steigerung der Blut-Importe aus Europa (»Euroblood«) und speziell aus der Bundesrepublik führen – und das wiederum würde den Machtanspruch des Roten Kreuzes in den Vereinigten Staaten gefährden.

Seit jeher neigte das Rote Kreuz, ein Multi im internationalen Blutgeschäft, dazu, ein Monopol der Blutversorgung für sich zu beanspruchen, auch wenn dies öffentlich immer wieder lautstark dementiert wurde. Engpässe bei der nationalen Versorgung indes würden diesen Machtanspruch in erheblichem Maße gefährden. Nur so war zu verstehen, daß der zuständige ARC-Abteilungsleiter, Dr. Gerald Sandler, in Abrede stellte, AIDS könne durch Transfusionen übertragen werden. Als diese Position schließlich nicht mehr zu halten war, suchte er Zuflucht in der Behauptung, nur Personen, »die weit mehr Transfusions-Einheiten brauchten als die für den durchschnittlichen Patienten benötigten drei Konserven«, gingen das winzige Risiko einer Infektion ein.

Folgerichtig bekam Pearl Toy in San Jose einen geharnischten Antwortbrief aus Washington: Das Hauptquartier habe stets deutlich gemacht, daß kein regionaler Blutspendedienst den Core-Test eigenständig einführen dürfe. Pearl solle deshalb seine eigensinnige Entscheidung aufgrund der spezifischen kalifornischen Situation öffentlich als »sechsmonatige Studie« darstellen und außerdem regelmäßig über den Fortgang des Projekts berichten. »Am Ende der sechs Monate werden wir Ihre Erfahrungen begutachten und dann hier entscheiden, wie weiter verfahren werden soll«, schrieb Dr. Alfred J. Katz, Boß des ARC-Blutprogramms, an seinen Mitarbeiter. Die Replik von der Westküste ließ ebenfalls nicht lange auf sich warten: »Uns sind die möglichen Auswirkungen auf andere Blutspendedienste durchaus bewußt«, aber in der Bay Area seien alle Blutbänker der Meinung, daß die gemeinsam getroffene Entscheidung ebenso richtig wie die Notwendigkeit zwingend sei, »darüber die Öffentlichkeit zu informieren«.

Katz und Sandler verstanden es immer wieder, sich mit den Vertretern des Verbandes der Blutbanken (AABB) sowie den Managern der Plasma-Industrie über ein konzertiertes Vorgehen abzustimmen. Mochten die einzelnen Motive auch noch so unterschiedlich sein – die Blut-Branche hielt zusammen. Der Hauptverbündete des Roten Kreuzes, Joseph Bove, hatte gerade in einem Interview mit dem *Wall Street Journal* erklärt, es würden mehr Menschen an Bienenstichen sterben als an verseuchtem Blut.

Dem mächtigen Syndikat stand in der US-Kontrollbehörde FDA mit Dennis Donohue ein eher schwächlicher Gesundheitsbeamter gegenüber, der zwar mehrfach die Einführung des Core-Tests gefordert hatte, es aber nicht wagte, ihn ganz einfach qua Amt vorzuschreiben. Als die Food and Drug Administration später gefragt wurde, weshalb sie ihren gesetzlichen Verpflichtungen 1983 und 1984 nicht nachgekommen sei, war sie nicht bereit, darauf eine Antwort zu geben.

Beispielhaft für die unrühmliche Rolle von Dennis Donohue war das Treffen der Plasma-Industrie, der Blutbanken und des Roten Kreuzes am 6. März 1984 im Linden Hill Hotel in Bethesda bei Washington. Zwischenzeitlich hatte die Arbeitsgruppe der Herstellerfirmen, die drei Monate zuvor als Teil der »Verzögerungstaktik« ins Leben gerufen worden war, ihre Untersuchungen abgeschlossen. Nach fünfstündiger Diskussion über das Papier und über das Pro und Contra des Core-Tests kam es zu einer Abstimmung. Kontrolleure und zu Kontrollierende beteiligten sich gleichermaßen an dem demokratischen Meinungsfindungsprozeß: Donohue, Rick Srigley von der Firma Hyland-Travenol sowie John Hink von Cutter votierten für den Test, der Rest war, bei einer Enthaltung, dagegen. Kurz vor der Sitzung hatten sich die meisten Industrievertreter mit den Leuten vom Roten Kreuz und den Blutbanken verständigt, die Einführung neuer Untersuchungen auf jeden Fall abzulehnen. Srigley und Hink plädierten nur deshalb für den Test, weil ihre Firmen im Herbst 1983 gezwungen gewesen waren, Präparate wegen AIDS vom Markt zurückzurufen – eine aufwendige und teure Aktion. Zwar habe sich »Donohue nur vage über seine Haltung zu Rückrufen« geäußert, notierte John Hink ein paar Tage später in einem Vermerk, doch der Test sei allemal günstiger »als noch einmal so eine Geschichte«.

Beschlossen wurde dennoch nichts. Befürworter und Gegner sollten ihre Argumente in einer Stellungnahme zusammenfassen. Bereits eine Woche später begannen die Opponenten, ihr Papier überall zu streuen. Ein Exemplar ging auch an Professor Wilhelm Weise im Berliner Bundesgesundheitsamt, wo man gerade über Maßnahmen für die Bundesrepublik nachdachte, ein anderes an die ARC-Zentrale. Dort kommentierte man das Statement mit der Bemerkung, damit werde »die Akte in Sachen Core-Tests« endlich geschlossen. Als Wochen später das Papier der Test-Befürworter eintraf, hieß es in der ARC-Chefetage süffisant, es handele sich offensichtlich um den »Epilog einer bereits geschlossenen Akte«.

Am 16. März, zehn Tage nach der Konferenz in Bethesda, wies Cutter die Manager der Plasma-Stationen, mit denen man zusammenarbeitete, an, alle Plasmaspenden auf Hepatitis-Core zu testen und jene mit positivem Befund, mit braunen Etiketten versehen, auszusondern. Es war jene Maßnahme, die Cutter den Konkurrenten verschwiegen hatte – in der Hoffnung auf einen Wettbewerbsvorteil. Hätte die Bayer-Tochter den anderen Unternehmen Anfang März reinen Wein eingeschenkt, wäre wahrscheinlich die gesamte Blut-Industrie, Blutbanken und Rotes Kreuz inklusive, gezwungen gewesen, mitzuziehen. Das war den Cutter-Leuten auch bewußt: Die Firma Armour, so hielt John Hink in seiner Aktennotiz nach dem Treffen im Linden Hill Hotel fest, wolle »den Test nicht eher einsetzen, bis ein Mitbewerber dies tue, um Marktvorteile zu erlangen«.

März 1984, Hämophilie-Zentrum Bonn

Dr. Hans-Hermann Brackmann ließ seinen Patienten Hans Janz in sein Büro rufen. Da sich sein kritischer Zustand nicht verbessert hatte, war der Buchhalter aus Bad Camberg gleich zu Beginn des Jahres ins Kreiskrankenhaus eingewiesen, Anfang Februar dann in die Medizinische Universitätsklinik nach Bonn verlegt worden. Seine Blutwerte spiegelten nach wie vor deutliche Zeichen einer Leberentzündung infolge der Faktor-8-Behandlung wider. Janz fühlte sich so schwach, daß er kaum aufstehen konnte, trotzdem schleppte er sich in Brackmanns Dienstzimmer.

Doch Janz erhielt an diesem Tag keine neuen Informationen über seinen Gesundheitszustand. Brackmann hatte ein ganz und gar unmedizinisches Anliegen. Es ging um die Deutsche Hämophilie-Gesellschaft (DHG). Der Arzt versuchte massiv, auf die bevorstehende Neuwahl des DHG-Präsidiums Einfluß zu nehmen. Der Bluter-Verband orientierte sich damals stark an den behandelnden Ärzten und der Pharma-Industrie. Für den zweiten Vorsitz in der Gesellschaft kandidierte der Bluter Wolfgang Gnade aus Bremen. Er war mit der erklärten Absicht angetreten, diesem Interessenkonflikt entgegenzutreten. Für die Behandler dagegen kam es darauf an, die DHG unter Kontrolle zu halten, damit aus den Reihen der Bluter keine Proteste und Konflikte wegen der AIDS-Epidemie zu befürchten waren. Ende 1983 hatte sich innerhalb der DHG bereits eine »Interessengemeinschaft der Patienten des Hämophilie-Zentrums Bonn« gegründet, also eine erklärte Egli-Fraktion.

»Gnade darf auf keinen Fall gewählt werden!« herrschte Brackmann Janz nach dessen Erinnerung an, der sei »ein Querulant«. Danach forderte der Arzt seinen Patienten auf, eine Initiative gegen die Wahl von Wolfgang Gnade durch seine Unterschrift zu unterstützen. Janz lehnte das dubiose Ansinnen ab. »Er wollte mich regelrecht unter Druck setzen«, schrieb Janz später, »die Bonner hielten die DHG offenbar für eine Art Selbstbedienungsladen.«

Zwei Wochen später, am 24. März, wurde Wolfgang Gnade mit überwältigender Mehrheit zum stellvertretenden Vorsitzenden, die Professoren Egli und Schimpf in den erweiterten Vorstand gewählt; Professor Landbeck aus Hamburg erreichte nicht die erforderlichen Stimmen.

Doch Gnades Wahl blieb nicht das einzige »Waterloo« für das Bonner Hämophilie-Zentrum in diesen März-Tagen. Kurz zuvor war Professor Eglis ehemaliger Oberassistent, Dr. Otto Murke*, wegen Vorteilsnahme und Steuerhinterziehung zu einer Bewährungsstrafe von einem Jahr und zehn Monaten sowie zu einer Geldbuße von 600 000 Mark rechtskräftig verurteilt worden. Murke hatte sich von der Briefkastenfirma Pro Plasma bestechen lassen, von der amerikanische Gerinnungspräparate als sogenannte Parallel-Importe billig aus den Vereinigten Staaten eingeführt worden waren. Er habe von den Machenschaften nichts geahnt, wurde Hans Egli am 5. März im *Spiegel* zitiert, schließlich sei er »Mediziner und kein Kaufmann«.

Juni 1984, Bundesgesundheitsamt, Berlin

Die Statistiken gaben zu schlimmsten Befürchtungen Anlaß: Mehr als 70 AIDS-Fälle unter Homosexuellen und Drogensüchtigen waren hierzulande inzwischen registriert. Das bedeutete eine

---

* Name aus juristischen Gründen geändert

Verdoppelung der Ziffern innerhalb von acht Monaten. Die Zahl der Infizierten in den Vereinigten Staaten lag zwar unvergleichbar höher, bei mehr als 2 000, und davon war bereits fast die Hälfte verstorben. Doch den Fachleuten im Bundesgesundheitsamt war längst klar: Mit einer Verzögerung von vielleicht zwei Jahren würde die ganze Wucht der AIDS-Epidemie auch die Bundesrepublik treffen. Aber noch gab es die Möglichkeit, wirksame Barrieren aufzubauen – vor allem bei der Ausbreitung der Seuche über Blutkonserven und Gerinnungskonzentrate.

Durchgreifende Maßnahmen schienen hierzulande zumal deshalb geboten, weil im weltweit größten Bluter-Behandlungszentrum in Bonn Gerinnungspräparate extrem hoch dosiert wurden, was umstritten war. Für die rund 800 Bonner Patienten bestand somit rein rechnerisch auch ein höheres Risiko, sich durch verunreinigte Präparate mit dem HIV-Virus zu infizieren. Dies war den Experten im Bundesgesundheitsamt durchaus bekannt: Wegen der fragwürdigen und überdies sehr teuren Therapievariante von Egli und Brackmann hatte das BGA eigens eine Kommission ins Leben gerufen (»Standardisierung der Anwendung von Faktor-8- und Faktor-9-Konzentraten«), zunächst ohne Beteiligung von Hans Egli, weil dessen Methode ja gerade kritisch unter die Lupe genommen werden sollte. Auf politischen Druck der Düsseldorfer Landesregierung, so räumte Professor Wilhelm Weise vom Robert-Koch-Institut des BGA später unumwunden ein, habe man Egli dann nachträglich doch noch in die Kommission aufnehmen müssen.

Auf der BGA-Anhörung im November 1983 hatte Karl Überla, der »Di-Mi-Do-Präsident«, eine Entscheidung seiner Behörde »bis Ende März 1984« in Aussicht gestellt. Interne Streitigkeiten hatten aber dafür gesorgt, daß dieser Termin nicht zu halten gewesen war. Insgesamt viermal, so legte die Behörde Jahre später dem in dieser Angelegenheit ermittelnden Staatsanwalt offen, mußte der Bescheid revidiert werden, weil es immer wieder von irgend jemandem Einwände gegeben habe. Außerdem »wußten wir nicht, ob der Core-Test etwas bringt«, entschuldigte sich Wilhelm Weise Jahre danach, als dem Amt vorgehalten wurde, die notwendigen Entscheidungen nicht schnell genug getroffen zu haben. Wahrscheinlich steckte sich in den ersten sechs Monaten des Jahres 1984 noch ein beträchtlicher Teil der Bluter hierzulande mit AIDS an.

Der am 8. Juni per Postzustellungsurkunde ergangene Bescheid sah endlich eine Reihe von Maßnahmen vor, darunter den Hepatitis-Core-Test. Begründet wurde die Anordnung mit dem »Verdacht, daß Blutgerinnungsfaktor-8-Präparate Infektionskrankheiten und AIDS auslösen können«. Zwar sei die Leberentzündung Hepatitis nach wie vor »das Hauptrisiko«, eine Tatsache, für die sich die Behörde mehr als ein Jahrzehnt nicht interessiert hatte; doch insbesondere die Immunschwäche-Erkrankung mache nunmehr »eine strenge Indikationsstellung unerläßlich«.

Doch Papier ist geduldig. Ob Absicht oder nicht – das Bundesgesundheitsamt ordnete nicht etwa, der drohenden Gefahr gehorchend, den sofortigen Vollzug der Maßnahmen an, was möglich gewesen wäre; Rechtsmittel gegen die Entscheidung hätten dann keine aufschiebende Wirkung gehabt. Es räumte den Firmen eine Umstellungsfrist bis zum 31. Dezember ein, »um die lebensnotwendige Versorgung der Patienten nicht zu gefährden«, und forderte überdies die betroffenen Unternehmen zum »Widerspruch innerhalb eines Monats nach Bekanntgabe« geradezu auf.

Die Hersteller ließen sich nicht lange bitten: Insgesamt 230 förmliche Einsprüche hagelten auf die Berliner Behörde nieder, der Bescheid war damit bereits Tage nach der Zustellung schon wieder Makulatur. Fadenscheinige Begründung der Firmen: Durch Wegfall von mindestens zehn Prozent der Blutspender als Folge des Core-Tests sei die lebenswichtige Versorgung der Hämophilen gefährdet.

Das Deutsche Rote Kreuz, dessen Blutspendedienste in Hagen und in Springe bei Hannover Faktor-8 produzierten, gab sich mit einem formalen Einspruch jedoch nicht zufrieden. Es protestierte in Form einer Dienstaufsichtsbeschwerde gegen die Anordnung des Bundesgesundheitsamtes. In einem geradezu unverschämten Ton kritisierten Professor Waldemar Schneider vom DRK Hagen und zwei seiner Mit-Direktoren die Einführung des Core-Tests als »besonders grobe, objektiv gemeingefährliche Pflichtverletzung des Amtes«. Hintergrund: Wie die große Schwester in den USA fürchtete auch das Deutsche Rote Kreuz Engpässe in der Versorgung der Bevölkerung, wenn der Test nicht nur für Plasma, sondern womöglich auch für Konserven vorgeschrieben würde. Die Überprüfung aller Blutspenden auf die mögliche Zugehörigkeit des Spenders zu einer der AIDS-Risikogruppen aber hätte nach DRK-

**BLUTSPENDEDIENST
DER DRK-LANDESVERBANDE
NORDRHEIN UND
WESTFALEN/LIPPE** G.G.m.b.H.

M-0715. 2/29 Eingestoiba- u. Rücksicha

DRK-Blutspendedienst · Postfach 360 · 5800 Hagen 1

An den
Bundesminister für Jugend,
Familie und Gesundheit
Kennedyallee 105 - 107
5300 Bonn 2

Eing.: 2 7. JUN 1984

Institut
5800 HAGEN 1
Feithstraße 180-186
Telex 823549 bsdha d
Telefon (02331) 80 70

Durchwahl 807-

Ihr Zeichen	Ihre Nachricht vom	Unser Zeichen	Datum
Annahme / Antwort			26. Juni 1984
Entwurf Nr.:			
digung bis:			

Hiermit erheben wir Dienstaufsichtsbeschwerde gegen den Präsidenten des Bundesgesundheitsamtes wegen des Verdachtes auf ungesetzliche Amtsführung durch
gemeingefährliche und fachlich unqualifizierte Eingriffe in die gesundheitliche Versorgung der Bevölkerung und beantragen, den Bescheid des BGA mit dem Az.
GV 7251-01-8301/78 vom 8. Juni 1984 zur Abwendung einer akuten Gefährdung unverzüglich aufzuheben.

Vernichtung von jährlich ... in de...
Deutschland zwangsläufig zur Folge hatte. Ebensowenig wurde in Erwägung gezo
daß die Testung aller Blutspenden auf Anti-HBc und die Vernichtung aller An
haltigen Blutspenden den nationalen Gesundheitsetat mit über 100.000.000 DM/Ja
zusätzlicher Kosten ohne auch nur den geringsten erkennba...
wert belasten würde.

Die Mißachtung der Pflicht zur einer angemessenen Nutzen/Risiko-Abwägung kan
nicht die Folge mangelhafter Sachkunde des Amtes sein. Dieses ist nämlich bere
vor Monaten vom Präsidenten des Deutschen Roten Kreuzes eindringlich auf die
sehbaren ernsten Folgen einer erzwungenen Vernichtung aller Anti-HBc-haltigen
aber medizinisch unbedenklichen Blutspenden hingewiesen worden. Der entsprec
Brief des DRK-Präsidenten war zuvor mit den ärztlichen Leitern aller DRK-Bluts
diendedienste abgesprochen worden. Dem Bundesgesundheitsamt ist sehr gut bekann
daß die ärztlichen Leiter der DRK-Blutspendedienste derzeit die einzigen Expert
sind, welche die Belastbarkeit der flächendeckenden Transfusionsblut-Versorgun
in der Bundesrepublik Deutschland aus eigener Sachkunde beurteilen und insofe
auch das Risiko der Vernichtung aller Anti-HBc-haltigen Blutspenden einschätze
können. Dennoch hat das BGA sich über die einhelligen Bedenken dieser Expert
ohne jede Nachprüfung des Sachverhaltes hinweg gesetzt.

Den Weg der Dienstaufsichtsbeschwerde wählen wir deshalb, weil wir in dem hie
beanstandeten Bescheid eine besonders grobe, objektiv gemeingefährliche Pflicht
verletzung des Amtes sehen, welche umgehender Intervention der Dienstaufsicht
bedarf. Im Verlaufe eines langwierigen Rechtsbehelfsverfahrens wäre zu befürch
daß durch unablässig desinformierende Propaganda bestimmter Interessenten nic
wiedergutzumachender Einfluß auf die öffentliche Meinung ausgeübt und dadurcl
die Transfusionsblut-Versorgung der Bevölkerung irreparabel beeinträchtigt wir

Dr. med. B. Greif
Ärztlicher Direktor
und Geschäftsführer

Prof. Dr. med. W. Schneider
Ärztlicher Direktor
und Geschäftsführer

Dr. med. H. Fi
Ärztlicher Direl
und Geschäftsfi

Beschwerdebrief der DRK-Blutspendedienste Nordrhein-Westfalen

85

Meinung zur Folge, »dringend zur Rettung von Menschenleben benötigtes Spenderblut in großen Mengen ... zu vernichten ... und den nationalen Gesundheitsetat mit über 100 Millionen DM/Jahr zusätzlicher Kosten« belasten zu müssen, »ohne auch nur den geringsten erkennbaren gesundheitlichen Gegenwert«. Die 100 Millionen Mark waren natürlich eine Phantasieziffer. Nicht zuletzt Schneiders Vorwurf, die Behörde sei einer »unablässig desinformierenden Propaganda bestimmter Interessenten« zum Opfer gefallen und verschaffe mit der Anordnung den »Herstellern von Testreagenzien ... einen umfangreichen Markt«, ließ erkennen, daß es dem Deutschen Roten Kreuz um eine sachliche Diskussion gar nicht ging.

Sommer 1984, Hämophilie-Zentrum Bonn

Hans Janz verlor immer mehr das Vertrauen in seine Bonner Ärzte. Professor Egli bekam er ohnehin nie zu Gesicht, und oft ließ auch Dr. Brackmann die Konsultation durch seine Frau Christine durchführen. »Sie war weder Ärztin noch sonst etwas, sie war einfach Frau Brackmann«, erinnerte sich später auch ein ehemaliger Kollege am Egli-Institut. Er hatte festgestellt, daß »Frau Brackmann eigenständig Dosierungen änderte«. Hans-Hermann Brackmann stellte später in Abrede, seine Frau habe ärztliche Konsultationen vorgenommen. »Ausweislich der Ambulanzkartei« habe *er* zum Beispiel mit Janz und dessen Frau »das therapeutische Vorgehen« besprochen.

Hans Janz fühlte sich zwar mittlerweile gesundheitlich etwas besser, die für Hepatitis typische Gelbfärbung der Haut war zurückgegangen, und er konnte zeitweilig wieder arbeiten. Aber seit Brackmanns Versuch, ihn wegen der DHG-Wahl unter Druck zu setzen, hatte er immer wieder überlegt, ob nicht das Behandlungszentrum wechseln sollte.

Ende Juni kam wieder der vor den großen Ferien übliche Rundbrief aus Bonn. Darin gaben Hans-Hermann und Christine Brackmann Entwarnung in Sachen AIDS: »Glücklicherweise haben sich die Krankheitsfälle in keiner Weise in dem Ausmaß vermehrt, wie das vor einem Jahr noch vorhergesagt wurde. Dies trifft insbesondere für Hämophile zu.« Schuld an der zunehmenden Hysterie über die »Seuche der achtziger Jahre«, so erfuhren die »lieben Familien« der Bluter von den Brackmanns, seien die »vielen publizistischen Darstellungen«.

Ende Juli 1984, München

Das Podium war gut geeignet für den Startschuß: Auf dem Kongreß der Internationalen Gesellschaft für Bluttransfusionen, der vom 22. bis 27. Juli in München stattfand, setzten die Hämophilie-Behandler ihre Desinformationsmaschinerie in Gang – und sogar das renommierte Wochenblatt *Die Zeit* ließ sich davon überfahren. Während Professor Boris Velimirovic, AIDS-Koordinator der Weltgesundheitsorganisation WHO für Europa, in seinem Münchner Referat davon sprach, daß »auch bei aller Vorsorge« durch die Sterilisierung, mit der man jetzt beginne, die Zahl der AIDS-Fälle bei Blutern und nach Transfusionen »noch steigen wird«, schrieb *Die Zeit* einige Wochen später mit Bezug auf den Münchner Kongreß: »Verzweifelte Patienten nahmen sich das Leben oder starben an schweren Blutungen. Sie verweigerten Blutpräparate aus Angst, an AIDS zu erkranken.« Das traf – jedenfalls für die Bundesrepublik – nachweislich nicht zu. Frau Professor Inge Scharrer habe in München »Entwarnung« geben können: Die Gefahr, an einer unstillbaren Blutung zu sterben, so ihre »erlösenden Worte«, sei nämlich »um ein Vielfaches höher, als sich durch Blutpräparate mit AIDS zu infizieren«. Dies war – auch damals schon – angesichts der Immunbefunde bei dem Großteil der Bluter eine völlig irreführende Interpretation. Fazit der *Zeit*: »Kein Grund zur Panik«, es gebe ja in den Vereinigten Staaten »nur 40 Bluter« mit AIDS.

Sommer 1984, Cutter Biologicals, Berkeley

In der Forschungsabteilung von Cutter hatte man nach wie vor erhebliche Probleme mit der Virus-Inaktivierung von Gerinnungsprodukten. Seit eineinhalb Jahren lag die Bayer-Tochter nun mit der Hitzesterilisation ihrer Präparate gegenüber der Konkurrenz im Hintertreffen. Forschungsleiter Dr. Milton M. Mozen hatte

Hans Egli und Hans-Hermann Brackmann zum Vorwurf, sie hätten auch dann noch ihre Patienten über die Risiken im unklaren gelassen, als die AIDS-Erkrankung schon über die deutschen Bluter hereingebrochen war.

Koch: Ihre Rundschreiben an die Patienten in dieser Zeit, 1983/84, haben offenbar auch bei vielen Bonner Patienten den Eindruck erweckt: Ach das ist alles nicht so schlimm! Im Dezember 1983 heißt es zum Beispiel: Es hätte seit Juli in den USA keine weiteren Erkrankungen gegeben. Das war offensichtlich falsch! Dann im Juli 1984, also ein halbes Jahr später: Die Fälle hätten sich glücklicherweise nicht in dem Maße vermehrt wie befürchtet. Also, wenn Sie sich die Kurven angucken: Der Anstieg bei den infizierten Hämophilen und den Transfusionspatienten ging in ähnlicher Form exponentiell nach oben wie bei den Homosexuellen, nur natürlich auf niedrigerem Niveau. Sie haben eigentlich nie wahrhaben wollen, daß da etwas ganz Katastrophales auf Sie zukam?
Brackmann: Nein, das muß ich ausschließen, nein...
Koch: ...daß es eine Abwehrreaktion war?
Brackmann: Das ist sicherlich richtig, aber auf dem Boden der allgemeinen Meinung der Kollegen in der Bundesrepublik. Nirgends in unserer Umgebung war ja ein weiterer Fall aufgetreten. Außer in Amerika, wo da einige weitere Fälle aufgetreten waren. Wo man aber zu dem Zeitpunkt immer noch sagte: Mein Gott, wie gesagt, ist das nicht ein Problem, das eben besonders in Amerika eine Rolle spielt und nicht bei uns. Denn eins müssen wir ja sagen: Wir haben dieselben Konzentrate wie Amerika zum selben Zeitpunkt gehabt. Warum soll das denn hier verzögert gewesen sein?
Koch: Im Juni 1982, als Sie Ihren ersten AIDS-Fall hatten, da war es ja auch nicht verzögert.
Brackmann: Ja. Gut. Wenn wir diesen Fall noch nehmen, der für uns ja erst später zu einem Fall wurde: Es gab aber 1983 keine neuen Geschichten, nicht wahr? Bundesweit nicht! Das ist doch irgendwo auffällig.
Koch: Aber Sie haben in Ihrem Dezember-Rundschreiben gesagt: keine weiteren Erkrankungen in den USA! Und das war objektiv falsch!
Brackmann: Gut. Ja, gut. Da kann ich nur sagen: Ich meine, ich hätte damals den Aledort angerufen, weil wir immer mal wieder in Kontakt standen. Und der sagte: Mir ist nichts bekannt.
Koch: Wann hatten Sie denn erstmals das Gefühl: Verdammt noch mal, das trifft uns auch. Die Lawine wird über uns wegrollen, wie wir es nicht für möglich gehalten haben. Wann war das?
Brackmann: Also das, würde ich sagen, war so in der zweiten Hälfte 1984. Als die Tests auf Antikörper sicherer wurden.
Koch: Auslöser war also nicht die Zahl der dann 1984 rapide steigenden Fälle in der Bundesrepublik?
Brackmann: Nee, nee. Übrigens, das waren auch, glaube ich, 1984 nicht viele in der Bundesrepublik.
Koch: In den ersten zehn Monaten 1984 war die Zahl von einem auf acht gestiegen, von denen drei inzwischen gestorben waren. Exponentieller

geht's eigentlich nicht. Also, zu diesem Zeitpunkt war Ihnen auch klar, wir können nicht länger uns und anderen was vormachen, daß das eine amerikanische Epidemie ist?

Brackmann: Ja, weil mit Zunahme dieser Untersuchungsgeschichten klar wurde, daß mehr und mehr positive Ergebnisse, gleichlautende positive Ergebnisse, vorlagen.

Koch: Könnte da bei Ihnen, wenn Sie ehrlich in sich gehen, auch eine Art Verdrängungsmechanismus gewirkt haben – menschlich vielleicht durchaus verständlich? Lieber noch ein bißchen warten?

Brackmann: Was heißt warten? Auf was warten? Ich meine, ich war ja in dem Bewußtsein, daß ich bereits alle meine Patienten auf virusinaktivierte Produkte umgestellt hatte. Und daß ich wenigstens – wenn das vielleicht eine Lawine oder ein größeres Ausmaß annehmen sollte, woran man sicherlich mal gedacht hat – eins sagen konnte: Meine Patienten sind schon geschützt.

Egli: Sie unterstellen, daß man im Sinne eines Eigenschutzes, sagen wir mal, dieses Nicht-wahr-haben-Wollens einer auf uns zu kommenden Dramatik, sagt: Ach, es wird schon nicht so sein. So sehen Sie's doch?

Meichsner: Daß Sie sich nicht darauf einlassen, ist erstaunlich. Das wäre ja noch eine menschliche Interpretation.

Egli: Nein, das ist so eine terrible certification. Bei den Gesprächen – das müßtest du besser wissen – haben wir das Kind doch immer beim Namen genannt.

Brackmann: Eben. Das Wort AIDS fiel hier ab 1984, würde ich sagen, pausenlos.

von seinen Vorgesetzten schon Anfang 1983 rasches Handeln gefordert. Doch das Pharma-Unternehmen wollte auf jeden Fall vermeiden, das Behring-Verfahren übernehmen zu müssen – aus Prestigegründen und um die Lizenzkosten zu sparen. Die deutsche Firma Behring hatte bereits 1981 ein erhitztes, virusinaktiviertes Produkt auf den Markt gebracht, seit Anfang 1983 war von Hyland-Travenol ein trockenerhitzter Faktor-8 lieferbar.

Jetzt rächte sich, daß Cutter Leberentzündungen durch Faktor-8 jahrelang ignoriert hatte. Die Verunreinigung der Präparate mit Hepatitis-Viren war zu lange als schicksalhaft angesehen und akzeptiert worden. Doch für die amerikanische Tochter des deutschen Pharma-Multis Bayer gab es noch eine andere Schwierigkeit: Eine Sterilisationsmethode sollte auch für die Lagerbestände tauglich sein.

Ende 1983 hatte Cutter deshalb die Zulassung für ein Trocken-verfahren beantragt, mit dem das bereits in Flaschen abgefüllte, gefriergetrocknete Produkt nachträglich behandelt werden konnte. Im Gegensatz dazu erhitzte Behring sein Präparat vor der Abfül-lung im flüssigen Zustand.

Ende Februar 1984 hatte Cutter von der FDA die Zulassung für den trockenerhitzten Faktor-8 »Koate« erhalten. Doch Cutter nutzte das Verfahren zunächst offenbar nur für Export-Produkte; für den amerikanischen Markt beschloß man statt dessen, den Core-Test einzuführen, um das AIDS-Risiko zu reduzieren. Hin-tergrund: Es gab erhebliche Zweifel, ob die Trockenerhitzung tat-sächlich Gewähr geben konnte, Viren abzutöten. Selbst firmen-intern hatte man noch unlängst über das gleiche Verfahren von Hyland-Travenol gespottet.

Auch der FDA waren zwischenzeitlich erhebliche Zweifel ge-kommen. Sie schlug deshalb der Cutter-Forschungsabteilung eine gemeinsame Studie vor. Darin sollten Faktor-8-Proben mit HIV-Viren infiziert und dann bei verschiedenen Hitzestufen sterilisiert werden. Die CDC in Atlanta hielten die Zusammenarbeit zwischen der FDA und Cutter später »wahrscheinlich für einen wissen-schaftlichen Bankrott«.

September 1984, Centers for Disease Control, Atlanta

Die neuen Statistiken klangen beängstigend: mehr als 50 an AIDS erkrankte Bluter, außerdem 80 Patienten, die nach einer Bluttrans-fusion an der Immunschwäche litten. Damit hatten sich die Zahlen, wie von Bruce Evatt befürchtet, innerhalb nicht einmal eines Jahres vervierfacht. AIDS war inzwischen die häufigste Todesursache für amerikanische Bluter. Kurz zuvor waren zudem die ersten Fälle bei Frauen und Neugeborenen von Hämophilen gemeldet worden. Nach einer internen Risiko-Abschätzung der CDC mußten neun von zehn der am schwersten an der Bluterkrankheit leidenden Män-ner inzwischen als infiziert gelten. In den nächsten Jahren war also mit Hunderten, wenn nicht gar Tausenden neuer AIDS-Fälle unter Blutern und Empfängern von Blutkonserven zu rechnen.

Als Dr. Joseph Bove, der immer wieder jeden Zusammenhang geleugnet und noch im Frühjahr seinen Einfluß gegen vorsorgliche

Untersuchungen wie den Core-Test geltend gemacht hatte, von den neuen Zahlen erfuhr, war er schockiert. Nun gab es auch für ihn keinen Zweifel mehr, daß die FDA handeln mußte, und zwar sofort. Die Perspektive einer weltweiten AIDS-Epidemie fand er erschütternd. Doch der vom Saulus zum Paulus gewandelte Sprecher des Verbandes amerikanischer Blutbanken fand immer noch keine Unterstützung beim mächtigen Roten Kreuz. Das ARC-Headquarter in Washington blieb bei seiner ablehnenden Haltung. Auf die Frage, warum denn die ARC-Blutbank im kalifornischen San Jose schon seit dem Frühjahr die von den CDC empfohlenen Tests vornähme, um mögliche AIDS-Risikospender zu identifizieren, andere Rotkreuz-Blutspendedienste aber nicht, meinte eine Sprecherin des American Red Cross, an der Westküste sei man durch »politischen Druck« dazu gezwungen worden.

September 1984, Bundesgesundheitsamt, Berlin

Nach den Sommerferien trudelten beim Bundesgesundheitsamt nach und nach die Begründungen der Faktor-8-Hersteller für die von ihnen eingelegten Widersprüche gegen die BGA-Maßnahmen ein. Ihr genereller Tenor: Die Vorschriften seien überflüssig. Auch die Kölner Troponwerke, der deutsche Cutter-Ableger, wehrten sich energisch gegen den Hepatitis-Core-Test, obwohl ihn das Mutterhaus in Kalifornien nicht nur befürwortete, sondern inzwischen ja auch bereits durchführte. Es ging Cutter also offensichtlich ausschließlich darum – im Konzert mit den anderen Firmen –, Entscheidungen des Bundesgesundheitsamtes zu verhindern oder wenigstens doch zu verzögern.

Der österreichische Faktor-8-Produzent Immuno kam mit immer neuen Begründungen. Erst hieß es, die bereits von ihm eingeführte Hitzebehandlung sei ausreichend, dann wurden Stellungnahmen von Virologen eingeholt und dem BGA vorgelegt, daß die unmittelbar bevorstehende Einführung des »Elisa«-Tests den Hepatitis-Core-Test überflüssig mache (eine Argumentation, der das BGA später dann auch folgte), schließlich trieb Immuno noch den zuvor nirgendwo als AIDS-Experte aufgetretenen Aachener Medizinstatistiker Professor Rudolf Repges auf, der die Meinung vertrat, daß der Anteil der Hämophilen an den AIDS-Erkrankten unter 1,5 Prozent sinken und damit bedeutungslos werde. Folglich, so meinte Immuno, seien weitreichende Maßnahmen des BGA nicht gerechtfertigt. Woher der Professor seine Ahnung bezog, sollte sein Geheimnis bleiben.

Oktober 1984, Geschäftsstelle Bluter-Verband NHF, New York

Evatts neue Zahlen hatten auch andere in Schrecken versetzt. Anfang Oktober ließ der bislang eher zögerliche und auf Industriekurs liegende amerikanische Bluter-Verband, die National Hemophilia Foundation (NHF), verlauten, unter ihren Mitgliedern machten sich große Angst und Sorge breit. Am 13. Oktober verschickte die NHF ein Rundschreiben, in dem sie nicht nur die Forderung nach unspezifischen Tests erneuerte, bis eine gezielte Untersuchungsmethode auf das HIV-Virus zur Verfügung stehe, sondern auch deutlich machte, daß, ungeachtet offener Fragen, nur noch hitzesterilisierte Produkte benutzt werden sollten.

Die NHF-Forderung setzte Cutter in Berkeley erheblich unter Druck. Denn trotz Zulassung durch die FDA hatte das Pharma-Unternehmen sein erhitztes »Koate« bislang nur im Ausland auf den Markt gebracht und damit die Hämophilen im eigenen Land zu Menschen zweiter Klasse gemacht. Doch jetzt war Eile geboten. Wenn nicht umgehend gehandelt wurde, und zwar ohne Rücksicht auf die laufende Studie mit der FDA, würden viele Bluter auf ein hitzebehandeltes Konkurrenz-Produkt umsteigen.

Wenige Tage nach dem Schreiben der NHF ließ Jack Ryan von Cutter die Koate-Bezieher seinerseits davon in Kenntnis setzen, daß die Herstellung ab sofort auf Trockenerhitzung umgestellt werde. Schließlich sind »wir bei Cutter immer bemüht, unsere Produkte zu verbessern, . . . und fest überzeugt, daß Koate-HT einen wirklichen Fortschritt in der Faktor-8-Herstellung darstellt«.

Allerdings formulierte die Marketing-Abteilung den Brief an »den lieben Hämophilie-Behandler« im Hinblick auf AIDS durchaus vorsichtig und zurückhaltend: Die Daten ließen erkennen, daß HIV-Viren »zu einem erheblichen Teil« durch den Hitzeprozeß »inaktiviert werden können«.

Auch in der Anweisung an die Plasma-Stationen, die Cutter belieferten, warnte man ein paar Tage später, es sei noch »zu früh«,

Aussagen über die »absolute Sicherheit« der HT-Produkte zu machen. Nach der Forderung des Bluter-Verbandes NHF habe sich Cutter jedoch zu diesem Schritt entschlossen. Hingegen solle der Hepatitis-Core-Test »konsequenterweise« wieder eingestellt werden.

Während inzwischen mit Joseph Bove einer der vormals erbittertsten Gegner für den Vorsorgetest plädierte, ließ Cutter ihn nach nur einem halben Jahr wieder einmotten. Die Entscheidung fiel der Geschäftsleitung bestimmt nicht schwer. Schließlich hatte bislang, entgegen der ursprünglichen Erwartung, die FDA den Test noch immer nicht vorgeschrieben; und deshalb war der erhoffte Marktvorteil ausgeblieben. Und auch von seiten des Berliner Bundesgesundheitsamtes waren offenbar keine entsprechenden Forderungen zu befürchten. Schließlich arbeitete die Firma Abbott bereits mit Nachdruck an dem Antikörper-Test »Elisa« auf das AIDS-Virus selbst. Warum also sollte Cutter unter diesen Umständen freiwillig an dem Core-Test festhalten?

Rechtfertigungen

26. Oktober 1984, Hamburg

»Wir müssen zur Kenntnis nehmen, daß es auch in der Bundesrepublik AIDS-Fälle unter Hämophilen gibt«, sagte Professor Günter Landbeck auf dem 2. Rundtischgespräch über HIV-Infektionen unter Blutern, das erneut die österreichische Firma Immuno sponserte. Angesichts von acht AIDS-kranken Blutern in der Bundesrepublik, von denen drei zwischenzeitlich an den Folgen der Immunerkrankung verstorben waren, sahen sich die an die Alster gekommenen Therapeuten in einem erheblichen Rechtfertigungsnotstand. Zwei Jahre nach eindeutigen Erkenntnissen in den Vereinigten Staaten und ein Jahr nach der Experten-Anhörung im Bundesgesundheitsamt setzten die Hämophilie-Behandler die in München begonnene Schuldabweisungskampagne mit Nachdruck fort. Und ausgerechnet Günter Landbeck, der die deutschen Bluter im April 1983 als erster offen auf die Gefahren hingewiesen und eine Lanze für die Vorsorge gebrochen hatte (»sollten wir uns vorsichtshalber so verhalten, als ob . . . mit einer zunehmenden Ausbreitung gerechnet werden muß«), brachte auf dem Hamburger Immuno-Symposium die Reinwaschungsmaschinerie auf Touren: »Bis Oktober 1983 war in der Bundesrepublik kein Hämophiler mit manifestem AIDS bekannt«, betonte Landbeck, so daß seinerzeit »für die Annahme einer gleichsinnigen AIDS-Gefährdung der Hämophilen unseres Landes kein konkreter Anlaß« bestand.

Dr. Johanna L'age-Stehr, die mit ihrem Chef, Professor Meinrad Koch, und dem Leiter des Robert-Koch-Instituts am Bundesgesundheitsamt, Professor Wilhelm Weise, im Auditorium saß, biß sich auf die Zunge. Erst als während der Diskussion jemand nach dem ersten AIDS-Fall unter deutschen Hämophilen fragte und sich Hans-Hermann Brackmann mit der Erklärung zu Wort meldete, als der Patient Hartwig Bode im Mai 1982 verstorben sei, habe »noch keiner an AIDS gedacht«, machte sie ihrem Zorn Luft: »Über den ersten Patienten wollen wir wirklich nicht mehr diskutieren. Ihm ist nachgesagt worden, er hätte Alkohol getrunken und eine aggressive Hepatitis gehabt. Er ist tot, wir wissen nicht mehr, ob er AIDS gehabt hat. Nach den Definitionen der CDC« werde jedoch eine »multifokale Leukenzephalopathie bei fehlender anderer Ursache als AIDS eingestuft«.

Betretenes Schweigen. Dann gingen die Bluterärzte wieder zur Tagesordnung über. »Was bleibt uns in dieser Situation zu tun übrig«, fragte der Münchner Virologe Professor Friedrich Deinhardt – auch er hatte ein Jahr zuvor in das Horn der Abwiegler gestoßen und Gefahren für deutsche Bluter ausgeschlossen – und gab die Antwort gleich selbst: Patienten, die noch nicht infiziert seien, »sollten mit Gerinnungspräparaten behandelt werden, die so sicher sind, wie sie zur Zeit überhaupt nur sicher gemacht werden können«.

Da waren sich alle einig: Landbeck empfahl, »grundsätzlich auf virusinaktivierte Präparate überzugehen«, und Professor Klaus Schimpf, Leiter des Heidelberger Hämophilie-Zentrums, sagte, auch er »neige dazu, meinen Patienten jetzt generell solche Präparate zu verabfolgen«. Er wisse natürlich nicht, »ob das Kind hier schon in den Brunnen gefallen ist«.

Professor Egli und sein Adlatus Hans-Hermann Brackmann teilten den Kollegen mit, sie hätten bereits »Mitte 1983« begonnen, normalen Faktor-8 durch hitzesterilisierte Präparate zu ersetzen –

Faktor VIII – Verbrauch Universität Bonn o1.o1.1984 – 15.o6.1984

Einheiten in Mio.	Ø	A	B	AB	HS	HT	Kryo
Alpha	565	699			2567		
Armour	2647	3111		1o42			
Behring	463	1997	753	4o	2965		
Immuno	1913	983	812		342		135
Travenol						1511o	
Cutter	1687						
Medil	4143						

---

der Rheinischen Friedrich-Wilhelms-Universität
Der Verwaltungsdirektor
Venusberg – Sigmund-Freud-Str. 25
5300 Bonn 1

RAHMENVERTRAG über d. Abgabe von Faktor-VIII-Konzentrat
an Anspruchsberech . . der Kassen
hier: Aktualisierung des Einkaufspreises (Mischpreises)

Beleg auswertung – Zeitraum: 1.1.1984 – 15.6.1984

Präp.	Spezif.	Gel.Einheiten	DIREKTIMPORT Rechn.Pr. ohne MwSt. DM/E.	Eink.Pr. ohne MwSt. mit NatRab. DM/E.	Netto- Eink.Preis ohne MwSt. mit NatRab. mit Skonto DM/E.	PARALLELIMPORT Rechn.Pr. ohne MwSt. DM/E.	Eink.Pr. ohne MwSt. mit NatRab. DM/E.	Netto-E ohne Mw mit Nat mit Sko DM/E
Alpha	Ø	564.895	✓	–,35				
Alpha	A	698.580	✓	–,49				
		1.263.475		–,427				
Alpha	HS	2.566.950	✓	–,55				
Armour	Ø	2.646.500	✓	–,535⁶				
Armour	A	3.111.000	✓	–,535⁶				
Armour	A/B	1.042.000	✓	–,535⁹				
		6.799.500		–,535⁷				
Behring	Ø	463.000	✓	–,54				
Behring	A	1.996.500	✓	–,54				
Behring	B	752.750	✓	–,54				
Behring	A/B	39.500	✓	–,54				
		3.251.750		–,54				
Behring	HS	2.965.000	✓	–,90				

Aufstellungen der AOK und der Universität Bonn über verwendete Präparate

95

Hans Egli und Hans-Hermann Brackmann zum Vorwurf, sie wären viel zu spät auf inaktivierte Präparate umgestiegen und hätten damit noch 1984 viele Bluter unnötig infiziert.

Brackmann: Wir haben mit den Firmen ja sehr engen Kontakt. Und haben immer versucht, unsere Position auszunutzen. So haben wir schon 1980, nachdem wir die klinische Erprobung für Behring mit dem »HS« gemacht haben, gesagt: Hört mal zu, da gibt's was, das ist vielleicht hepatitissicher. Noch nicht wegen der HIV-Problematik, obwohl das vielleicht in Amerika – das übersehe ich nicht so – in Fachkreisen schon eher in der Diskussion war. Baxter/Travenol waren dann die ersten, die Mitte 1983 ein trockenerhitztes Produkt zugelassen bekamen. Und wir als ein Großabnehmer setzten natürlich alle unsere Patienten sofort auf dieses Produkt um. So daß wir dann Mitte 1983, wenn Sie so wollen, schon 50 Prozent unserer Patienten umgestellt hatten – nach wie vor, muß ich ganz ehrlich sagen, nicht wegen HIV, sondern wegen der Hepatitis-Problematik. Und im Frühjahr 1984 waren dann alle unsere Patienten umgestellt.

Meichsner: Sie sagten ausdrücklich, die Umstellung sei bei Ihnen im Blick auf Hepatitis und nicht auf AIDS erfolgt?

Brackmann: In der Anfangsphase. Natürlich war man dann 1984 froh, daß man das so gemacht hatte. Denn dann war das Virus inzwischen gefunden, es war eine klare virologische Problematik da.

Meichsner: Im nachhinein war man froh, daß man es vorab aus einem anderen Grund gemacht hatte?

Brackmann: Ganz genau: Aber man muß natürlich sagen: Das war auch nicht allgemein so, daß das erkannt wurde!

Koch: Sie hätten aber ursprünglich schon mehr Behring-HS gegen Hepatitis einsetzen können!

Brackmann: Es gab nicht mehr. Wir haben ja das Maximum gefordert, was überhaupt an Behring-HS zu haben war.

Koch: Das sieht Behring anders.

Brackmann: Das kann ich nicht anders sehen. Weil, da gibt's noch ein Schreiben aus 1984, wo sie ganz klar bestätigen, daß die Mengen, die wir haben wollen, nach wie vor nicht zu liefern sind.

Koch: Könnten Sie uns das Schreiben geben?

Brackmann: Glaube ich nicht.

Koch: Denn wir haben ein Schreiben von Behring, in dem es heißt: Hätte Bonn mal mehr gefordert – wir hätten mehr geliefert. Behring hätte nie 100 Prozent liefern können, richtig, aber mehr als die fünf Prozent, die Sie bestellt haben!

Egli: Da sind wir anderer Meinung.

Koch: Aber es wäre wichtig, daß man das dokumentieren kann.

Egli: Ja, ja, aber kann man nicht. Also das Schreiben – das nehmen Sie mir doch auch so ab, nicht?

Koch: Es war also nicht so, daß die Krankenkassen gesagt haben, das HS-Präparat sei zu teuer?

Brackmann: Da haben wir uns wenig drum gekümmert, würde ich sagen.

Egli: Also, ich meine, das dürfen wir jetzt nicht unter den Teppich fegen, welche Diskussionen wir mit den Krankenkassen . . .

Brackmann: Klar, klar!

Meichsner: Auch 1983/84 ist dann der Druck der Krankenkassen bei Ihnen abgeprallt?

Brackmann: Also, wir hätten uns nie erpressen lassen, das muß ich ganz klar sagen, von seiten der Krankenkassen, klare therapeutische Konzepte aufgrund von Kosten nicht zu machen. Das haben wir auch immer gut durchgestanden!

Egli: Ich meine, dieser Versuch der Erpressung wurde . . .

Brackmann: . . . natürlich, immer wieder, versucht. Aber das konnten wir eigentlich immer gut widerlegen.

Koch: Die Diskussionen mit den Krankenkassen waren sehr vehement?

Egli: Die waren vehement! Und im Grunde genommen – ich muß das rückblickend sagen – erfrischend vehement. Schlammschlachten nenne ich das heute. Aber das hat sich optimal entwickelt, die Zusammenarbeit mit den Krankenkassen ist in jeder Hinsicht bestens.

Koch: Waren die blutgruppenspezifischen Präparate, die Sie 1984 eingesetzt haben, auch schon hitzebehandelt?

Brackmann: Ja, ja. Das war alles immer so. Auch die alle waren virusinaktiviert. Genau wie alle.

Koch: Auch 1984 schon? Sind Sie da sicher?

Brackmann: Alles, alles. Auch 1983 schon.

Koch: Aber 1983 waren ja überhaupt nur Behring und Travenol hitzebehandelt?

Brackmann: Ja, aber Immuno kam Ende 1983, dann kam Cutter, Armour, Alpha – alles Anfang 1984. Ja, ja, das war ganz klar! Das ist belegbar. Alles bestens, nicht wahr!

wegen der Hepatitis-Problematik; intern argumentierten sie gegenüber den Krankenkassen schon seit langem wegen der drohenden AIDS-Gefahren. Mit der Behauptung, sie hätten sozusagen vor allen anderen gehandelt, wollten Egli und Brackmann Machtansprüche zementieren und das klägliche Versagen des weltweit größten Therapiezentrums für Bluter kaschieren: »Innerhalb der ersten Monate dieses Jahres (1984) waren alle unsere Patienten auf hitzebehandelte Produkte umgestellt.«

Tatsächlich hatten die Bonner noch bis Ende 1984 sogenannte blutgruppenspezifische Gerinnungspräparate geordert – im ersten Halbjahr waren es sogar mehr als 40 Prozent aller Gerinnungskonzentrate gewesen. Die Bonner Behandler behaupteten, mit diesen Präparaten seltene Nebenwirkungen vermeiden zu können. Diese

Präparate waren aber seinerzeit noch nicht durchgehend hitzesterilisiert. Außerdem galt ihr Nutzen als höchst umstritten. Erst ab 1985 verzichteten Egli und Brackmann konsequent auf nicht hitzebehandelte Produkte.

Auch später blieben die beiden Behandler immer wieder bei der Behauptung, sie hätten früher reagiert als alle anderen Zentren. Als sich diese Position schließlich nicht mehr halten ließ, versuchte Professor Egli, den Krankenkassen die Schuld in die Schuhe zu schieben: Sie hätten ihn durch ihre rigide Preispolitik, so sein Vorwurf an die Adresse des AOK-Bundesverbandes, auch dann noch »gezwungen, nicht behandelte Präparate einzusetzen, als der Zusammenhang Faktor-8/Bluter/AIDS längst bekannt gewesen sei«.

Oktober 1984, Bad Camberg/Taunus

Hans Janz ging es schlecht. Die Gelbfärbung seiner Haut, untrügliches Zeichen für eine schwere Hepatitis, hatte in den letzten Wochen wieder zugenommen. Auf Empfehlung seines Hausarztes konsultierte der Bluter einen Leberspezialisten in den Städtischen Kliniken Kassel. Nach umfassenden Laboruntersuchungen bestätigte sich dort die Diagnose: Verdacht auf inzwischen chronisch-aggressive Non-A-Non-B-Hepatitis. Zur Absicherung der Befunde bestand Janz auf einer Leberpunktion (Laparoskopie) – er wollte jetzt Klarheit über die Schwere seiner Erkrankung. Doch sowohl in Kassel als auch in Bonn lehnte man den operativen Eingriff wegen des Risikos einer inneren Blutung ab. Janz wandte sich deshalb an Professor Schimpf in Heidelberg.

»Der war so ganz anders als der Egli«, erinnerte er sich später an die erste Begegnung, »da wurde man als einfacher Kassenpatient direkt vorgelassen und konnte sein Herz ausschütten.«

Schimpf willigte in die Leberpunktion ein. Als er das Hans-Hermann Brackmann erzählt habe, sei dieser »richtig ausgeflippt. ›Der Schimpf sticht doch in jede Leber, dem ist das völlig egal, ob einer dabei verblutet‹«, wurde er von Brackmann »geradezu unverschämt« am Telefon beschimpft. Janz war sich hinterher sicher: »Der wollte nur verhindern, daß ich nach Heidelberg abwandere!«

Die Laparoskopie ließ nicht nur eine beginnende Zirrhose erkennen, sie machte Janz auch deutlich, daß die bei ihm noch vorhandene Gerinnungsaktivität im Blut wesentlich höher lag, als man ihm bis dahin in Bonn weisgemacht hatte. »Ich war sprachlos, als Professor Schimpf mir erklärte, ich käme im Notfall mit einem Bruchteil der von Bonn empfohlenen Faktor-8-Dosierung aus!«

November 1984, DRK-Blutspendedienst Hagen

Die Antwort war unterwürfig und mußte von ihrem Empfänger als Sieg empfunden werden: Am 7. November teilte das Bundesgesundheitsministerium dem Deutschen Roten Kreuz seine Entscheidung über die Dienstaufsichtsbeschwerde mit, die Professor Waldemar Schneider und zwei seiner Direktoren-Kollegen des nordrhein-westfälischen DRK im Juni in aggressivem Ton gegen den Präsidenten des Bundesgesundheitsamtes erhoben hatten. Der BGA-Chef sei einer »ungesetzlichen Amtsführung durch gemeingefährliche und fachlich unqualifizierte Eingriffe« verdächtig, so war das damalige DRK-Fazit gewesen.

Und jetzt schrieb das Ministerium zurück, daß die Anordnung des BGA, die seinerzeit Schneiders Entrüstung ausgelöst habe, ja ohnehin nicht wirksam geworden sei, weil es so viele Einsprüche gehagelt hätte. Überdies müsse das DRK nachteilige Folgen schon deswegen nicht befürchten, weil das BGA eine sofortige Anordnung der Maßnahmen gegenwärtig nicht beabsichtige.

Seinen Kunden hatte Waldemar Schneider im August per Rundbrief die Folgen einer durch unnötige staatliche Eingriffe heraufbeschworenen »Krise« vor Augen geführt, den »verehrten Kolleginnen und Kollegen« dabei eine »deutliche und begründete Stellungnahme« abgenötigt, da er »anderenfalls davon ausgehen« müsse, »daß die Lieferungen im nächsten Jahr ohne Schaden für den Patienten um mindestens zehn Prozent gekürzt werden können«.

Um die Verknappung des Rohstoffes Blut in der Bundesrepublik sorgten sich andere DRK-Blutspendedienste offenbar weniger. Viele hatten schon vor Jahren Lieferverträge mit den Amerikanern abgeschlossen, vor allem mit dem ständig unter Knappheit leidenden New York Blood Center. Beim Bayerischen Roten Kreuz floß das Blut aber auch in anderer Richtung – aus dem Ostblock nach München: Schon 1982 waren es 1 701 »Polenspenden«, danach, sogar in weit größerem Umfang, Konserven aus der DDR.

Dies alles, so hatte das Rote Kreuz schon im Februar verlauten lassen, sei kein Beweis für »Geschäftemacherei« oder »Gewinnsucht«, sondern Zeugnis »weltweiter Nächstenhilfe«, die »den Idealen und Aufgaben« des Roten Kreuzes entspreche. Die Aufregung Professor Schneiders wirkte vor diesem Hintergrund nicht eben glaubhaft. Oder ging das Rote Kreuz wieder einmal nur seiner Lieblingsbeschäftigung nach, Machtansprüche im Blutspendewesen zu erheben?

Dezember 1984, DHG-Geschäftsstelle Hamburg

Der auf »verunsichernde Sensation« zielenden Berichterstattung in den Medien (Hans-Hermann Brackmann) setzten die Ärzte im Vorstand der Deutschen Hämophilie-Gesellschaft (DHG), darunter die beiden Professoren Egli und Schimpf, eine ausführliche Stellungnahme entgegen. Parallel dazu ging ein von sieben bundesdeutschen Bluterbehandlern, inklusive Egli, Landbeck und Schimpf, unterschriebener Brief an den *Spiegel*, der kurz zuvor über die AIDS-Seuche unter Hämophilen berichtet hatte: Sie seien »bestürzt über die Niedergeschlagenheit und Hoffnungslosigkeit, die wir bei vielen unserer Patienten« nach der Veröffentlichung beobachtet haben; eine solche unqualifizierte Darstellung bahne den Weg »von verständlicher Besorgnis zu panischer Angst vor möglicher Erkrankung«. Professor Egli legte noch nach: Wenn die hysterischen Überreaktionen anhielten, bestünde »die Gefahr«, daß »bald mehr Hämophilie-Tote durch Suizid als durch AIDS« zu beklagen seien.

Der verbale Rundumschlag läutete eine neue Phase im Bemühen der Bluterärzte ein, vom eigenen Versagen abzulenken – durch Angriffe auf die Presse. Dafür schienen den Medizinern viele Mittel recht: So hieß es in den Erklärungen, sogar eine positive Reaktion im neuen HIV-Antikörper-Test lasse nicht notwendigerweise auf die Gegenwart des AIDS-Erregers schließen, sondern könne auch auf einen »Kontakt mit Bruchstücken abgetöteter, nicht mehr vermehrungsfähiger Viren« (wie bei einer Schutzimpfung) zurückzuführen sein. Daß es sich hierbei um ein zurechtgebogenes Argument handelte, war den Therapeuten klar. Zwei Monate zuvor, auf dem Immuno-Rundtischgespräch in Hamburg, hatte der

Virologe Friedrich Deinhardt nämlich diese Möglichkeit ausdrücklich »als doch sehr unwahrscheinlich« bezeichnet, zumal dann »schwer erklärbar wäre, warum nur einige Patienten und nicht alle eine Immunisierung zeigen würden«. Außerdem hatten die Untersuchungen von Robert Gallo und Luc Montagnier im Pariser Pasteur-Institut belegt, daß in neun von zehn Fällen nicht nur Antikörper, sondern jeweils auch aktive, unzerstörte HIV-Viren im Elektronenmikroskop sichtbar waren.

Auch sonst gebe es, so schrieben die Bluterärzte in ihrer Stellungnahme, keinen Grund zu übertriebenen Befürchtungen: Die Meldungen der CDC in Atlanta ließen 1984 »einen eindeutigen Rückgang von gemeldeten AIDS-Erkrankungen bei Hämophilen in den USA erkennen«; zudem stelle es »selbstverständlich« eine vorrangige Aufgabe für die behandelnden Ärzte und die pharmazeutische Industrie dar, die Gefährdung weiter herabzusetzen. So seien »durch zusätzliche Hitzebehandlung in letzter Zeit Fortschritte erzielt worden, die zu ... Präparaten mit erheblich vermindertem, möglicherweise sogar vollständig ausgeschlossenem Infektionsrisiko geführt haben« (DHG-Statement). Im Schreiben an den *Spiegel* hieß es sogar noch vollmundiger, durch die neue Faktor-8-Generation »entfällt für Bluter die Infektionsmöglichkeit«, da das AIDS-Virus »nachweislich durch Hitze zerstört wird«. Die Umstellung auf solche Präparate werde »nunmehr auch seitens des BGA gefordert«. Doch das Bundesgesundheitsamt dachte gar nicht daran.

Dezember 1984, Bundesgesundheitsamt, Berlin

Sechs Monate nachdem die oberste Gesundheitsbehörde Vorschriften erlassen hatte, gegen die von der Pharma-Industrie postwendend Widerspruch eingelegt worden war, und mehr als ein Jahr nach der »Krisensitzung« im Berliner Congress Centrum, kam das BGA Mitte Dezember mit einem überarbeiteten Forderungskatalog heraus. Er enthielt eine Reihe von Zugeständnissen an die Hersteller. So war im Juni-Bescheid noch verboten worden, »Plasmen aus verschiedenen Herkunftsländern zu mischen«, um »den Rückruf kontaminierter Chargen und die Risikoeinschätzung des Ausgangsmaterials« zu erleichtern. Im revidierten Beschluß wurde dann kurzerhand »das Verbot von Mischungen von Plasma aufgehoben«. Auch die von allen erwartete Bestimmung, Gerinnungspräparate einer Sterilisierungs-Behandlung zu unterziehen, war nach energischen Protesten der Faktor-8-Produzenten intern längst wieder kassiert worden. »Das Bundesgesundheitsamt behält sich vor, zu einem späteren Zeitpunkt die Durchführung bestimmter Inaktivierungsverfahren vorzuschreiben«, hieß es in der Begründung.

Als die Behörde Jahre später ihre damalige Entscheidung erläutern sollte, geriet sie in erhebliche Argumentationsnot: Es habe seinerzeit noch nicht festgestanden, »welche der Verfahren zur Inaktivierung... geeignet waren, wohl aber, daß durch Inaktivierungsmaßnahmen... ein erheblicher Anteil der Produkte zerstört wird und daher mehr Blutspenden für die – lebenswichtige – Arzneimittelversorgung der Hämophilen benötigt würden«. Richtig war: Die meisten Firmen hatten ihre Faktor-8-Produktion inzwischen auf Hitzebehandlung umgestellt, ohne daß es irgendwo zu ernsthaften Engpässen gekommen war. Durch den Verzicht des BGA, die Sterilisierung vorzuschreiben, sahen die Hersteller allerdings keine Notwendigkeit, die im Markt befindlichen Alt-Produkte gegen jene der neuen Generation auszutauschen.

Professor Wilhelm Weise, der zum 1. Dezember 1984 offiziell die Leitung des Robert-Koch-Instituts am Bundesgesundheitsamt übernommen hatte, wagte später sogar die Behauptung, die hitzesterilisierten Präparate wären längst nicht so schnell gekommen, wenn es nicht den »Druck« des BGA gegeben hätte.

Fast noch skandalöser war jedoch, daß das Amt, obwohl es die dramatische Entwicklung der AIDS-Epidemie unter amerikanischen Blutern kannte, auch bei zusätzlichen Tests auf die »Verzögerungstaktik« der Industrie einging. Die Maßnahmen wurden nämlich erst »mit Wirkung zum 1. Juli 1985 angeordnet«: Sollte bis dahin ein spezifischer HIV-Antikörper-Test nicht verfügbar sein, müsse »zum Ausschluß von Risikospenden« ein Core-Test durchgeführt werden.

Angesichts dieser zweifelhaften Gesundheitspolitik kam es geradezu einer Verhöhnung der Betroffenen gleich, daß das Bundesgesundheitsamt für die verspäteten Maßnahmen nunmehr eine »sofortige Vollziehung« anordnete – »im Interesse des gesundheitlichen Verbraucherschutzes«. Gegen die Maßnahmen und ihren

Sofortvollzug reichten sieben Unternehmen kurze Zeit später Klage ein.

Wieder ging ein Jahr zu Ende, ohne daß wirksame Barrieren gegen eine Verbreitung der Epidemie über Blutkonserven und Gerinnungspräparate errichtet worden wären. Ärzte und amtliche Kontrolleure hatten mit fadenscheinigen Begründungen dringend notwendige Entscheidungen verhindert oder verzögert. Bruce Evatt und seinen Mitstreitern bei den CDC sowie Johanna L'age-Stehr, Meinrad Koch und deren Kollegen der AIDS-Arbeitsgruppe im BGA war klar: Sie hatten den Kampf längst verloren. »Ich mache keinen Hehl daraus«, so gestand Meinrad Koch, »daß mich die Situation der Bluter zutiefst bedrückt. Das ist für einen Arzt sehr schlimm zu erleben.«

Das Ausmaß der Arzneimittel-Katastrophe würde erst in den nächsten Jahren sichtbar werden. Und dann wären gewiß alle sofort dabei, ihre Hände in Unschuld zu waschen, mit dem schon traditionellen Argument, niemand habe auch nur ahnen können, was geschehen werde. Juristischer Hintergrund: Jeder Patient muß vor der Behandlung über die Risiken von Therapien aufgeklärt werden. Spätestens ab Frühjahr 1983, als Landbeck in diesem Sinne die DHG-Mitglieder aufklärte, hätte mit den Blutern über das AIDS-Risiko gesprochen werden müssen.

Die Bilanz für 1984 war tragisch: 80 bis 90 Prozent der Bluter mit einer schweren Gerinnungsstörung hatten sich mit AIDS infiziert, weltweit mehr als 150 Hämophile, darunter 60 in den Vereinigten Staaten und neun in der Bundesrepublik, zeigten, dem Tode geweiht, deutliche Anzeichen einer rapide fortschreitenden Immunschwäche oder waren bereits verstorben. 100 Patienten hatten sich in den USA durch eine Bluttransfusion angesteckt. Da zwar Gerinnungskonzentrate in der Regel von drüben eingeführt wurden, nicht aber Blutkonserven, lag das Transfusionsrisiko in der Bundesrepublik zum Glück niedriger als in den Vereinigten Staaten. Noch jedenfalls. Aber die Blutspendedienste des Deutschen Roten Kreuzes malten weiter das Gespenst an die Wand, die Blutversorgung der Bundesbürger sei ernsthaft gefährdet, wenn vorsorgende Testverfahren »unter dem Vorwand größerer Sicherheit« vorgeschrieben würden.

Vergangenheitsbewältigung

Mitte Februar 1985, Centers for Disease Control, Atlanta

Die kurze Veröffentlichung in der Rubrik »Medical Intelligence« des renommierten Fachorgans *The New England Journal of Medicine* kursierte schon Tage vor der Veröffentlichung in der gesamten Blut-Industrie: Mit Hilfe des neuen HIV-Antikörper-Tests, dessen offizielle Freigabe von der Food and Drug Administration (FDA) für den 15. Februar angekündigt, dann aber um zwei Wochen verschoben worden war, hatten Bruce Evatt und seine Kollegen an den CDC ältere Blutproben untersucht. Sie stammten von Blutern, die zwischen 1978 und 1984 am Children's Hospital of Los Angeles in Behandlung gewesen waren. Ergebnis: Die HIV-positiven Befunde zeigten zwischen 1982 und 1983 einen rapiden Anstieg – bis 1984 hatten sich mehr als 85 Prozent der Hämophilen mit AIDS angesteckt. Die Untersuchung ließ keine Zweifel zu: Mit Hilfe des Hepatitis-Core-Tests zur Ausgrenzung von Risikospendern hätte sich seit Anfang 1983 der überwiegende Teil der Infektionen durch Gerinnungskonzentrate und Blutkonserven verhindern lassen.

20. Februar 1985, Bundesgesundheitsamt, Berlin

Während sich die Blut- und Plasma-Industrie in den Vereinigten Staaten darauf einstellte, im Laufe des Monats März mit der routinemäßigen Prüfung auf Antikörper des AIDS-Virus durch den sogenannten Elisa-Test zu beginnen, liefen hierzulande die Hersteller Sturm gegen die Entscheidung des Bundesgesundheitsamtes, »Elisa« zum 1. Juli 1985 vorzuschreiben. Der Test stehe nicht in ausreichendem Maße zur Verfügung, müsse zudem erst noch offiziell zugelassen werden, hieß es. Das BGA möge daher der Pharma-Industrie mehr Zeit für die Umstellung einräumen.

Die Gesundheitsbehörde trug dem Einwand, wieder einmal, Rechnung: Sie verlängerte die Frist erneut um drei Monate, verschob den »Elisa«-Start auf den 1. Oktober 1985, forderte nicht einmal mehr den Core-Test als vorübergehenden Ersatz, wie dies im Dezember-Bescheid gestanden hatte. »Im übrigen« appellierte das Amt an »die Eigenverantwortung des pharmazeutischen Unternehmers, . . . angesichts des gravierenden Infektionsrisikos alle Anstrengungen zu unternehmen, schnellstmöglichst« den einen oder anderen Test einzuführen.

Ende Januar hatten alle Plasma-Firmen ihre Faktor-8-Produktion auf Hitzebehandlung umgestellt und das BGA darüber am 1. Februar in Kenntnis gesetzt. Lediglich der DRK-Blutspendedienst Hagen sollte sich erst zwei Monate später zu diesem Schritt entschließen. Rückrufaktionen wurden nicht gestartet. In vielen Kühlschränken blieben die unsicheren Gerinnungskonzentrate noch monatelang liegen.

März 1985, Irwin-Memorial-Blutbank, San Francisco

Der schwarze Chevrolet vom Flughafen hielt direkt vor der Einfahrt. Er wurde bereits erwartet. Die Abbott Laboratories hatten der Irwin-Memorial-Blutbank am Nachmittag des 2. März per Luftfracht die ersten »Elisa«-AIDS-Tests zugeschickt, nachdem das Verfahren wenige Stunden zuvor von der FDA in Washington freigegeben worden war. Und der Abbott-Bezirksvertreter wollte die sechs Kartons mit den beigefarbenen Plastikschachteln schnellstmöglich in der Blutbank abliefern. Den Verantwortlichen von Irwin Memorial lag daran, den Eindruck zu erwecken, es käme nun plötzlich auf jede Minute an. Insbesondere der medizinische Direktor, Dr. Herbert Perkins, hatte sich sehr darum bemüht, daß seine Blutbank die ersten Tests der Abbott Laboratories nach der Zulassung erhalten würde. Der kommunale Blutspendedienst der Stadt San Francisco kämpfte noch immer gegen den schlechten Ruf, besonders viele AIDS-verseuchte Blutkonserven ausgeliefert zu haben. Im Rahmen einer neuen Politik der Offenheit hatte Irwin Memorial seit Mai 1984 jeden neuen Fall einer HIV-Infektion durch ihr Spenderblut veröffentlicht. Damit sollte dem Verdacht begegnet werden, man wolle das Problem unter den Teppich kehren. 32 AIDS-Patienten seien in den vergangenen Jahren zur Ader gelassen worden, hieß es in einer Verlautbarung zur Einführung des »Elisa«-Tests, und wenigstens 72 Patienten hätten Blut dieser Spender erhalten.

Die Gesundheitsbeamten in der kalifornischen Bay Area waren gar nicht so glücklich über die lautstarke Verkündigung, Irwin Memorial werde ab sofort jede Blutspende mit »Elisa« testen. Zwar galt das Verfahren mit einer Trefferquote von mehr als 95 Prozent als recht sicher und zuverlässig, da der Test aber nur die Antikörper gegen AIDS-Viren nachwies und nicht die Viren selbst, diese Abwehrstoffe vom Körper jedoch erst innerhalb von Wochen oder gar Monaten nach der Infektion produziert werden, gab es ein großes »diagnostisches Loch« beim Antikörper-Test: Unmittelbar nach der Ansteckung und noch eine Zeitlang danach sprach »Elisa« nicht an.

Die Befürchtung war, daß Homosexuelle vermehrt zum Blutspenden gehen würden, um feststellen zu lassen, ob sie infiziert seien. Dabei könnte ein Teil der Spender in das »diagnostische Loch« fallen und die Blutvorräte kontaminieren. Und das wollte man eigentlich gerade verhindern.

Hinzu kamen erhebliche Bedenken der Homosexuellen. Sie fühlten sich durch den »Schwulen-Test« in ihren Persönlichkeitsrechten beeinträchtigt. Da wahrscheinlich fast jeder zweite Homosexuelle in San Francisco mit dem HIV-Virus infiziert war, wäre eine schwerwiegende Diskriminierung zu befürchten, wenn die Testergebnisse bekannt würden. Vor allem die stärker auf den Schutz ihrer Anonymität bedachten Schwulen an der amerikanischen Ostküste und speziell in New York plädierten deshalb gegen »Elisa«. Ihre Sorge war so unberechtigt nicht: Es gab bereits Anfragen von Schulbehörden, ob homosexuelle Lehrer entlassen werden könnten, und innerhalb der US-Armee wurde diskutiert, ob und mit welchen Konsequenzen »Elisa« vorsorglich in den Streitkräften eingeführt werden solle.

48 Stunden vor der Freigabe hatte die National Gay Task Force deshalb vor dem obersten Bundesgericht eine einstweilige Verfügung gegen den Test beantragt. Erst müsse, so die Forderung, dessen Zuverlässigkeit erwiesen sein und eine verbindliche Zusicherung der Behörden zum Schutz vor Diskriminierung gegeben werden. Die Anwälte der Task Force und die FDA hatten sich dann noch auf einen Kompromiß verständigt. In Kalifornien war bereits zuvor ein Gesetz verabschiedet worden, das die Durchführung des Tests ebenso strikt von einer schriftlichen Einwilligung abhängig machte, wie es die Weitergabe der Befunde untersagte.

Gleichwohl blieb »Elisa« umstritten – auch unter den Schwulen selbst. Befragungen hatten zunächst offenbart, daß drei von vier Homosexuellen wissen wollten, ob sie »positiv« waren. Aber dann waren viele von ihnen zu der Überzeugung gekommen, mit der Ungewißheit vielleicht besser leben zu können als mit einem solchen Ergebnis und der Aussicht, dem Tode geweiht zu sein.

Die Irwin-Memorial-Blutbank, die schon immer Homosexuelle zu den beliebtesten Spendern gezählt hatte, glaubte nicht an einen plötzlichen Ansturm von Schwulen, denen es eigentlich nur darum ging, ihren HIV-Status zu erfahren. Herb Perkins blieb auf dem ein Jahr zuvor eingeschlagenen Weg: Anfang April gab er bekannt, daß vier neue AIDS-Fälle zu beklagen seien. Die Transfusionen hatten jedoch vor Mai 1984 stattgefunden, also vor der Einführung des unspezifischen Core-Tests, gegen den sich Perkins so lange und das internationale Blutsyndikat bis zu diesem Zeitpunkt gewehrt hatten.

März 1985, Klinik Föhrenkamp, Mölln

Zum zweiten Mal innerhalb eines Jahres war Hans Janz Mitte Februar zur Kur nach Mölln geschickt worden – in die Klinik Föhrenkamp der Bundesversicherungsanstalt für Angestellte (BfA). Und wie schon bei seinem ersten Aufenthalt im Frühjahr 1984 besserte sich sein Befinden auch diesmal. Die Untersuchungen allerdings bestätigten eine fortgeschrittene Leberschädigung, die Janz für die Folge eines ärztlichen Kunstfehlers hielt. Deshalb hatte er bereits im Januar seinen Anwalt beauftragt, die Gutachterkommission für ärztliche Behandlungsfehler in Nordrhein-Westfalen anzurufen und eine Klage gegen seine Bonner Behandler vorzubereiten – wegen der Hepatitis. Eine Anfrage der Kommission bei Professor Egli in Bonn war von diesem danach »mit der Bitte um Erledigung« an seinen Mitarbeiter Hans-Hermann Brackmann weitergegeben worden. Dessen Fazit: »Es bleibt festzuhalten, daß Herr Janz insgesamt keinem anderweitigen Hepatitisrisiko ausgesetzt war als der größte Teil unserer Patienten.«

Mitte März, kurz vor seiner Entlassung aus Mölln, führte der leitende Klinikarzt ein Abschlußgespräch mit Hans Janz. »Er druckste so herum, ich müßte ein Kondom benutzen, es gebe da so einen merkwürdigen Befund«, erinnerte sich Janz später an das Gespräch. Alles weitere werde er von seinem Hausarzt erfahren, den er bereits in Kenntnis gesetzt habe. Janz maß dem zunächst keine Bedeutung bei.

Erst als ihn zwei Wochen später sein Hausarzt gebeten habe, er und seine Frau möchten doch zu einer Blutentnahme in die Praxis kommen, »wurde mir etwas schwummrig. Da ahnte ich, das könne nichts Gutes bedeuten.« (Janz) Erst zwei Monate später sollte die Befürchtung zur Gewißheit werden. Was der Klinikarzt in Mölln nicht auszusprechen gewagt hatte: Hans Janz war HIV-positiv, war mit aller Wahrscheinlichkeit durch eine einzige Behandlung mit Faktor-8 im Mai 1983 infiziert worden.

Etwa um die gleiche Zeit meldete sich Hans-Hermann Brackmann telefonisch in Bad Camberg. Wenn er die Klagedrohung gegen Egli und ihn nicht zurücknähme, so bezeugte Janz später den Anruf aus Bonn, werde sein Bruder Richard, ebenfalls Bluter und Patient Brackmanns, erhebliche Nachteile erleiden. Janz: »Ich empfand das als klare Einschüchterung, ja Erpressung!«

März 1985, Frankfurt am Main

Das Ergebnis der Untersuchung war alarmierend, und es kam dem Auftraggeber mehr als ungelegen: Das Deutsche Rote Kreuz hatte rund 4500 Blutspenden in Hessen mit Hilfe des »Elisa«-Tests untersuchen lassen, um das Risiko einer Weiterverbreitung von AIDS durch Transfusionen für die Bundesrepublik abschätzen zu können. Im Blut von 15 Spendern war der Test »positiv«, in sechs weiteren Fällen »fraglich positiv« gewesen. Wenn aber etwa vier von tausend Blutspenden HIV-kontaminiert waren, so ließ sich schnell errechnen, würde dies für das Gesamtaufkommen eines ganzen Jahres in der Bundesrepublik durchaus eine erhebliche Zahl von mit AIDS-Viren verseuchten Konserven bedeuten. Professor Siegfried Seidl, Präsident der Deutschen Gesellschaft für Bluttransfusion, hielt die AIDS-Übertragung durch Blut indes auch weiterhin für eine außerordentlich seltene Komplikation: In den USA seien bis 1984 zwar 101 transfusionsbedingte AIDS-Fälle gemeldet worden, in der Bundesrepublik aber noch keiner.

In der Rubrik »AIDS-Schnellinformation« des *Bundesgesund-heitsblattes* veröffentlichte das BGA eine neue »Richtlinie« zum »Elisa«-Test bei Blutspenden – als Schutz vor AIDS-Infektionen durch Blutkonserven. »Die Richtlinie sollte sobald wie möglich«, jedoch spätestens in einem halben Jahr, »ab 1. 10. 1985 befolgt werden.«

Die langen Fristen bei der Einführung des HIV-Antikörper-Tests schienen einigen Blutbänkern unverständlich und nicht gerecht-fertigt – sowohl bei der Kontrolle von Plasma als auch von Blut-konserven. »Das BGA tat sich als Bremser hervor, statt Flagge zu zeigen«, damals hätte durch eine strikte Politik »viel Unglück ver-mieden werden« können, kritisierte der Leiter der Blutspendezen-trale Saarland, Dr. Reinhard Stute, später die Berliner Behörde. Bereits im März 1985 hatte sich Stute den neuen Abbott-Test kom-men lassen und mit Voruntersuchungen begonnen. »Uns schien es seinerzeit nicht verantwortbar zu sein, noch so lange mit der Ein-führung zu warten.«

BGA-Präsident Professor Karl Überla gab nach mehreren Skan-dalen, mit denen er oder seine Behörde in die Schlagzeilen geraten war, zum 15. April seinen Berliner Chefsessel auf. Kurz zuvor hatte er noch seinen Rechenschaftsbericht für das Jahr 1984 dik-tiert: »Es ist die Aufgabe des BGA, Risiken für die Gesundheit auszuschalten oder zu mindern«, schrieb Überla zu seinem Ab-schied. »Das Amt ist dieser Pflicht nachgekommen.«

In der aktualisierten bundesdeutschen AIDS-Statistik waren Tage nach Überlas Abschied 12 HIV-kranke Bluter registriert; außerdem wurde erstmals eine Patientin »nach Bluttransfusion« aufgeführt.

11. Mai 1985, Hämophilie-Zentrum Bonn

Das »Bonner Treffen '85« fand in »geselligem Rahmen« bei Kaffee und Kuchen statt. Eingeladen waren nicht nur die Patienten des Hämophilie-Zentrums, sondern auch deren Hausärzte. Naturge-mäß fand das Thema AIDS größte Beachtung. Ein Virologe der Universität Tübingen referierte über das HIV-Virus, als sei es ein

Trojanisches Pferd: »Anstelle der Griechen lassen sich die AIDS-Erreger, durch den Pferderumpf geschützt, in das Troja des menschlichen Körpers einschmuggeln«, hieß es hinterher über den Vortrag in der DHG-Mitgliederzeitschrift *Hämophilie-Blätter*.

Zum Abschluß trat ein Zauberer auf, »der zur Freude der älteren und jüngeren Anwesenden unglaubliche Kabinettstückchen vollbrachte. Ihm gelang es, alle, wenn auch nur für eine Stunde, die Hämophilie vergessen zu lassen.« *(Hämophilie-Blätter)*

Juni 1985, Bad Camberg/Taunus

Hans Janz war auf den Anruf innerlich vorbereitet, doch als sich dann sein Hausarzt am anderen Ende der Leitung mit zaghafter und unsicherer Stimme meldete und ihn fragte, ob er das Ergebnis wirklich wissen wolle, brach für ihn eine Welt zusammen. »Der wagte nicht einmal, das Wort HIV in den Mund zu nehmen«, schilderte er das Telefonat später seiner Frau.

Seit der Andeutung des Oberarztes in der Möllner Kurklinik Mitte März, es stimme etwas nicht mit seinem Immunsystem und er solle besser Kondome benutzen, hatte Janz ständig zwischen Angst und Hoffnung gelebt: War es AIDS, oder hatte er in dem Gespräch nur etwas falsch verstanden? Wäre er nicht längst von Professor Schimpf in Heidelberg, ja schon von Egli und Brackmann in Bonn darauf hingewiesen worden?

Aber jetzt gab es traurige Gewißheit: Der »Elisa«-Test war positiv gewesen – sein Blut wies unzweifelhaft Antikörper gegen das tödliche Virus auf. In Heidelberg und in Bonn hatte man ihm die Wahrheit verheimlicht. Und wenn er seine Frau angesteckt hätte? Zum Glück hatte der Bluttest bei ihr und seiner zweijährigen Tochter einen negativen Befund gezeigt.

11. Juni 1985, Universitätsklinik Hamburg

Seit Anfang des Jahres schon wurde in der Blutbank des Hamburger Universitätsklinikums Eppendorf jede Spende mit einem selbst hergestellten »Elisa«-Test überprüft, obwohl ihn das BGA erst zum 1. Oktober vorgeschrieben hatte.

Am 11. Juni lag das Ergebnis einer Nachprüfung für einen Mann vor, der in Eppendorf regelmäßig spendete – allein 1984 dreimal: Er war HIV-positiv. Damit bestätigte sich ein bereits im April erhobener Befund.

Umgehend ließ die Blutbank heraussuchen, wem das Blut des AIDS-infizierten Spenders in den letzten Jahren übertragen worden war. Vier noch lebende Patienten wurden ermittelt, darunter Ilona Schultens*, der am 14. Februar 1984 eine vier Tage zuvor von dem Spender gewonnene Konserve transfundiert worden war. Alle, so sollte sich später erweisen, waren infiziert worden. Doch davon erfuhren die Empfänger des verseuchten Blutes zunächst nichts – ein Ausschuß der Hamburger Gesundheitsbehörde lehnte eine Rückverfolgung und die Aufklärung der Betroffenen ab.

Juni 1985, Bundesgesundheitsamt, Berlin

Die Zahl der AIDS-kranken Bluter hatte sich innerhalb von sechs Monaten verdoppelt. Das Bundesgesundheitsamt und sein neuer Präsident, Professor Dieter Großklaus, standen unter Zugzwang. Und wie immer, wenn die Gesundheitsbehörde keinen Mut zu unbequemen Maßnahmen aufbrachte, wurde ein Experten-Gremium ins Leben gerufen – und damit die Verantwortung zunächst einmal abgeschoben. Die zwölfköpfige Ad-hoc-Kommission unter Leitung von Professor Wilhelm Weise, dem Direktor des Robert-Koch-Instituts, und unter Mitarbeit – neben anderen – der Behandler Egli, Schimpf und Landbeck sowie von zwei Vertretern der Herstellerfirmen Behring und Biotest, hatte die Aufgabe, neue Empfehlungen für die Anwendung von Gerinnungsprodukten auszuarbeiten.

Doch die Experten hielten keine neuen Empfehlungen für notwendig: »Das Risiko, daß mit der Verwendung von Blutgerinnungspräparaten der AIDS-Erreger übertragen wird, erscheint nach derzeitigem Wissen möglich, ist nach den vorliegenden Daten jedoch sehr gering und sollte zum jetzigen Zeitpunkt keinen Anlaß zur Änderung der eingeschlagenen Therapie geben.« Konkret: Nach wie vor sei »je nach Schwere des klinischen Zustandes eine

---

* Der Name wurde geändert, der Fall ist aber authentisch.

sehr hohe Substitution erforderlich«. Wieder hatte es niemand gewagt, die Bonner Hochdosierung zu revidieren oder angesichts der drohenden Epidemie auch nur in Zweifel zu ziehen.

Im Robert-Koch-Institut konnten die Mitarbeiter der AIDS-Arbeitsgruppe über soviel Ignoranz nur verzweifelt den Kopf schütteln. Inzwischen war hierzulande ein Großteil der Bluter infiziert; nach den amerikanischen Erfahrungen konnte dies im schlimmsten Fall Hunderte von HIV-Erkrankungen und Todesfällen bedeuten. Aber die Behandler hielten, fern jeder AIDS-Vorsorge für ihre Patienten, die Datenlage für unzureichend. Und was noch schlimmer war: Im Berliner Bundesgesundheitsamt spielte man dieses Spiel mit.

Als Jahre später schon mehr als 150 Bluter in der Bundesrepublik an AIDS verstorben waren, rechtfertigten sich die Beteiligten mit der Allerweltsweisheit, man sei hinterher immer klüger als vorher.

Ende August 1985, Hämophilie-Zentrum Bonn

Zum wiederholten Male hatte sich die Gutachterkommission für ärztliche Behandlungsfehler »in der Sache Janz« an das Bonner Hämophilie-Zentrum gewandt, und dieses eine Mal antwortete Hans Egli selbst. Er ließ den Kommissions-Geschäftsführer, einen Kollegen, unmißverständlich wissen, »daß ich der in Ihrem Schreiben geäußerten Vermutung auf mögliches Vorliegen eines Behandlungsfehlers keineswegs folgen kann«. Mit anderen Worten: In der Kommission gab es offensichtlich durchaus Überlegungen, ob es im Falle Janz tatsächlich medizinisch angezeigt gewesen war, das ohnehin nur in Minimalmengen benötigte hepatitissichere Behring-Präparat durch ein unsicheres Produkt auszutauschen. Egli wehrte sich energisch gegen diese Interpretation: Würde man dieser Auffassung folgen, »so müßte davon ausgegangen werden, daß z. Zt. zahlreiche Fälle von Behandlungsfehlern bei Hämophilen vorliegen, da hepatitissichere Präparate auch heute noch keineswegs in dem zu fordernden Ausmaß zur Verfügung stehen«. Das bezog sich auf die Gerinnungsfaktoren der US-Firmen Cutter, Hyland-Travenol und Armour – sie waren trockenerhitzt und hatten mehrere Hepatitisfälle ausgelöst; lediglich die naßerhitzten

Präparate der Hersteller Behring, Immuno und Alpha Therapeutics galten als virussicher.

Allerdings hatte der Direktor des weltweit größten Bluter-Behandlungszentrums auch jahrelang nicht genug getan, um die medizinisch zu fordernde Sicherheit gegen Hepatitis bei den Pharma-Firmen durchzusetzen. So teilte Behring seinerzeit Hans Janz auf Anfrage mit, man habe »Faktor-8 nach dem Bedarf der Hämophilie-Zentren hergestellt«. Zwar hätte sicherlich nicht der gesamte Bedarf mit dem HS-Produkt gedeckt werden können, wohl aber mehr als die tatsächlich produzierten knapp fünf Prozent.

Doch Egli hatte statt dessen im Rahmen seiner Hochdosierungstherapie blutgruppenspezifische Präparate geordert, die zum Teil nicht hitzebehandelt waren. Zwar war das Bonner Institut immer wieder von den Krankenkassen unter Druck gesetzt worden, kostengünstig einzukaufen – die amerikanischen virusinaktivierten Gerinnungsfaktoren waren indes gar nicht viel teurer als die Hepatitis übertragenden blutgruppenspezifischen Produkte.

Die Überprüfung der Bonner Bluter auf HIV-Antikörper zeigte Ende August bei mehr als zwei Dritteln positive Ergebnisse. Das war ein höherer Anteil als unter den Hämophilen anderer Behandlungszentren – ein Tribut an die Hochdosierung und ein Zeugnis eklatanten ärztlichen Versagens.

Herbst 1985, Cutter Biologicals, Berkeley

Entgegen einer der Arzneimittelbehörde FDA vor mehr als einem Jahr gegebenen Zusicherung, Cutter wolle schnellstmöglich ein naßerhitztes Produkt auf den Markt bringen, war seitdem nichts Entscheidendes geschehen. Zwar hatte sich das HIV-Virus zum Glück als sehr hitzeempfindlich erwiesen, die in abgefülltem Zustand trockenerhitzten Präparate waren sicherer als die nicht-erhitzten, garantierten jedoch weder Hepatitis- noch AIDS-Sicherheit, wie sich später erweisen sollte.

Mit der Einführung des Abbott-Tests im Frühjahr 1985 waren die heftigen Diskussionen hinter den amerikanischen Kulissen weitgehend verstummt. Zwar kletterten die Zahlen HIV-erkrankter Hämophiler und Empfänger von Blutkonserven unvermindert weiter, doch die Angst der Betroffenen vor Publizität, ihre Sorge,

Hans Egli und Hans-Hermann Brackmann zum Vorwurf, sie hätten Patienten Ergebnisse des HIV-Tests vorenthalten und damit in Kauf genommen, daß diese ihre Sexualpartner ansteckten.

Koch: Ihnen wurde vorgeworfen, Sie hätten Anfang 1984, als der Antikör-per-Test kam, einigen Hämophilen nicht schnell genug mitgeteilt, daß sie HIV-positiv waren. Mit dem Risiko, daß sie zum Teil auch ihre Ehepartner, ihre Frauen infiziert haben.

Brackmann: Also, dazu muß man sagen: Es gab bei den Patienten zum Teil unterschiedliche Ergebnisse. Der eine Test war positiv, der andere negativ. So daß wir im internen Gespräch gesagt haben: Was machen wir mit dieser Information? Was sage ich dem Patienten? Soll ich ihn wahnsinnig beunruhigen?

Meichsner: Da waren Sie aber mit etwas konfrontiert, was Sie selber verursacht hatten! Die Patienten wußten ja nicht, in welcher Gefahr sie schwebten, weil Sie sie schon 1982/83 nicht hatten »erschrecken« wollen!

Egli: Nein, nein!

Brackmann: Nein, nein! Also eins muß man noch mal sagen: Wir hatten zum Frühjahr 1984 ja unsere ganzen Patienten auf virusinaktivierte Produkte umgesetzt. Und darauf aufbauend habe ich natürlich sagen können: So, meine Patienten sind zunächst mal geschützt. Sie können jetzt nicht mehr neu infiziert werden. So, jetzt kriege ich unterschiedliche Testergebnisse. Was sag' ich dem Patienten? Der kann sich Riesensorgen machen, ist am Schluß vielleicht negativ gewesen, hat sich aber fürchterlich Sorgen gemacht. Und in Diskussionen sagten eben Patienten wirklich auch: »Na, dann fahr ich am besten gleich vor'n Baum. Was hab' ich denn sonst von der Information?«

Egli: Also, die Sache mit dem Baumfahren, die kam schon mehrmals. Das ist konkret so geäußert worden, nicht, wenn ich das richtig sehe?

Brackmann: Ganz klar, x-mal geäußert worden!

Egli: Nicht, daß Sie denken, die gehen hier etwas salopp mit der Nomenklatur um.

Meichsner: Also, wenn Sie sich ernsthaft mit dem Argument verteidigen: Sie wollten nicht, daß Ihre Patienten sich Sorgen machen – merken Sie eigentlich noch, was Sie damit sagen? Es ging für sie und ihre Sexualpartner doch um Leben und Tod!

Brackmann: Ja, gut. Das war nicht immer von der Hand zu weisen. Wenngleich man heute weiß, daß das ja verschwindend gering ist, nicht? Das wissen Sie.

Koch: Häufig genug!

Egli: Also, zu meiner Zeit waren's etwa zehn Prozent.

Brackmann: Genau. Es ist auch nicht mehr geworden!

Meichsner: Das ist jeder zehnte Fall! Sie machen sich hier als Arzt unglaubwürdig!

Egli: Selbst wenn es so wäre, wie Sie's darstellen – so ist es aber aus meiner Sicht nicht. Du mußt mich korrigieren, aber die Sache war doch die, daß wir keine Sicherheit hinsichtlich der Aussage hatten. Der Test als solcher war unsicher, er lieferte keine sicheren Ergebnisse. Zweitens: Die

Ergebnisse, die er lieferte, waren nicht interpretierbar. Wir wußten nicht – sind die Antikörper von der Herstellung mit eingeschleppt? Oder was bedeutet Seropositivität? Solange wir diese Fragen nicht sicher beantworten konnten, mußten wir mit der Weitergabe der Ergebnisse sehr vorsichtig umgehen. Nehmen wir mal an, das Ganze wäre ausgegangen wie das »Hornberger Schießen«. Die Antikörper hätten sich in Nebel aufgelöst und wir hätten soundso viele Patienten ans Exitum gebracht, weil sie die weitere Therapie verweigert hätten. Was dann?

Meichsner: Wir redeten doch darüber, ob es zu Ihrer Verantwortung gehört hätte, den Patienten die Testergebnisse mitzuteilen. Man sollte annehmen, als verantwortungsbewußte Ärzte hätten Sie nicht mehr schlafen können.

Brackmann: Ja, aber – und das haben wir früher genauso gesehen – es ging darum, wenigstens eins sicherzustellen: Daß die Patienten wissen, bei aller Unsicherheit in ihrem Einzelfall, daß man, sofern wir nichts wissen, Kondome verwenden sollte, sofern man einen Geschlechtspartner hat, um da sicherzugehen, daß ich den nicht infiziere.

Meichsner: Diese Gespräche kann es noch nicht einmal Anfang 1984 gegeben haben. Von den Patienten hört man, daß sie selber anfingen, Zeitung zu lesen und ihnen allmählich klar wurde: »Mensch, das sind wir doch.« Und daß sie zu Ihnen gelaufen sind und gesagt haben: »Das möchte ich aber jetzt mal wissen, ob das stimmt, was da steht.« Weil von Ihnen eben gar keine Initiativen ergriffen wurden.

Brackmann: Diese Gespräche haben vorher stattgefunden. Weil wir Anfang 1984 angefangen haben, das Blut zu untersuchen, auf AIDS, wenn Sie so wollen. Und es wurde dann auch gesagt, wir machen so Untersuchungen, von denen wir aber noch nichts Konkretes werden sicherlich sagen können, weil das erst mal Voruntersuchungen sind, wo wir sichten müssen. Und da gab's natürlich schon die Diskussion. Das war ja auch in der Presse inzwischen bekannt: Man kann sich schützen durch Kondome und so weiter. Und das hat man den Patienten auch schon Anfang 1984 im Zusammenhang mit ihren Blutabnahmen erklärt, warum.

Koch: Stimmt es, daß Sie sogar einem Patienten gesagt haben, er könne ruhig noch ein Kind kriegen, obwohl er im Test HIV-positiv war?

Brackmann: Also, ganz klar habe ich anläßlich dieser ganzen HIV-Problematik immer gesagt: Hier kann man nur zuwarten. Noch können wir ja gar nichts Genaues sagen. Und immer davor gewarnt, den Kinderwunsch zu erfüllen. Ganz klar.

Koch: Er ist aber in einem Fall erfüllt worden. Während der Zeit.

Brackmann: Ja, ja, das hat ein Patient gemacht. Ja.

Koch: Und da meinen Sie, das war sein eigenes Risiko?

Brackmann: Ja, also da kann ich von meiner Seite – glücklicherweise habe ich auch Zeugen dafür – ganz klar sagen: Der Patient ist anläßlich eines operativen Eingriffs hier von uns darüber informiert worden, daß er positiv ist.

Koch: Das Kind ist infiziert?

Brackmann: Ist nicht infiziert, nein.

Koch: Aber die Frau ist infiziert?

Brackmann: Die Frau ist infiziert, ja.

nicht nur unheilbar krank, sondern auch noch mit dem Stigma »schwul« gezeichnet zu sein, ließ sie stumm bleiben, in die Anonymität fliehen, verhinderte einen Aufschrei über die Arzneimittel-Katastrophe. Und so begannen alle Beteiligten in den USA – Hersteller, Rotes Kreuz, Blutbanken, Behörden, Behandler und nicht zuletzt einige Funktionäre der National Hemophilia Foundation – im Herbst 1985 systematisch damit, den Mantel des Schweigens über das Desaster zu breiten. Allen lag daran, daß ihre Rolle, ihr Versagen, ihre Mitschuld im Dunkeln blieb.

Oktober 1985, DRK-Blutspendedienst Hagen

Während Anfang Oktober in der AIDS-Statistik des Bundesgesundheitsamtes der zweite Krankheitsfall infolge einer Transfusion auftauchte, also offensichtlich auch für das bundesdeutsche Blutspendewesen durchaus Gefahren bestanden, begann das Rote Kreuz damit, die Katastrophe zum Gegenstand eines Glaubenskrieges zu machen. Bereits im Juni hatte sich Waldemar Schneider an seine Kunden gewandt, um ihnen die Gründe für eine Preiserhöhung zu erläutern: »Die im April 1985 verkündete... Richtlinie des Bundesgesundheitsamtes« zum Nachweis von HIV-Antikörpern sowie andere Vorschriften werden »unseren Haushalt... voraussichtlich um sechs Millionen Mark im Jahr belasten.« Die BGA-Maßnahme sei dabei eine reine Vorsorge »für den Eventualfall«, denn trotz Transfusion von »mindestens 15 Millionen im Inland gespendeter Blutkonserven (seit 1979)... konnte bei keinem Empfänger bisher eine AIDS-Erkrankung verzeichnet werden«. Da war Schneider falsch informiert, denn einerseits hatte das BGA schon im April einen Transfusionsfall in der AIDS-Statistik vermeldet, andererseits war dem DRK im Mai ein anderer HIV-positiver Empfänger einer Blutkonserve bekannt geworden.

Professor Schneider reagierte also ähnlich wie die Bluterbehandler: Es konnte nicht sein, was nicht sein durfte. Mehr noch: Den DRK-Funktionären bot das Unheil, das über die Hämophilen hereingebrochen war, einen willkommenen Anlaß, in gewohnter Manier gegen die Honorierung der Blutspender zu Felde zu ziehen. Sie verböte sich, weil ansonsten bei uns – ähnlich wie in den USA – Risiko- und Randgruppen angezogen würden, die allein finanzielle und nicht karitative Motive trieben. »Es gibt gewichtige Indizien für die Annahme«, verbreiteten die DRK-Blutspendedienste Hagen, Münster und Breitscheid im Oktober in einer »wichtigen Arzneimittel-Information«, »daß Gerinnungsfraktionen aus dem Plasma nicht kommerziell motivierter deutscher Blutspender ... nicht mit einem erkennbaren Infektionsrisiko für den Empfänger belastet sind.« Mit anderen Worten: DRK-Blutspender haben kein AIDS. »Für die Blutspendedienste des Deutschen Roten Kreuzes, die ausschließlich in der Bundesrepublik Deutschland gewonnenes Plasma verarbeiten«, sei die Einführung »möglicherweise riskanter Virus-Dekontaminierungsverfahren« daher anders zu beurteilen »als für die Anbieter von Gerinnungsfraktionen aus kommerziellem Plasma.«

Die Strategie war leicht zu durchschauen: Da auch die bundesdeutschen Blutbanken ihren Spendern eine Aufwandsentschädigung zahlten, ging es darum, den Monopolanspruch des Roten Kreuzes zu untermauern.

Gewiß: Die AIDS-Quote bei den DRK-Blutspenden war vermutlich sehr niedrig. Gewiß war aber auch: Wegen der Verwendung Hunderter oder sogar Tausender von Plasmaspenden in einem Pool konnte ein positiver HIV-Fall eine ganze Charge kontaminieren. Es mußten also an die DRK-Gerinnungskonzentrate dieselben Sterilisierungs-Ansprüche gestellt werden wie an alle gepoolten Plasma-Produkte.

Die Stellungnahme des DRK war nach Meinung des Münchner Virologen und AIDS-Experten Professor Friedrich Deinhardt ein verkappter Versuch, dieses Prinzip mit missionarischem Eifer in Zweifel zu ziehen. Es handele sich bei dem DRK-Papier »um eine wissenschaftlich unkritische und teilweise falsche Stellungnahme«, schrieb er an den DRK-Präsidenten, Botho Prinz zu Sayn-Wittgenstein, »die nur zu einer weiteren Verunsicherung beiträgt«. Er wünsche sich, »daß in der Zukunft derartige Verlautbarungen unter dem Namen des DRK zuvor auf wissenschaftliche Korrektheit überprüft« würden.

Zwar hatte der Blutspendedienst Hagen des Roten Kreuzes für seinen Faktor-8 und Faktor-9 Anfang April 1985 ebenfalls eine Trockenerhitzung eingeführt. Es gab allerdings keine experimentellen Befunde, die eine Virussicherheit der DRK-Produkte bestätigt hätten. Die Münsteraner Firma Serapharm, die im Auftrag des

Roten Kreuzes in Hagen dessen Gerinnungsprodukte in den Kliniken vertreiben sollte, hatte sich deshalb schon im Juli 1985 bei Professor Waldemar Schneider beschwert, der Verkauf gestalte sich »aufgrund der Konkurrenzargumentation, . . . daß nur in Lösung erhitzte Präparate hepatitissicher sind, . . . schwierig«.

Schneider antwortete, es handele sich bei der Kritik an seinen Präparaten um »freie Spekulation« und »kurzsichtige Science-fiction-Ideologie«. Da man alsbald eine »vom New York Blood Center entwickelte Methode zur generellen Virusinaktivierung« einführen werde, lohne sich »eine aufwendige Prüfung. . . auf Kosten der Verbraucher. . . schon allein deshalb nicht mehr«. Zudem würden »derartig wissenschaftlich umstrittene Maßnahmen« wie die »Anfertigung von ›Gutachten‹ über unsere Produkte . . . nur die Solidargemeinschaft der Versicherungsnehmer mit unnötigen Kosten belasten«.

Was Schneider ignorierte: Im Laufe des Jahres 1985 waren in England und in Kanada AIDS-Infektionen mit trockenerhitzten, also nach der gleichen Methode wie in Hagen sterilisierten Gerinnungskonzentraten aufgetreten.

Dezember 1985, Hämophilie-Zentrum Bonn

Das Schreiben war im Ton höchsten Bedauerns gehalten: Durch die seit Oktober 1985 vom Bundesgesundheitsamt vorgeschriebene Bestimmung von Leberwerten des Plasmaspenders (Transaminasen) sei »leider eine Trennung des Marktes in den USA von dem bundesdeutschen Markt erreicht«, weil dieser Test dortzulande »noch nicht routinemäßig vorgenommen« werde. »Sobald sich an dieser Situation etwas ändert«, so versicherte der Absender, die Firma Medil GmbH in Erkrath bei Düsseldorf, dem Bonner Hämophilie-Zentrum, »werden wir uns erlauben, mit neuen Angeboten an Sie heranzutreten.«

Die Medil GmbH war eine Briefkastenfirma: Das Geschäftspapier wies nicht einmal eine Telefonnummer auf, hinter der Adresse in Erkrath bei Düsseldorf verbarg sich das Büro eines Steuerberaters, und der nominelle Geschäftsführer, ein Belgier, ließ seine Briefe von einer Schreibkraft mit dem Zusatz »nach Diktat verreist« oder »telefonisch diktiert« unterzeichnen. Es war das gleiche

Strickmuster wie schon im Falle Pro Plasma, jener Briefkasten-firma, die den Egli-Mitarbeiter und Oberassistenten am Bonner Hämophilie-Zentrum, Dr. Otto Murke, zwischen 1979 und 1981 mit Millionenbeträgen bestochen hatte. Pro Plasma wie Medil be-schafften sich die Gerinnungspräparate direkt in den USA zu den dort niedrigeren Preisen und verkauften sie dann mit erheblichen Gewinnspannen, knapp unter den offiziellen deutschen Preisen, in Bonn.

Hinter Medil stand tatsächlich einer der ehemaligen Hinter-männer von Pro Plasma: Wolfgang Marguerre, ein schlitzohriger Tausendsassa im internationalen Blut-Busineß. Er blieb auch nach der Pro-Plasma-Affäre in Bonn gut im Geschäft, lieferte über Me-dil zwischen 1983 und 1985 vorwiegend Produkte der kaliforni-schen Firma Alpha Therapeutics.

Allerdings sollten diese Lieferungen den Bonnern hinterher er-hebliches Kopfzerbrechen bereiten. Egli und Brackmann mochten sich später jedenfalls gar nicht mehr gern an den Namen Medil erinnern. Als Tochter eines gleichnamigen luxemburgischen Un-ternehmens – offizielle Eigentümer: zwei amerikanische Ge-schäftsleute – war Medil offenbar nicht gegen Medikamentenschä-den versichert.

Nach dem Arzneimittelgesetz ist haftbar, wer Präparate in der Bundesrepublik vertreibt – das sind in der Regel die Hersteller selbst, bei Parallel-Importen hingegen gelten die Parallel-Impor-teure als Hersteller.

Als sich herausstellte, daß sich Bluter in Bonn wahrscheinlich auch durch Alpha-Faktor-8 mit AIDS infiziert hatten, der von Me-dil eingeführt worden war, und es um die Frage der Entschädigung ging, wurde das Problem der Haftpflichtversicherung plötzlich akut. Es sollte dabei der Verdacht auftauchen, daß im Computer des Hämophilie-Zentrums eine kleine, aber entscheidende Korrek-tur vorgenommen worden war: Bei einem Patienten wies das »In-formations-System« für 1983 59 000 Einheiten unter dem Namen des (nicht versicherten) Lieferanten Medil auf, in einem anderen Ausdruck waren diese Einheiten statt dessen unter dem Namen des (versicherten) Herstellers Alpha Therapeutics verbucht.

Professor Egli, der sich immer als ein vehementer Gegner von Parallel-Importen dargestellt hatte, weil sie angeblich von minde-rer Qualität waren, warf später den Krankenkassen vor, er sei von ihnen zum Kauf amerikanischer Billigware wie der von Medil gleichsam genötigt worden.

Auch nach der Medil-Episode nutzte Marguerre seine exzellenten Kontakte nach Bonn. Ende des Jahres 1985 stellte sein Partner Robert Taub den Behandlern Egli und Brackmann ein neues Gerinnungspräparat vor, von dem er eine Revolution bei der Behandlung von Blutern versprach.

Dezember 1985, Bundesgesundheitsamt, Berlin

Es wurde nur gemunkelt, aber den Gerüchten lagen zuverlässige Informationen zugrunde: Zwar hatten alle größeren Bluter-Behandlungszentren in der Bundesrepublik seit Anfang des Jahres ihre Patienten auf trocken- oder naßerhitzte Gerinnungspräparate umgestellt. Da das Bundesgesundheitsamt aber vor der mächtigen Pharma-Lobby gekuscht und auf die Virus-Sterilisation in den neuen Vorschriften verzichtet hatte, blieben in vielen kleineren Kliniken die unbehandelten alten Präparate erst einmal bis zum Verfalldatum im Kühlschrank liegen. Die Hersteller sahen keine Notwendigkeit für eine generelle Umtauschaktion. Schlimmer noch: Das Gros der Ware, die Krankenhäuser und niedergelassene Ärzte vor dem 1. Oktober eingekauft hatten, stammte auch aus ungetestetem Plasma.

Mehr als ein Jahr später sollte eine Umfrage der Ärztin Dr. Heike Wilms-Kegel, Bundestagsabgeordnete der Grünen, ergeben, daß in 32 von 84 rheinland-pfälzischen Krankenhäusern bis weit ins Jahr 1986 ungetestete Produkte eingesetzt worden waren. In anderen Kliniken dürfte das nicht anders gewesen sein.

Als sich das Bundesgesundheitsamt später sagen lassen mußte, es habe mit der laschen und zögerlichen Pharma-Politik einer Ausbreitung der Seuche Vorschub geleistet, wies die Behörde das mit der Begründung zurück, daß »sonst die Deckung des Bedarfs der Patienten gefährdet« gewesen wäre, schließlich sei »eine ausreichende Versorgung mit den Arzneimitteln für die Hämophilie-Patienten lebensnotwendig«. Außerdem habe das BGA für regelrechte Rückrufe nach dem Arzneimittelgesetz gar keine Zuständigkeit, das falle in die Kompetenz der Landesbehörden, die dazu aber »keinen Anlaß gesehen« hätten.

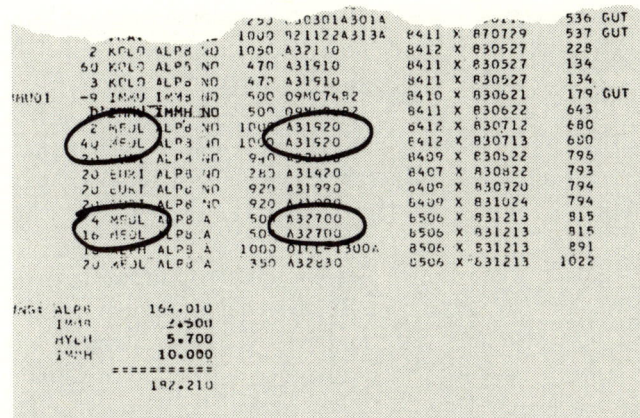

```
                     259  G0301A301A                    536 GUT
                    1000  9211224313A   8411  X 870729   537 GUT
       2 KPLD ALPB NO  1050  A32110      8412  X 830527   228
      60 KPLD ALP5 NO   470  A31910      8411  X 830527   134
       3 KPLD ALPO NO   470  A31910      8411  X 830527   134
IMU01  -9 IMMU IMMH NO   500  09MG7492    8410  X 830621   179 GUT
       DLIMMU IMMH NO   500  09MG7492    8411  X 830622   643
       2 MEDL ALPB NO  1000  A31920      6412  X 830712   680
      40 MEDL ALP3 NO  1000  A31920      8412  X 830713   680
       MEDL ALP4 NO   940  A31620      8409  X 830622   796
      20 EUKI ALPB NO   283  A31420      8407  X 830822   793
      20 EUKI ALPG NO   920  A31990      6409  X 830720   794
      20 MEDL ALPB NO   920  A11990      6409  X 831024   794
       4 MEDL ALPB A    50  A32700      6506  X 831213   815
      16 MEDL ALPB A    50  A32700      6506  X 831213   815
       MEDL ALPB A  1000  01CL-1300A  8506  X 831213   891
      20 MEDL ALP8 A   350  A32830      C506  X 831213  1022
```

```
INS: ALPB      164.010
     IMMU        2.500
     HYLU        5.700
     IMMH       10.000
              ===========
               192.210
```

e inaktiviertz Konzentrat

INSTITUT FÜR EXP. HÄMATOLOGIE
UND BLUTTRANSFUSIONSWESEN
DER UNIVERSITÄT BONN
DIREKTOR PROF. DR. HEL. H. EGLI
Sigmund-Freud-Str.
5300 Bonn-Venusberg

```
1983  ALPHA    A31420        5.600
1983  ALPHA    A31910       29.610
1983  ALPHA    A31920       42.000
1983  ALPHA    A31620       36.800
1983  ALPHA    A32040       18.800
1983  ALPHA    A32100        4.200
1983  ALPHA    A32700       10.000
1983  ALPHA    A32830        7.000
1983  ALPHA    01CL-1300A   10.000
1983  HYLAND   820510A001B   3.200
1983  HYLAND   821122A313A   1.600
1983  HYLAND   8303014301A   1.500
1983  IMMUNO   09MHG7P82    10.000
1983  IMMUNO   09M07482      2.500  SUMME 1983:   182.210

1984  ALPHA    A-6-0040      1.600
1984  PHA      A100A901484   1.010
                            37.200
```

*Zwei Computerausdrucke über die einem Patienten verabreichten Medikamente,
einmal mit Angabe des Lieferanten Medil (oben), einmal ohne (unten)*

Den Produzenten war es recht. Sie saßen ohnehin noch auf großen Mengen nicht-hitzebehandelter und damit AIDS-gefährlicher Präparate, die sich in den Vereinigten Staaten und in Europa nicht mehr verkaufen ließen. Doch in Japan gab es einen enormen Bedarf – und bislang keine Beschränkungen. Deshalb lieferten die Firmen, wie bisher, ihre unsicheren Präparate nach Fernost: 1985 erreichten die Einfuhren in Japan den Höchststand seit zehn Jahren.

Durchgreifende Maßnahmen des Gesundheitsministeriums in Tokio waren, ähnlich wie in der Bundesrepublik, immer wieder hinausgeschoben worden – aufgrund massiver Bestechungen, wie hinterher bekannt wurde. Der japanischen Green Cross Corporation, Mutter des US-Unternehmens Alpha Therapeutics, sollte offenbar Zeit gegeben werden, ein eigenes HS-Produkt für den japanischen Markt zu entwickeln.

Doch auch die amerikanischen und deutschen Hersteller Cutter, Travenol und Behring profitierten offenbar von der Affäre: Die Firmen sollen ihre HIV-gefährlichen Restbestände mit ungeheuren Preisnachlässen in den japanischen Markt gedrückt haben. Es dürfte immer noch gewinnbringender gewesen sein, als sie zu vernichten. Das »AIDS-Dumping« trug den japanischen Blutern während des Jahres 1985 – so fand die Tageszeitung *Mainichi* später heraus – zahllose Infektionen mit der tödlichen Immunschwäche ein.

Während man Jahre später rückblickend davon sprach, 1985 sei die AIDS-Epidemie durch Blut und Blutprodukte gestoppt worden, so mußten nach genauer Analyse doch erhebliche Einschränkungen gemacht werden. Richtig ist: Der überwiegende Teil aller Hämophilen wurde seit Anfang 1985 endlich mit hitzebehandelten, seit Herbst 1985 auch mit AIDS-getesteten Präparaten versorgt. Richtig ist aber auch: Das BGA hatte es versäumt, die Epidemie unter Kontrolle zu bringen – und vor allem, zu einem früheren Zeitpunkt.

Drei Jahre waren seit der kontroversen, »schrecklichen« Konferenz im Januar 1983 in den CDC vergangen, drei Jahre, in denen die Ausbreitung der Seuche weltweit, vor allem aber in der Bundesrepublik zu verhindern gewesen wäre; drei Jahre, in denen sich weit mehr als die Hälfte der regelmäßig behandelten und der allergrößte Teil der schweren Bluter mit HIV angesteckt hatten. Ende

1985 waren 25 AIDS-kranke Bluter und vier Transfusionsopfer in der bundesdeutschen Statistik registriert – dreimal soviel wie ein Jahr zuvor. Wenn diese Entwicklung anhielte, wären in einigen Jahren Hunderte von Erkrankungen und Toten zu beklagen, würden womöglich alle Infizierten sterben.

Schuldzuweisungen

Frühjahr 1986, Bad Camberg/Taunus

Hans Janz hatte so etwas befürchtet. Schließlich wisse man doch, daß »eine Krähe der anderen kein Auge aushackt«. Ein Jahr nach dem Antrag, seinen Fall zu überprüfen, war der Vorsitzende der Gutachterkommission für ärztliche Behandlungsfehler Ende Januar 1986 zu dem Ergebnis gekommen, dem Egli-Institut sei kein Vorwurf zu machen. Die einmalige Therapie mit nicht-hitzebehandeltem Faktor-8 im Mai 1983 sei »richtig indiziert und korrekt« gewesen und habe »den gegebenen Möglichkeiten« entsprochen. Zwar müsse die Hepatitis »mit ihrem chronisch-aggressiven Verlauf sehr wahrscheinlich« ursächlich auf die damaligen Injektionen zurückgeführt werden, einen Behandlungsfehler könne er darin jedoch nicht erkennen, weil das Produkt Behring-HS »nicht erwiesenermaßen sicherer gewesen wäre«, eine Hepatitis-Non-A-Non-B zu verhindern. Zudem habe »das Institut auf unsere Anfrage hin nochmals ausdrücklich darauf hingewiesen, daß es im Hinblick auf die damals begrenzten Liefermengen von Faktor-8-HS-Behring gezwungen gewesen sei, auch nicht-hitzebehandelte Gerinnungskonzentrate einzusetzen«. Ohne Zweifel: Professor Egli hatte sich mit seiner Argumentation durchgesetzt.

Nach den Richtlinien konnte Janz aber eine Entscheidung der gesamten Kommission fordern – nicht nur des Vorsitzenden. Davon hatte er Mitte Februar Gebrauch gemacht. Seine Begründung: »Selbst wenn Behring-HS nicht verfügbar gewesen sein sollte, hätte Bonn auf das im Mai 1983 schon am Markt befindliche Produkt von Travenol ausweichen müssen.« Schon wegen AIDS. Schließlich hatte Professor Landbeck einen Monat vor den verheerenden Injektionen die Marschrichtung vorgegeben: Leichte Fälle sollten vorsorglich überhaupt nicht mit Gerinnungskonzentraten behandelt werden.

Auch Janz wollte »die ganze Sache mit HIV« ausklammern, weil er – wie die anderen infizierten Bluter – um den Schutz seiner Anonymität fürchtete und man ja wisse, »wie schnell die Leute tuscheln«. Dabei hätte er mit einer Anzeige wegen AIDS aufgrund der noch augenfälligeren Beweislage noch bessere Chancen gehabt. Zumindest war er jedoch als einer der wenigen Betroffenen überhaupt mutig genug, seine ehemaligen Behandler Egli und Brackmann wegen »der von ihnen verschuldeten Hepatitis« auf die Anklagebank zu bringen.

Hilfe beim Kampf gegen Bonn hatte sich Janz von der Deutschen Hämophilie-Gesellschaft (DHG) versprochen und deshalb im Februar um Unterstützung in seiner Angelegenheit gebeten. Der Antwortbrief des Vorstands, den er jetzt, Anfang April, in Händen hielt, stürzte ihn in tiefe Verzweiflung. Die DHG, eine Interessengemeinschaft der Bluter, lehnte es rundweg ab, ihm im Streit gegen das ärztliche Vorstandsmitglied, Professor Egli, zur Seite zu stehen. »Seitens des Vorstandes konnten sachliche Einwände weder gegen das Verfahren noch die Urteilsbegründung« der Kommission vorgebracht werden. Vielmehr möge Janz doch bedenken: »Solange Faktor-8-Konzentrate aus menschlichem Spenderblut gewonnen werden, wird vermutlich die Möglichkeit einer Infektionsübertragung niemals sicher auszuschließen sein.« Ein »Restrisiko« werde deshalb von allen Hämophilen »getragen werden müssen«. Das waren exakt Duktus und Sprache der Einheitsfront aus Behandlern, Herstellern und Behörden. Zwischen den Zeilen las Janz da: Juristisches Vorgehen gegen das Bonner Institut solle er doch, bitte schön, unterlassen und sich statt dessen in sein Schicksal fügen.

War denn, so fragte sich Janz nun, die Hämophilie-Gesellschaft schon völlig gleichgeschaltet?

19. März 1986, Bundeshaus, Bonn

Die Sitzung begann pünktlich um 9.00 Uhr: Im Fraktionssaal der CDU/CSU ließen sich am 19. März auf einer öffentlichen Anhörung 25 Bundestagsabgeordnete über »Maßnahmen gegen AIDS«

informieren. Unter den Experten: Professor Meinrad Koch, Leiter der AIDS-Arbeitsgruppe am Bundesgesundheitsamt, und Professor Hans Egli. Koch ließ über die internen Streitigkeiten in seiner Behörde, den erbitterten Kampf um frühzeitige und durchgreifende Maßnahmen, nicht einmal andeutungsweise etwas verlauten. Im Gegenteil: »Das Bundesgesundheitsamt hat 1984 angeordnet, daß nur noch erregerfreie Blutprodukte in den Handel kommen dürfen«, ließ er die Parlamentarier wissen. Das war eine totale Verdrehung der Tatsachen: Das BGA hatte im Dezember 1984 virusabtötende Prozeduren eben gerade nicht verlangt.

Als Hans Egli an der Reihe war, stellte er »mit Beruhigung, Genugtuung und Freude fest«, daß heute »im Hinblick auf AIDS Sicherheit gegeben« sei. Von einer Schuld sprach er nicht. Zwar müsse die Zahl der in der Vergangenheit infizierten Bluter als »überraschend hoch, . . . alarmierend hoch« eingestuft werden, das lasse sich »nicht negieren«. Dabei gebe es »eine deutliche Abhängigkeit von der Dosierung der Präparate, die die Patienten erhalten haben«. Egli sagte allerdings nicht, daß gerade in Bonn die mit Abstand höchsten Dosierungen üblich waren. Aber er nannte die Ergebnisse einer »Durchmusterung« von 446 Blutern seines Instituts: Bei der »schweren Verlaufsform« der Hämophilie seien 97 Prozent infiziert. Irgend jemand reduzierte die Zahl hinterher im Protokoll handschriftlich auf 74 Prozent.

März 1986, Universitätsklinik Hamburg-Eppendorf

Die Nachricht klang harmlos: Wegen einer ungeklärten Angelegenheit möge sie doch bitte baldmöglichst in seine Praxis kommen, informierte der Internist seine Patientin Ilona Schultens. Die Universitätsklinik Eppendorf hatte sich an den Hausarzt gewandt, nachdem von einem Ausschuß der Hamburger Gesundheitsbehörde endlich im Spätherbst 1985 entschieden worden war, eine Weiterverfolgung der infizierten Blutspenden bis zu den Betroffenen vorzunehmen.

Neun Monate nach dem ersten positiven HIV-Befund bei einem der Eppendorfer Blutspender im April 1985 ließ der Internist das Blut von Ilona Schultens Mitte März untersuchen. Das Ergebnis war schockierend: Wie die anderen Empfänger der verseuchten

Hans Egli und Hans-Hermann Brackmann zum Vorwurf, sie hätten warnende Stimmen wie die von Professor Johanna L'age-Stehr aus dem Bundesgesundheitsamt nicht ernst genommen und trügen daher eine erhebliche Mitschuld an der AIDS-Katastrophe.

Egli: Dieses therapeutische Prinzip der Selbstbehandlung setzt ja ganz entscheidend die Mitwirkung und das Vertrauen des Patienten voraus. Auch das Vertrauen in die Berater. Wir mußten natürlich interessiert sein, dieses Vertrauen durch alle ärztlichen Maßnahmen zu erhalten. Und nicht »leichtfertig« – darum liegt mir auch an dem Terminus – zu gefährden. Nur weil Frau L'age-Stehr im Bundesgesundheitsamt es als möglich ansah. Ich möchte mich jetzt im einzelnen nicht zu dieser Diskussion äußern.

Brackmann: Warum nicht?

Egli: Möcht' ich nicht! Das sind sehr persönliche Dinge. Mir hat das nicht gepaßt damals so in dieser Form da.

Koch: Obwohl sie im nachhinein recht hatte?

Brackmann: In dem einen Fall ja.

Egli: Ob sie aber wirklich die Sache promoviert hat im besten Sinne des Wortes, möchte ich nicht beurteilen. Ich möchte auch nicht der Frau L'age, deren Engagement etwas am Zeuge flicken. Aber, wie gesagt: Im nachhinein, im Lichte der Erkenntnisse – so heißt das ja heute immer so schön – wissen wir, was wir hätten tun sollen. Damals aber war das Virus ja noch nicht mal nachgewiesen. Und wir hatten noch nicht einmal eine Methode, Antikörper zu bestimmen. Da war soviel Unsicherheit drin, daß wir uns nicht in der Lage sahen: Moment, wir ziehen hier Konsequenzen, wir teilen das den Patienten mit oder stoppen hier diese Therapie. Die Alternative wäre die drohende Blutungsgefahr gewesen. Und das hat natürlich das Handeln beeinträchtigt oder, sagen wir, geleitet. Wenn Sie mich fragen: Würden Sie das heute wieder genauso machen, wie Sie's gemacht haben? Ich bin ziemlich sicher: ja!

Brackmann: Ohne das Wissen von heute, meinst du jetzt?

Egli: Ohne das! Das ist klar. Wir haben Schritt für Schritt überlegt: Was können wir verantworten.

Koch: Wenn Sie Mitte 1983 gesagt hätten, möglicherweise ist unser erster Fall auch einer gewesen. Hätte sich dann Ihres Erachtens in der Politik des Bundesgesundheitsamtes oder in der ganzen Einschätzung der Problematik irgendwas geändert, weil Sie ja Wortführer für diese Behandlung waren?

Brackmann: Das glaube ich nicht. Einfach, weil auch in unseren Diskussionskreisen ganz klar war: Das bleibt wahrscheinlich auf Einzelfälle beschränkt mit irgendeiner immunologischen Komponente. Mehr war auch nicht bekannt.

Koch: Daraus kann man schließen, Sie machen sich auch keine Vorwürfe, daß man ärztlicherseits doch hätte eher tätig werden müssen?

Egli: Nein. Also, ich meine, das Empfinden dieses tragischen Geschehens läßt sich schwer artikulieren. Aber das Gefühl, daß wir mit zu denen der ersten Stunde zu zählen sind, die aktiv geworden sind – zugegebenerweise, wie gesagt, eigentlich mehr gepusht durch die Hepatitis –, aber wie auch immer: Die Pharma-Industrie wäre wohl nicht so schnell in der Lage gewesen, noch offenkundig während der Gesamtsituation auf sichere Präparate umzustellen, wenn nicht diese Vorarbeit geleistet worden wäre.

Brackmann: Sie sprechen von Schuld. Natürlich, wenn Sie den ganzen Tag hier mit den Patienten zu tun haben, sie als kleine Knirpse haben groß werden sehen und so weiter, das nagt schon sehr und läßt einen immer wieder daran denken. *Einen* schweren Vorwurf würde ich mir machen. Werde ich nie vergessen, 1976, habe ich hier bei uns in einen Brutschrank Konzentrat reingestellt.

Egli: Bei was für einer Temperatur war das denn?

Brackmann: Das fing mit 37 Grad an!

Egli: Richtig gebrütet hast du?

Brackmann: Oh, richtig, und dann zeitlich alles genau und so weiter. Aber es kam vorne und hinten nicht hin.

Egli: Was heißt, nicht hin?

Brackmann: Es verbackte, verklumpte sehr schnell.

Egli: Was war denn der Sinn dieser Beschäftigung? Also, das hat er ohne Weisung gemacht!

Brackmann: Also, der Sinn war – kann man das erhitzen mit dem Effekt, eventuell den Virus damit...

Egli: Ach so.

Brackmann: ... abzutöten, ohne daß dem Produkt was passiert. Und das ist also völlig danebengegangen. Ich hätte nur einen Schritt weiter gehen müssen: Das trocken reinzustellen, nämlich im Lyophylisat, wie das ja dann später gemacht wurde. Da habe ich nicht dran gedacht.

Koch: Wann war das?

Brackmann: 1976!

Meichsner: Hätten Sie sich getraut, das anzuwenden?

Brackmann: Nein, nein. Wenn ich das erst mal gehabt hätte, daß es stabil bleibt, dann wäre ich natürlich zu Professor Egli gegangen und hätte gesagt: Also, ich hab' da was, vielleicht kann man da was draus machen.

Konserven wies auch sie HIV-Antikörper auf. Und auch das Blut ihres 60jährigen Mannes zeigte eine positive Reaktion. Da er wegen der langanhaltenden Folgen der Operation seiner Ehefrau vor dem Herbst 1985 geschlechtlich nicht mit ihr verkehrt hatte, wäre eine Infektion zu vermeiden gewesen, wenn die Universitätsklinik ihrer Aufklärungspflicht beizeiten nachgekommen wäre. Auch das Oberlandesgericht ging später, als der Ehemann Schadensersatzansprüche geltend machte, davon aus, daß die Infektion, die sich der Kläger »bei seiner Ehefrau zugezogen« hatte, vermeidbar gewesen wäre.

In Eppendorf waren zu jener Zeit die meisten Spender getestet worden. Dabei hatte sich herausgestellt, daß während der letzten Jahre zehn HIV-positive Männer mehr oder weniger regelmäßig zur Ader gelassen worden waren – neun hatten zwischenzeitlich eingeräumt, homosexuell zu sein, einer gab an, mit einer Prostituierten geschlafen zu haben.

10. Mai 1986, Frankfurt am Main

Wenn es der Versuch war, ein Stück Vergangenheitsbewältigung aus der Sicht der Bluterärzte zu betreiben, dann ging er gründlich daneben. Das Einführungsreferat von Professor Günter Landbeck, Bluterbehandler an der Hamburger Universitäts-Kinderklinik, anläßlich des 3. Rundtischgespräches über Hämophilie in Frankfurt, enthielt vielmehr – freiwillig oder unfreiwillig – gewichtige Argumente für das fatale Versagen der Mediziner im Kampf gegen die wahrscheinlich größte Arzneimittel-Katastrophe aller Zeiten.

Im Herbst 1983, so Landbeck rückblickend, hätten »aus zwölf Behandlungszentren der Bundesrepublik« Berichte über Störungen des Immunsystems bei Hämophilen vorgelegen. »Die Ähnlichkeit der Befunde mit dem schweren Immundefekt des manifesten AIDS (in den USA) mußte den beunruhigenden Verdacht erwecken, ... daß alsbald auch Hämophile anderer Länder betroffen sein würden, zumal über 80 Prozent des für die Produktion von Hochkonzentraten benötigten Plasmas ... in den USA gewonnen« wurden.

Einerseits hatte Landbeck sich schon im April 1983 ähnlich geäußert – gegenüber den Mitgliedern des Bluter-Verbandes DHG; andererseits hatte auch er auf der Anhörung des Bundesgesundheitsamtes im November 1983, als es darum gegangen war, mit schnellen Entschlüssen die sich abzeichnende Epidemie einzudämmen, geschwiegen, hatte weder die Erkenntnisse noch seine Sorge darüber zum Ausdruck gebracht.

Landbecks Entschuldigung im Mai 1986: Es habe seinerzeit »nicht minder gute Argumente für die Annahme gegeben«, die ermittelten Störungen im Immunsystem von Hämophilen »einem bislang unerkannten alten Begleitphänomen der Behandlung zuzuschreiben«. Selbst als dann im Laufe des Jahres 1984 deutlich geworden sei, daß sich aufgrund der Häufung von AIDS-Fällen auch unter deutschen Blutern »eine ähnliche . . . Entwicklung wie in den USA anzubahnen schien«, konnte dies »nach intensiven Diskussionen kein Anlaß sein«, die in zwölf Behandlungszentren beobachteten Immunstörungen als Vorstadien von AIDS einzustufen.

Die Frage »der Vermeidbarkeit einer AIDS-Gefährdung«, so stellte Landbeck in seiner Analyse fest, als hätte es die jahrelangen Diskussionen um den Core-Test nicht gegeben, konnte erst nach Entdeckung des HIV-Virus und der Entwicklung des »Elisa«-Tests, also »(1984/85) gestellt werden«. Zu jener Zeit hätten sich dann aber schon die Hersteller »spontan« (!) dazu entschlossen, nur noch »inaktivierte Faktor-8-Hochkonzentrate . . . abzugeben«.

Schließlich strafte Landbeck sich noch selbst Lügen: Er zitierte die Todesursachen-Statistik für Hämophile in der Bundesrepublik. Danach starben im Zeitraum 1978 bis 1982 hierzulande 50 Prozent der Hämophilen an einer Blutung, 16 Prozent an den Folgen einer Hepatitis; in den Jahren 1983 bis 1985 dagegen fielen 26 Prozent einer Blutung, 40 Prozent einer Virusinfektion (Hepatitis und AIDS) zum Opfer. Der Anteil der Suizide unter den Todesursachen ging übrigens von vier Prozent auf Null zurück.

Mit anderen Worten: Kein Bluter hatte sich, nachdem er von seiner HIV-Infektion erfahren hatte, das Leben genommen, wie es von Professor Egli Ende 1984 lautstark prophezeit worden war – und auch später immer wieder als Gespenst an die Wand gemalt wurde. Die damalige Warnung vor einer AIDS-Hysterie unter den Betroffenen (»Wir sind bestürzt über die Niedergeschlagenheit und Hoffnungslosigkeit«) hatte auch Günter Landbeck unterschrieben.

April 1986, Hämophilie-Zentrum Bonn

Schon einige Male im vergangenen Jahr war der in Paris lebende Belgier und Marguerre-Partner Robert Taub, ein Profi im Plasma-Geschäft, nach Bonn gereist, um sein neues Produkt, einen chemisch virusinaktivierten Faktor-8, vorzustellen. Taub, Geschäftsführer der Düsseldorfer Firma Octapharma, hatte den Bonnern eine interne Studie (»not for publication«) vorgelegt, die von dem

Hämophilie-Zentrum im englischen Newcastle (im Auftrag von Octapharma) erstellt worden war. Der neue Faktor-8 werde nach einem patentierten Verfahren des New York Blood Center mit Hilfe von Chemikalien virussicher gemacht, stand da geschrieben; seit kurzem liege auch eine Zulassung der amerikanischen Arzneimittelbehörde FDA vor. Die neue Sterilisationsmethode verspreche weit größere Sicherheit gegen AIDS- und Hepatitis-Viren als sämtliche bisherigen Hitzebehandlungen. Egli und Brackmann fanden die Argumente überzeugend – und bestellten bei Octapharma.

In der Tat hatten wenige Wochen zuvor, Mitte März, Kliniken der Universität von North Carolina im britischen Fachblatt *Lancet* den Fall einer möglichen HIV-Infektion durch ein trockenerhitztes Gerinnungsprodukt beschrieben. Nicht zuletzt deshalb auch war kurz danach von Cutter, der Bayer-Tochter, endlich die Zulassung für einen naßerhitzten Faktor-8 beim Bundesgesundheitsamt beantragt worden – mehr als zwei Jahre nach der Erkenntnis der eigenen Forschungsabteilung, daß das Naßverfahren wesentlich besser sei als die Trockenerhitzung; für das neue Cutter-Präparat war nun doch die Behring-Methode vorgesehen, die es schon seit 1981 gab.

Juni 1986, Universitätsklinikum Frankfurt am Main

Die Dame kam schnell zur Sache: Der Adressat, die AOK, empfand das Schreiben hinterher als »schlichte Unverschämtheit«. In ihrem Brief schimpfte die Frankfurter Bluter-Therapeutin Professor Inge Scharrer über die AOK-Anfrage, warum bei einem ihrer Patienten das teure Behring-HS statt eines preiswerteren trockenerhitzten amerikanischen Präparats verwendet worden sei. Darüber »sollte man als Geschäftsführer einer Krankenkasse eigentlich informiert sein«, schrieb Frau Scharrer; schließlich könne es nicht ihre »Aufgabe sein, Sie über Ihre Kompetenzen und Aufgaben abzuklären und weiterzubilden«. Seit Oktober 1985 sei vom Bundesgesundheitsamt »nur noch die Gabe von hitzebehandelten Präparaten erlaubt« (was nicht stimmte).

Hintergrund des Streits: Frau Scharrer hatte einem Bluter, bei dem der Verdacht auf Hepatitis bestand, außerdem Anzeichen für

AIDS vorlagen, bei einer Blutung 4000 Einheiten Behring-HS verabreicht, weil er »unbedingt das reinste Konzentrat erhalten sollte, damit keine zusätzlichen Krankheiten auftreten, die dann wieder vermehrt Kosten verursachen würden«.

Der verbale Clinch war symptomatisch und sollte sich in der Folgezeit sogar noch erheblich verschärfen. Die Hämophilie-Behandler warfen den Krankenkassen vor, durch ihre Forderung nach Kostensenkung bei der extrem teuren Faktor-8-Behandlung laufend in die Therapiefreiheit der Mediziner einzugreifen. Die AIDS-Epidemie unter den deutschen Blutern sei, so sollten die Krankenversicherungen schon sehr bald zu hören bekommen, wesentlich auf den Druck der Kassen zurückzuführen, billige und unsichere Präparate einzusetzen. Auch dies war ein Versuch der Ärzte, von eigenen Fehlern abzulenken. Denn zumindest in Bonn hätte man sich »nie erpressen lassen, klare therapeutische Konzepte aufgrund von Kosten nicht zu machen«, wie Hans-Hermann Brackmann später selber einräumte: »Das haben wir auch immer gut durchgestanden.«

Inge Scharrer schickte ihre Schelte in Kopie auch an die Deutsche Hämophilie-Gesellschaft (DHG), verbunden »mit der Empfehlung, diesen Briefwechsel zu veröffentlichen«. Doch die DHG würde ihn nicht abdrucken – dafür sorgte der AOK-Bundesverband. »Wir haben Professor Egli angesprochen, der im Herausgeber-Gremium für die Zeitung der Hämophilie-Gesellschaft sitzt«, hieß es in einem AOK-Vermerk wenig später. »Professor Egli hat zugesagt, daß der Vorgang nicht veröffentlicht wird.«

August 1986, Bad Camberg/Taunus

Hans Janz ging es miserabel. Zu den körperlichen Begleiterscheinungen der schweren Hepatitis waren in den letzten Wochen erhebliche Depressionen gekommen – wegen der HIV-Infektion. Von der Gutachterkommission, gegen deren erste Expertise er Einspruch eingelegt hatte, stand vorläufig kein neues Ergebnis zu erwarten. Janz hatte sich deshalb entschlossen, Hans Egli und Hans-Hermann Brackmann zivilrechtlich zu verklagen, »wegen Schadensersatz aus fehlerhafter ärztlicher Behandlung«. Forderung: rund 18000 Mark für Verdienstausfall, Vermögensschäden und entstandene Kosten, dazu 20 000 Mark Schmerzensgeld und die Verpflichtung, alle zukünftigen immateriellen und materiellen Schäden zu ersetzen. »Die Beklagten hätten, insbesondere in Vorkenntnis des Gesundheitszustandes des Klägers«, so hieß es in der Klagebegründung, »auf keinen Fall« das sichere Behring-Präparat absetzen und bei der Blutung im Mai 1983 das nicht-erhitzte, unsichere Produkt der Firma Alpha Therapeutics zur Anwendung kommen lassen dürfen.

In der Klageerwiderung der gegnerischen Anwälte sollte es einige Wochen später heißen, der Beklagte Egli habe »an der Behandlung niemals mitgewirkt, den Kläger niemals gesehen und daher auch keine Medikamente verordnet«, könne deshalb keinen ärztlichen Kunstfehler begangen haben. Überdies habe die Tätigkeit des Beklagten Brackmann, der »circa 800 Patienten in eigener Verantwortung und Zuständigkeit« betreue, noch nie zu Beanstandungen Anlaß gegeben, was wohl »kaum eines Hinweises mehr bedarf«. Es hatte ja auch kein anderer zu klagen gewagt.

11./12. Oktober 1986, Würzburg

Eigentlich sollte auf dem Kongreß in Würzburg die 30jährige Geschichte der Deutschen Hämophilie-Gesellschaft (DHG) gebührend gefeiert werden. Doch dann zeigte sich, daß die Veranstaltung von der »Frage beherrscht wurde, ob gerichtliche Schritte gegen die Hersteller der Präparate eingeleitet werden sollten« (Tagungsprotokoll).

In einem Grußwort wies Frau Professor Rita Süssmuth, die damalige Bundesministerin für Jugend, Familie, Frauen und Gesundheit, auf das »schwere Los« der mit der Immunschwäche infizierten Bluter hin, ohne das Wort AIDS auszusprechen. Zum Glück, so die Politikerin, konnte »die so entstandene Gefahrensituation durch die vom Bundesgesundheitsamt getroffene Maßnahme technisch rasch gemeistert werden«. Entweder wußte sie nicht, was sie den Betroffenen da zumutete, oder sie wirkte mit an der gezielten Desinformationskampagne.

Nach einem Referat über die Möglichkeit, Schadensersatzprozesse gegen die Hersteller zu führen, gab es eine hitzige Diskussion. Ein Teil der Mitglieder wollte klagen, ein anderer plädierte für eine außergerichtliche Einigung. Schließlich wurde eine Verhandlungskommission ins Leben gerufen. Bereits einige Wochen zuvor hatte Wolfgang Gnade, der stellvertretende Vorsitzende der DHG, mit dem früheren Contergan-Anwalt Karl H. Schulte-Hillen in Siegen gesprochen. In Würzburg erhielt Schulte-Hillen ein Mandat, mit den Pharma-Firmen erste Gespräche über Entschädigungszahlungen zu führen.

Die Industrie wollte sich über die Absichten des Bluter-Verbandes aus erster Hand informieren. Ihr Vertreter wurde während der heftigen Debatten auf der Mitglieder-Versammlung dabei erwischt, wie er »heimlich Tonbandmitschnitte machte« (Tagungsprotokoll).

31. Dezember 1986, Bundesgesundheitsamt, Berlin

In der AIDS-Statistik des BGA waren mittlerweile 53 HIV-kranke Hämophile und sieben Transfusions-Opfer registriert. Es war allerdings von einer beträchtlichen Dunkelziffer auszugehen.

Schadensermittlung

Januar 1987, Bad Camberg/Taunus

Das Bonner Landgericht war die Zivilprozeßsache »Janz ./. Prof. Dr. Egli u. a.« forsch angegangen, hatte Anfang Dezember 1986 bereits einen Beweisbeschluß getroffen: Es sollte ein Sachverständigen-Gutachten eingeholt werden. Als Experten benannte die Kammer Professor Heiner Trobisch aus Duisburg, einen renommierten Labor- und Transfusionsmediziner, der in den siebziger Jahren als Behring-Mitarbeiter das HS-Verfahren für Gerinnungsfaktoren mitentwickelt hatte.

Doch Egli und Brackmann legten Widerspruch gegen den Gutachter ein, sprachen Trobisch, der später als Experte sogar zu amerikanischen Entschädigungsprozessen eingeladen wurde, die »fachliche Eignung« ab. Die Ablehnung sollte erst der Anfang einer dreijährigen Suche nach einem Sachverständigen in der Bundesrepublik und in Österreich sein.

Alle zeigten mit dem Finger auf den AOK-Bundesverband, und dieser setzte sich nur halbherzig zur Wehr. Die behandelnden Ärzte, die Hersteller, selbst die Bluter-Verbände hatten sich auf die Krankenversicherungen eingeschossen: »Es gibt eindeutig ein Mitverschulden der Kassen«, klagte der stellvertretende Vorsitzende der DHG, Wolfgang Gnade; und Karl H. Schulte-Hillen, DHG-Rechtsbeistand, stieß ins gleiche Horn: »Hier hat sich das kaufmännische Interesse gegenüber der Schutzpflicht der Patienten durchgesetzt.«

Geschürt wurden die Attacken auf den AOK-Bundesverband von einer verschwiegenen Allianz zwischen Therapeuten und Herstellern. Egli und Brackmann hatten bereits Ende 1986 den Startschuß gegeben: Der AOK-Bundesverband, so ihre Behauptung, habe massiv auf die Qualität der Produkte Einfluß genommen. »Herr Prof. Egli hat mir gesagt, daß er auch dann noch von uns gezwungen worden sei, nicht hitzebehandelte Präparate einzusetzen, als der Zusammenhang Faktor-8/Bluter/AIDS längst bekannt gewesen sei«, notierte AOK-Geschäftsführer Dr. Franz-Josef Oldiges nach einem Gespräch mit dem Bonner Institutsdirektor. Er verlangte sofortige Aufklärung von seinen Mitarbeitern, ob das stimme. Und: »Ab wann haben wir das geändert?«

Im zuständigen Referat reagierte man verärgert. Schon seit einigen Wochen hatte man Oldiges immer wieder empfohlen, die Dinge öffentlich geradezurücken und mit einer »Presseerklärung ganz schnell durchzustarten«. Denn »inzwischen läuft und läuft die Kampagne der Pharma-Industrie nach dem Motto ›Kassen-Mitschuld‹«, und das »kann uns nur schaden und den Herstellern nützen«. Es komme jetzt darauf an, ins Boot der DHG zu steigen und »gemeinsam Front gegen die pharmazeutische Industrie zu machen«, wobei die »Behandler draußen vor bleiben müssen«.

Doch Oldiges wollte sich an der gegenseitigen Beschimpfung hinter den Kulissen nicht beteiligen. Die Suche nach Schuldigen hielt er für einen »völlig falschen Ansatz«. Er plante statt dessen, sich mit dem Bundesverband der Pharmazeutischen Industrie (BPI) an einen Tisch zu setzen – und zu arrangieren.

Dahinter steckte eine Absicht: Nicht nur die Bluter verlangten Entschädigungen von den Herstellern, auch die Krankenkassen

wollten ihre durch die teure Behandlung der AIDS-kranken Hämophilen entstandenen Kosten in Rechnung stellen. Taktik dominierte deshalb im Vorfeld der Verhandlungen mit der Pharma-Industrie. Sicherlich: Es würde sich »optisch gut machen«, wenn es
gelänge, die »Krankenkassen als Verbraucheranwalt ihrer Versicherten« darzustellen, dem stünde jedoch »das Faktum entgegen,
daß unsere Ansprüche letztlich mit denen der geschädigten Hämophilen konkurrieren«.

13. März 1987, Bayer AG, Leverkusen

Der Termin hatte so etwas wie Symbolcharakter: Am Freitag, dem
13., trafen sich in Köln die Mitglieder der Verhandlungskommission aus den beiden Bluter-Verbänden DHG und Hämophilie-Be-
ratung e. V. zu einem internen Vorgespräch, um die Entschädigungsverhandlungen mit der Pharma-Industrie vorzubereiten.
Zur gleichen Zeit tagten zehn Kilometer nördlich davon, im
25. Stock des Bayer-Hochhauses in Leverkusen, 18 Topmanager
der Herstellerfirmen, um ihre eigene Marschroute festzulegen.
Der Schadensfall, so war man sich in der Pharma-Runde einig,
würde wohl die finanziellen Auswirkungen des Contergan-Skan-
dals in den sechziger Jahren bei weitem übertreffen: Seinerzeit
waren insgesamt rund 300 Millionen Mark an 2 847 Betroffene gezahlt worden.
  Nach dem Medikamenten-Desaster mit dem Schlafmittel Con-
tergan, das schwere Mißbildungen bei Föten ausgelöst hatte, war
das Arzneimittelgesetz geändert worden, um für solche Fälle besser gewappnet zu sein. Zukünftig sollte es eine von konkreter
Schuld unabhängige »Gefährdungshaftung« für die Pharma-Unternehmen geben, darüber hinaus eine Art Feuerwehrfonds für
Katastrophenfälle. Die »Deckungsvorsorge« verpflichtete die Hersteller, »im Falle der Tötung oder Verletzung mehrerer Menschen
durch das gleiche Arzneimittel... zum Ersatz von Schäden« in
Höhe von maximal 500 000 Mark pro Person, mit einer Ober-
grenze von 200 Millionen Mark pro Medikament. Nach dieser Regelung hätte jedem HIV-infizierten Bluter also im Höchstfall eine
halbe Million Mark Entschädigung zugestanden, allerdings kein
Schmerzensgeld.

Eine Haftung nach dem Arzneimittelgesetz freilich lehnten die bei Bayer zusammengekommenen Firmenvertreter ab, weil die Gerinnungspräparate, mit denen AIDS übertragen wurde, »zum jeweiligen Zeitpunkt nicht fehlerhaft« im Sinne des Gesetzes gewesen seien. Zwar konnte die Pharma-Industrie nicht ausschließen, daß der eine oder andere Betroffene die Hersteller verklagen würde – diese Gefahr war jedoch durchaus kalkulierbar. Zum einen stand jahrelangen Prozessen die wahrscheinlich kurze Lebenserwartung der Bluter gegenüber, zum anderen war vermutlich keiner der Betroffenen bereit, für ein solches Gerichtsverfahren seine Anonymität aufs Spiel zu setzen.

An imageschädigenden Schlachten vor Gericht und durch die Instanzen hatten natürlich auch die Firmen kein Interesse. Vieles sprach daher nach Meinung der Hersteller für eine Art Kulanzregelung – oder für das Modell einer Stiftung. Sie konnte, so wie nach dem Contergan-Prozeß 1970, nicht nur von der Industrie, sondern auch von Bund und Ländern mit Mitteln ausgestattet werden. Für diesen Fall allerdings wären die Krankenkassen leer ausgegangen. Die Pharma-Justitiare hielten solche Ansprüche ohnehin für ungerechtfertigt.

Das sah man im AOK-Bundesverband naturgemäß ganz anders, und man hatte dem BPI bereits eine Rechnung aufgemacht: Sollte sich die Befürchtung bewahrheiten, daß 3 000 bis 4 000 deutschen Bluter mit dem HIV-Virus infiziert waren und »zu einem späteren Zeitpunkt manifest AIDS entwickeln« würden, kämen auf die gesetzlichen Krankenkassen Kosten in Höhe von 400 Millionen Mark zu. Sie müßten nach der Rechtslage von den Pharma-Firmen oder ihren Versicherungen übernommen oder von den entschädigten Patienten eingefordert werden. Den Gedanken, die Kassen würden nach einer Kulanzregelung bei den Blutern auch nur einen Teil ihrer eigenen Kosten eintreiben, fanden die AOK-Leute hingegen »pervers«.

April 1987, Berlin/Bonn

Das Schreiben löste Beunruhigung aus: Die Berliner Staatsanwaltschaft teilte dem Bundesgesundheitsamt Mitte April mit, sie habe unter dem Aktenzeichen 1 Kap Js 399/87 ein Ermittlungsverfahren

gegen den früheren BGA-Präsidenten Professor Karl Überla eingeleitet.

Den staatsanwaltschaftlichen Aktivitäten wegen des Verdachts
der Körperverletzung und fahrlässigen Tötung »zum Nachteil namentlich noch zu bestimmender Personen« lag eine Strafanzeige
zugrunde, die ein Anwalt im Auftrag eines HIV-infizierten Hämophilen kurz zuvor erstattet hatte. Vorwurf: Zwischen 1983 und
1985 seien zwingend erforderliche Maßnahmen, um die Übertragung von AIDS-Viren durch Blut und Gerinnungspräparate zu
verhindern, von Überlas Behörde immer wieder verschleppt
worden.

Professor Rita Süssmuth nahm den ehemaligen Behördenchef
Überla gegen jede Kritik in Schutz. Niemand müsse sich Versäumnisse vorwerfen lassen. Das BGA habe »frühzeitig und den jeweiligen wissenschaftlichen Erkenntnissen entsprechend gehandelt«.

Der Staatsanwalt gab sich mit der Stellungnahme der Ministerin
nicht zufrieden. Er begann, in ein düsteres Kapitel der AIDS-
Geschichte einzusteigen.

27. April 1987, AOK-Bundesverband, Bonn

Dr. Franz-Josef Oldiges, Geschäftsführer des AOK-Bundesverbandes, fühlte sich veralbert, mehr noch, er zeigte sich »erstaunt wie
erschüttert«. Erst vor zehn Tagen war er mit den Verantwortlichen
des Bundesverbandes der Pharmazeutischen Industrie (BPI) in
Frankfurt übereingekommen, »Schuldzuweisungen, in welcher
Richtung auch immer« künftig zu unterlassen, und nun mußte er
in einem Informationsdienst des BPI lesen, wie die Hetzkampagne
weiterging: »Wegen des entsprechend höheren Preises setzten die
Krankenkassen bei den Bluter-Behandlungszentren durch, daß die
virussicheren Präparate nur bei Kindern eingesetzt wurden. Vor
diesem Hintergrund verzichteten die Behringwerke auf den Aus-
bau der Sterilisierungskapazität und die übrigen Hersteller auf die
Entwicklung eigener Verfahren« (Pressemitteilung des Pharma-
Verbands).

Mit der Verlautbarung, so schrieb Oldiges am 27. April in einem
geharnischten Brief an den BPI-Hauptgeschäftsführer Professor
Hans Rüdiger Vogel, werde »unmittelbar der Eindruck erweckt,

die Krankenkassen hätten die nun eingetretene Entwicklung zu verantworten«. Dieser Vorwurf entbehre »jeder objektiven Grundlage«. Die Kassen hätten »niemals Einfluß genommen auf die qualitative Auswahl« der Präparate, die Verantwortung dafür liege »allein beim behandelnden Arzt«, und für die Qualität der Produkte hafte »allein die Pharmaindustrie«. Wenn Vogel noch an einer einvernehmlichen, »für die unmittelbar Geschädigten befriedigenden Lösung« interessiert sei, möge er doch bitte das »Schwarzer-Peter-Spiel unterbinden«.

Schon eine Woche später traf die Antwort vom Pharma-Verband aus Frankfurt ein: Er »gehe davon aus, daß die Diskussion über die seinerzeitige Haltung der Krankenkassen abgeschlossen ist«, schrieb Hans Rüdiger Vogel, deshalb bleibe es »bei unserer Vereinbarung, nicht über Schuldzuweisungen in der Öffentlichkeit zu sprechen«.

15. Mai 1987, Pharma-Verband, Frankfurt am Main

Die Herren waren um 12.00 Uhr verabredet, das gab den Leuten vom Bundesverband der Pharmazeutischen Industrie (BPI) zuvor noch die Gelegenheit zu einer internen Besprechung in der leidigen Angelegenheit. Am 15. Mai trafen sich in der BPI-Zentrale, unweit des Frankfurter Hauptbahnhofs, die Vertreter der beiden Bluter-Verbände – Wolfgang Gnade für die DHG und Harald Köster für die Hämophilieberatung e. V. – in Begleitung des Siegener Anwalts Karl H. Schulte-Hillen mit den Vertretern der Faktor-8-Hersteller. Es war bereits das zweite Gespräch über die Frage finanzieller Entschädigungen für die HIV-infizierten Arzneimittel-Opfer. Beim ersten Treffen, Anfang April, hatte die Pharma-Industrie »rasche und unbürokratische« Lösungen in Aussicht gestellt, weil niemandem an »zeitraubenden Prozessen« gelegen sein könne. Dabei war vom BPI eingeräumt worden, daß möglicherweise »rund 2 000 Bluter und die von ihnen infizierten Angehörigen zum größten Teil an AIDS erkranken werden und ihre Lebenserwartung deshalb unkalkulierbar« sei. Danach hatten einzelne Hersteller freilich wieder, zumeist auf Druck ihrer Versicherer, einen Rückzieher gemacht. Die Cutter-Mutter Bayer zum Beispiel war plötzlich nur noch zu »individueller Einzelfallhilfe« bereit,

BUNDESVERBAND DER PHARMAZEUTISCHEN INDUSTRIE E.V.

DER HAUPTGESCHÄFTSFÜHRER

Herrn
Dr. Oldiges
Geschäftsführer des
AOK Bundesverbandes
Kortrijker Straße 1

5300 Bonn 2

Karlstraße 21
Postfach 11 02 51
6000 Frankfurt am Main 1
Telefon (069) 25 56 - 201
Fernschreiber 4 12 718 bpi d

Ihr Zeichen	Ihre Nachricht vom	Unsere Zeichen	Datum
			4. Mai 1987

Sehr geehrter Herr Dr. Oldiges,

es bleibt bei unserer Vereinbarung, nicht über Schuldzuweisungen in der Öffentlichkeit zu sprechen. Unser Gespräch fand jedoch am 16. April statt, während die April-
Ausgabe der GKV-Arznei-Informationen bereits zehn Tage zuvor produziert worden war. Ich habe Herrn Cramer auf dieses Thema angesprochen. Er wies mich darauf hin, daß er
von Journalisten immer wieder gefragt worden sei, warum
das hitzesterilisierte Präparat der Behringwerke nicht in
größerem Umfang eingesetzt worden sei und warum andere
Firmen nicht schon damals gleichartige Verfahren eingesetzt hätten. Nach den uns vorliegenden Aussagen von Herstellerfirmen liegen Belege dafür vor, daß gesetzliche
~nkenkassen seinerzeit ganz massiv ~~~~~ ~~ ~ie Art
        ~or-VIII-Präp~

Ich gehe davon aus, daß die Diskussion über die seinerzeitige Haltung der Krankenkassen abgeschlossen ist und ver-
sichere Ihnen, daß wir von unserer Seite nichts dazu tun
werden, sie wieder in Gang zu bringen. Ich teile Ihre
Überzeugung, daß nur gemeinsames Vorgehen aller Beteiligten eine für die Betroffenen sinnvolle Lösung bringen kann
und bin Ihnen für Ihr Engagement dankbar.

Mit freundlichen Grüßen

(Prof. Dr. H. R. Vogel)

*Brief des BPI-Hauptgeschäftsführers an den AOK-Geschäftsführer:
vereinbart, zu schweigen.*

weil sich der Gerling-Konzern gegen ein pauschales Entschädigungsmodell sperrte.

Um die Probleme mit den Versicherungsgesellschaften ging es auch im vertraulichen Vorgespräch am 15. Mai in Frankfurt am Main. BPI-Hauptgeschäftsführer Vogel lag sehr daran, »eine pharmapolitisch vertretbare Regelung« zu erzielen, denn man dürfe nicht übersehen, »daß es sich um eine Bewährungsprobe für die Haftungs- und Versicherungsvorschriften des Arzneimittelgesetzes« handele. Falls dieses Motiv des Gesetzgebers im vorliegenden Fall nicht berücksichtigt werde, müsse mit für die Pharma-Industrie negativen Konsequenzen gerechnet werden. Was der BPI offenbar fürchtete, war, daß das Arzneimittelgesetz sich in diesem Fall als unwirksam erweisen – und infolgedessen verschärft werden könnte.

Von dieser internen Beurteilung indes durfte die Gegenseite um keinen Preis erfahren. Dem Rechtsvertreter der Bluter, Karl H. Schulte-Hillen, wurde im Verlauf der Besprechung indes sehr schnell klar, daß eine »einvernehmliche Regelung, mit der alle Beteiligten am besten fahren könnten«, höchstwahrscheinlich am Widerstand der Versicherungskonzerne scheitern werde. Schulte-Hillen versuchte, der Gegenseite den Deal sogar noch mit dem Vorschlag einer »zentralen Abwicklungsstelle« schmackhaft zu machen. »Da oft Präparate mehrerer Firmen im Spiel« seien, so hielt der BPI-Justitiar hinterher über die Offerte des Anwalts fest, »würde gegenüber der Öffentlichkeit nicht deutlich werden müssen, welche Firma jeweils im Einzelfall betroffen ist und wer intern bezahlt hat. Dies sei auch für ausländische Muttergesellschaften deutscher Firmen sicher interessant«. Er wollte also ebenfalls nicht notwendigerweise nach dem neuen Arzneimittelgesetz vorgehen.

Schließlich ging es noch um die Frage, ob Schulte-Hillen auf der bevorstehenden Jahreshauptversammlung der Deutschen Hämophilie-Gesellschaft den Terminus »Verhandlung« für das heutige Gespräch verwenden durfte. Den Mitgliedern der DHG »müßten Fortschritte präsentiert werden, da andernfalls mit einem weiteren Stillhalten nicht gerechnet werden könne« (BPI-Vermerk). Alle Beteiligten fürchteten, daß die infizierten Bluter versuchen würden, ihre gesetzlichen Möglichkeiten auszuschöpfen.

Nach einer Unterbrechung der Sitzung, in der die Herstellerfirmen mit ihren Versicherungen telefonisch Rücksprache nahmen, erklärte Professor Vogel für den Pharma-Verband, »daß die anwesenden Firmen und er die Abgabe der gewünschten Erklärung befürworten, die Versicherer sich dazu aber nicht bereit erklärt hätten«.

Er halte das Verhalten der Assekuranzen für »ausgesprochen mies«, teilte Schulte-Hillen ein paar Tage später daheim der *Siegener Zeitung* mit. Die Versicherungen hätten offensichtlich ihren Klienten angedroht, ihnen den Versicherungsschutz zu entziehen, wenn sie mit den Bluter-Verbänden in Verhandlungen eintreten sollten. Falls sich bis zum 1. Juli an dieser Haltung nichts ändere, werde er den Geschädigten nahelegen, gerichtliche Hilfe »in jeder Form« in Anspruch zu nehmen. Schulte-Hillen: Er lasse auch nicht zu, daß es nur einen »Vorschuß auf die Beerdigungskosten« gebe.

16./17. Mai 1987, Köln

Es war eine stürmische Mitglieder-Versammlung der DHG in der Kölner »Flora«, an der mehr als 500 Bluter mit ihren Angehörigen teilnahmen. Einer der Beobachter schrieb hinterher: »Aus den für mich zum Teil erschütternden Diskussionsbeiträgen mußte ich entnehmen, daß ein Großteil der Anwesenden HIV-positiv beziehungsweise an AIDS erkrankt war.«

Karl H. Schulte-Hillen zog alle Register. Die Versicherungen, so sagte er unter donnerndem Applaus, pokerten mit der Lebenserwartung der Betroffenen, wenn sie nicht zu Verhandlungen, sondern nur zu »Unterhaltungen« bereit seien. Erwartungsgemäß erhielt der Siegener Anwalt den Auftrag, die Verhandlungen zusammen mit Wolfgang Gnade und Harald Köster weiterzuführen – »mit nach vorne gerichtetem Blick« (Tagungsprotokoll).

Nach den Ausführungen Schulte-Hillens kritisierte Professor Egli hinter vorgehaltener Hand die »emotionsgeladene Vorstellung« des Rechtsanwalts, es müßten da wohl »in jedem Fall auch persönliche, ökonomische Ambitionen mitberücksichtigt werden«.

Der Vertreter der AOK stellte mit Genugtuung fest, daß nunmehr das »Feindbild« der Bluter »ganz eindeutig« von der Pharma-Industrie und deren Versicherungen geprägt, der Kassen-Verband jedenfalls »nicht in die Kampflinie einbezogen« sei. Auch Hans Egli hatte inzwischen offenbar eingesehen, daß er die Angriffe gegen die Kassen nicht durchstehen würde. Der AOK-Bundesverband hatte ihm kurz vorher signalisiert, daß die Schuldzuweisungen für ihn »selbst sehr gefährlich« seien. Die Krankenkassen könnten sonst die Frage stellen, warum er 1984, entgegen seinen Beteuerungen, »in weitaus größerem Maße blutgruppenspezifische Präparate als (hitzebehandelte) HT-Ware eingesetzt« habe.

»Die Botschaft ist angekommen«, vermerkte der AOK-Repräsentant in seinem Bericht über die DHG-Versammlung; Egli habe in seiner Rede »in überraschender Weise deutlich gemacht«, daß die Verhandlungen mit den Krankenkassen »jederzeit fair gewesen« seien und sie sich »letztlich nie« gegen hitzebehandelte Produkte ausgesprochen hätten. »Damit war das Thema vom Tisch.«

Dafür gerieten die Bluterärzte in Köln erstmals ins Schußfeld der Betroffenen. In einzelnen Fällen hätten sie ihre Patienten erst Anfang 1986 über positive HIV-Testbefunde, die schon Ende 1984 bekannt gewesen seien, informiert. In jedem zehnten Fall war in dieser Zeit die tödliche Krankheit von infizierten Blutern aus Unkenntnis an ihre Sexualpartner weitergegeben worden.

Am Rande der Mitglieder-Versammlung wurde schließlich bekannt, daß insbesondere die Firmen Immuno und Travenol inzwischen damit begonnen hatten, Fragebögen an die Bluter zu verschicken. Zweck der Aktion war offensichtlich, herauszufinden, ob die Hämophilen nicht auch noch anderen Risikogruppen angehörten, die mit AIDS in Zusammenhang gebracht wurden.

Ende Mai 1987 gab es in der BGA-Statistik 66 AIDS-Fälle unter Blutern, genau die Hälfte davon war bereits verstorben. Karl H. Schulte-Hillen indes war bei seinen Recherchen bereits auf 60 AIDS-Todesfälle gestoßen. Es existierte also tatsächlich eine beträchtliche Dunkelziffer.

Anfang Juni 1987, Köln

In der nüchternen Sprache der Versicherungen sind Tote und Verletzte einfach »Schadensfälle« – Erstattungssummen, nicht menschliche Schicksale. Das liegt wohl in der Natur der Materie. Doch wie die Versicherungen der Faktor-8-Hersteller nach den ersten Gesprächen der Bluter mit der Pharma-Industrie versucht hatten, sich aus ihrer Verantwortung zu stehlen, erschütterte selbst einen mit allen Wassern gewaschenen Anwalt wie Karl H. Schulte-Hillen: »Eine Unverfrorenheit, wie sie mir in meinem langjährigen Berufsleben noch nicht vorgekommen ist.«

Dabei hatten die Assekuranzen speziell für solche Arznei-Schadensfälle schon vor Jahren einen Pharma-Pool (»Thesaurus«) in Höhe von 200 Millionen Mark eingerichtet, eine Art Rückversicherung, die von den Versicherungsunternehmen in Anspruch genommen werden konnte, wenn sie mit dem Pool entsprechende Verträge abgeschlossen hatten.

Von einer Stiftung für die AIDS-Opfer unter den Blutern war inzwischen längst nicht mehr die Rede. Und entgegen der ursprünglichen Einschätzung der Pharma-Industrie hielten die Versicherer nur noch eine Entschädigung »nach dem Arzneimittelgesetz« für möglich – ohne die Zahlung von Schmerzensgeld.

Elmo Freiherr von Schorlemer, Vorstand der Kölner Colonia-Versicherung, bei der die österreichische Firma Immuno versichert war, wandte sich energisch gegen die Zahlung von Schmerzensgeld, das von den Hämophilen-Verbänden mit Verweis auf das Bürgerliche Gesetzbuch geltend gemacht wurde, mit der Begründung, daß die Lebensfreude der Betroffenen durch die HIV-Infektion erheblich vermindert sei.

Schorlemer dagegen bezweifelte, ob »Infizierungen überhaupt Grundlage einer Schmerzensgeldforderung« sein können: »Wo liegen denn hier, ich sag' mal untechnisch, Schmerzen vor?«

Juli 1987, Eschwege/Frankfurt am Main

Am 2. Juli setzte das Bundeskriminalamt mit dem Fernschreiben Nr. 456 die zuständigen Landeskriminalämter und das Kölner Zollkriminalinstitut über einen ungeheuren Verdacht in Kenntnis: die angeblich illegale Einfuhr von menschlichem Blut aus Südafrika in die Bundesrepublik.

Einige Wochen später, nach intensiven Ermittlungen, in die zeitweilig auch Interpol eingeschaltet worden war, ergab sich schließlich für das BKA folgendes Bild: Eine in Kapstadt lebende 49jährige Geschäftsfrau hatte Blutplasma aus dem zentralafrikanischen Staat Zaire nach Südafrika schmuggeln, dort zu Zwischenprodukten verarbeiten und dann – als »bovine plasma«, Rinderplasma, deklariert – an die Niederlassung der britischen Firma Gordon & Gregory am Brüsseler Flughafen Zaventem schicken lassen. Für den Transport war eine Frankfurter Spedition verantwortlich gewesen. Ein Mitarbeiter wurde vom BKA verdächtigt, die Frachtpapiere »neutralisiert«, also alle Hinweise auf Südafrika entfernt und die heiße Ware dann an die Pharma-Firmen Armour und Woelm im hessischen Eschwege umgeleitet zu haben.

Zwischen August 1985 und April 1987, so bestätigten die Schwesterfirmen auf Anfrage, seien in der Tat 17 Lieferungen »Humanalbumin 20 %« und »Plasmapulver menschlichen Ursprungs« eingetroffen – allerdings aus Belgien.

Durch die Affäre geriet vor allem der Faktor-8-Hersteller Armour Pharma in erheblichen Mißkredit: Er hatte nämlich bis zur 15. Sendung keine Spendernachweise (»bleeding-lists«) verlangt, sondern sich mit einer mündlichen und – formlos auf neutralem Papier fixierten – schriftlichen Zusage zufriedengegeben, nach der es sich um Ware eines kanadischen Blutspendedienstes handelte. Es habe, so entschuldigte sich Armour später, »der seinerzeit üblichen Praxis« entsprochen, Spenderlisten nur dann vom Lieferanten zu erbitten, »wenn dies von den zuständigen Behörden gefordert werden würde«.

Das vermutete Herkunftsland ließ hinter den Kulissen sämtliche Alarmglocken schrillen: Zaire weist weltweit eine der höchsten AIDS-Infektionsraten auf. Armour Pharma beeilte sich denn auch, alle diesbezüglichen Bedenken auszuräumen. In den von Gordon & Gregory gelieferten und dann weiterverarbeiteten Produkten seien keine HIV-Antikörper nachweisbar gewesen, zudem gehe man davon aus, daß das weiterverarbeitete Präparat »durch den Herstellungsprozeß (Hitzeschock bzw. Pasteurisierung) frei von infektiösen Erregern« war. Schließlich bedürfe schon die Produktion von Albumin und Plasmapuder »einer hochentwickelten Verarbeitungstechnologie«; es sei daher »außerordentlich unwahrscheinlich, wenn nicht sogar unmöglich, daß diese Produkte aus Zaire stammen«. Da sollte ja auch nur der Rohstoff hergekommen und dann in Südafrika weiterverarbeitet worden sein.

Selbst wenn es keine AIDS-Risiken aufgrund der von Armour dann wieder exportierten Endprodukte gegeben haben sollte, der Fall rückte die gesamte Branche ins Zwielicht. Erst wenige Monate

zczc 268 ztvbu 291804

ee^e qqlk bubu

zz

```
+eee nehebk nr 08840 2907 1554=

01 alle lka
bu
02 koeln zk1=

betr.: angeblich illegale einfuhr von menschlichem blut
aus suedafrika in die bundesrepublik deutschland
bezug: hiesiges fs nr. 456 vom 02.07.87 und fs nr. 6251
vom 21.07.87 (nur fuer lka duesseldorf)

gemaesz mitteilung interpol bruessel und kp koeln konnte
--█████████- wie folgt indentifiziert werden:
██████████████, jean-paul, staatenlos (herkunft aus
zaire), geb. 11. februar 1937 luebo/zaire.
ueber ████████████ bestehen bei der kp koeln erkennt-
nisse in staatsschutzrechtlicher und allgemein kriminal-
polizeilicher hinsicht (rauschgift, waffen, falschged,
betrug, "koerperverletzung). nach hier bisher vorliegenden
erkenntnissen ergibt sich folgender sachstand:
von einem labor in belgien. fa. gordon und gregory. wird
blutplasma aus zaire und/oder nachbarstaaten nach belgien
geschmuggelt. die geschaeftsfuehrerin des labors befindet
sich z.z. in zaire und steuert von dort aus die geschaefte.
in dem labor wird die ware als --blutplasma aus kanada--
umdeklariert und in die bundesrepublik deutschland ex-
portiert. fuer diesen transport ist eine frankfurter
spedition verantwortlich, bei der der verdacht besteht.
dasz sie die frachtpapiere selbst gefaelscht hat. das blut-
plasma wird an zwei in eschwege/hessen ansaessige firmen/
woelm pharma gmbh und co. kg und amour pharma,geliefert.
hinsichtlich dieser lieferungen werden beim zollfanndungs-
amt frankfurt, zweigstelle kassel, entsprechende ermitt-
lungen gefuehrt. die staatsanwaltschaft kassel wird in
kuerze entscheiden, ob ermittlungen bezueglich betruges
und verstoszes gegen das arzneimittelgesetz aufgenommen
werden sollen. inwieweit die von interpol bruessel mit-
geteilte person ███████████████ an den blutplasma-
lieferungen nach hessen beteiligt ist, wird z.z. durch
interpolinformationsaustausch abgeklaert.
zusatz fuer lka muenchen:
nach hiesiger kenntnis soll das weiterverarbeitete blut-
plasma von den hessischen firmen an die firma humedia
in neufahrn verkauft worden sein. ueber weitere bezugs-
punkte in bayern bestehen hier keine erkenntnisse.
zusatz fuer lka duesseldorf:
ohne mitteilung beantwortet auch die von kp koeln (9. k)
mit fs nr. 573 vom 22.07.87 gestellte nachfrage bezueglich
des sachzusammenhanges mit dem ermittlungsverfahren der
zollfanndung kassel und der person ███████████.
um entsprechende steuerung wird gebeten.
sb: ████████, kok, nebenstelle: 51 25.=

wiesbaden bka, ea 22-1 - 210 504/87, i.a. ████, kor,
270707+
```

Fernschreiben des Bundeskriminalamtes über Blutprodukte,
die aus Afrika eingeführt worden waren

zuvor, im Februar 1987, hatte der Bundesverband der Pharmazeutischen Industrie (BPI) namens der hierzulande tätigen Plasma-Firmen, darunter Armour Pharma, die Versicherung abgegeben, »keine Präparate zu vermarkten, die ihren Ursprung in der Dritten Welt« hätten. Es war eine Deklaration, von der alle, BPI inklusive, wissen mußten, daß sie falsch war.

Denn immer noch stammten 80 Prozent des Plasmas aus den Vereinigten Staaten. Die amerikanischen Mutterfirmen gewannen den Rohstoff für die internationale Faktor-8-Produktion damals aber nicht nur in Amerika, sondern auch in Cartagena/Kolumbien (Laboratorios Biologicos Del Atlantico Ltda), im mittelamerikanischen Zwergstaat Belize (Belize Pharmaceutical Co) und an der mexikanischen Grenze. Vornehmlich in El Paso gab es fast ein Dutzend Plasma-Stationen, speziell für die illegalen Grenzgänger, die regelmäßig, oft dreimal in der Woche, im Morgengrauen durch den Rio Grande wateten, um dann, für eine Handvoll Dollars, ihr Blut zu spenden.

Eine besonders anrüchige Vergangenheit besaß das mit FDA-Lizenz Nr. 705-01 arbeitende Plasma-Zentrum in Belize. 1971 hatte der Arzt Dr. Pedro Ramos zunächst in Managua/Nicaragua eine Blutbank gegründet, die alsbald über eine FDA-Lizenz verfügte und sich in den folgenden Jahren zu einem gigantischen Plasma-Zentrum entwickelte: 400 Angestellte zapften Tausenden von Spendern jährlich bis zu einer Viertelmillion Liter Blutplasma ab. Als im Jahre 1977 mehrere Spender starben, weil sie – im wahrsten Sinne des Wortes – ausgeblutet waren, nahm sich der nicaraguanische Verleger Pedro Joaquin Chamorro der Sache an. Seine Zeitung fand heraus, daß hinter den blutigen Geschäften des Dr. Ramos die allmächtige und verhaßte Somoza-Familie steckte. Am 10. Januar 1978 wurde Chamorro erschossen.

Seine Beerdigung führte zu schweren Unruhen in Managua, die Niederlassung der First National City Bank ging ebenso in Flammen auf wie das Blut-Zentrum der Somozas. Wenige Tage später erklärte einer der gefaßten Attentäter, Pedro Ramos habe ihn für 14 000 Dollar gedungen. Ramos setzte sich gerade noch rechtzeitig in die USA ab. Im Juli 1981, nach der Vertreibung des Somoza-Regimes aus Nicaragua, wurde er wegen Mordes in Abwesenheit zu lebenslanger Haft verurteilt. Chamorros Witwe übrigens sollte mehr als zehn Jahre nach dem Tod ihres Mannes, Anfang 1990,

nach demokratischen Wahlen, die Macht in Nicaragua übernehmen.

1977 hatte Ramos in Belize eine Zweigniederlassung gegründet.
Offizielle Eigentümer: Mr. und Mrs. Sylvestre. 1981, nach der
Unabhängigkeit von der britischen Krone, wurde Louis Sylvestre
Vorsitzender der Peoples United Party, später Minister für Energie
und Kommunikation. Seine Frau Maria Elena, eine Apothekerin,
übernahm die Geschäftsführung der Belize Pharmaceutical Co.
Das gezapfte Plasma lieferte sie an Pedro Ramos weiter, der nach
seiner Flucht aus Nicaragua in Miami als Chirurg arbeitete und
nebenbei weiterhin mit Blut makelte. Damals wurde vor allem
Travenol mit dem Produkt aus Mittelamerika versorgt.

Auch jetzt noch, Mitte 1987, lieferte Maria Elena Sylvestre
Plasma in die USA. Da Belize mit höchstens 170 000 Einwohnern
nur über ein verhältnismäßig kleines Spenderpotential verfügte,
hielt sich hartnäckig das Gerücht, ihr Unternehmen diene eigentlich zur Durchschleusung südamerikanischen Plasmas in die
USA.

In Wahrheit, und entgegen ihren Beteuerungen, interessierten
sich die Faktor-8-Hersteller also wenig für die Herkunft und
Qualität ihres Rohstoffes. Ein Sprecher des Bundesverbandes der
Pharmazeutischen Industrie räumte das später auch mit naiver
Ehrlichkeit ein: »Leider ist gegenwärtig Blutplasma nicht beliebig
verfügbar, so daß wir nach Belieben dort den Rohstoff ziehen
könnten, wo wir wollen. Wir haben hier einige tausend Bluter zu
behandeln. Und wir müssen dann auch zum Teil nehmen, was wir
bekommen.«

Die Hersteller der Gerinnungskonzentrate »zogen« nach wie
vor das erheblich mit Hepatitis-Viren verunreinigte Plasma der
Mexikaner, sie »mußten« auch immer noch Homosexuelle in den
AIDS-Hochburgen zur Ader lassen, obwohl sie, als eine der ersten
Maßnahmen gegen die Ausbreitung der Krankheit unter Blutern,
Anfang 1983 versprochen hatten, sich aus den »hot spots« umge-
hend zurückzuziehen. Downtown San Francisco, in unmittelbarer
Nachbarschaft des berüchtigten Castro District, wo AIDS Ende der
siebziger Jahre seinen Ausgang genommen hatte, standen die
Plasma-Zentren »Mission« und »Westmar« unverändert für Spen-
der jedweder Herkunft offen. Bei Prüfungen monierten die FDA-
Inspektoren zwar immer wieder die völlig unzureichenden hygie-

nischen und medizinischen Zustände, ließen die Einrichtungen aber weiter gewähren. Die Aufforderung an Schwule und Fixer, ihr Blutplasma nach der (bezahlten) Spende so zu kennzeichnen, daß es nicht mit in den großen Pool kam, wurde ignoriert. »Niemand liest dies AIDS-Zeug«, offenbarte ein Spender während einer Kontrolle dem Gesundheitsbeamten, »sie sagen einfach, sie hätten's gelesen, und das reicht denen.«

September 1987, Centers for Disease Control, Atlanta

Seit der Einführung von »Elisa« und anderen, noch sichereren Routine-Tests sowie der Umstellung der Faktor-8-Produktion auf ausschließlich virusinaktivierte Präparate waren Bruce Evatt und seine Kollegen zu bloßen Augenzeugen der Epidemie verurteilt: Die in den CDC eingehenden Zahlen machten Monat für Monat deutlich, daß die Maßnahmen des ersten Halbjahrs 1985 noch nicht zu einer spürbaren Abflachung der Kurve bei den Neuerkrankungen oder gar zu einem Rückgang geführt hatten. Für das letzte Quartal 1986 und das erste Vierteljahr 1987 waren in der Statistik mit jeweils mehr als 40 Fällen neue Rekordwerte verzeichnet worden. Zum Glück sank wenigstens die Zahl der Todesfälle.

Anfang September gab es in den Vereinigten Staaten 407 AIDS-Opfer unter Hämophilen, 257 Bluter waren der Immunschwäche inzwischen erlegen; darüber hinaus hatten sich in jedem zehnten Fall Sexualpartner oder Kinder der Betroffenen infiziert.

Ende September 1987, Bundesgesundheitsamt, Berlin

Auch hierzulande beschleunigte sich der Anstieg bei den gemeldeten AIDS-Erkrankungen unter Blutern jetzt rapide: Seit Ende Mai war die Statistik des BGA von 66 auf 82 geschnellt; die tatsächliche Ziffer lag inzwischen wahrscheinlich bei weit über hundert. Außerdem hatten sich 13 Patienten durch Blutkonserven angesteckt.

12. Oktober 1987, Bonn

Das Treffen fand auf Wunsch von Professor Egli statt und sollte informellen Charakter haben: Am 12. Oktober traf sich der Chef des Bonner Hämophilie-Zentrums mit Dr. Franz-Josef Oldiges, um die Einschätzung der Krankenkassen zu Schadensersatzansprüchen und Schmerzensgeldforderungen kennenzulernen.

In den Gesprächen zwischen der Pharma-Industrie, den Krankenkassen und den Behandlern ging es im Herbst 1987 nicht nur darum, die Folgen der Arzneimittel-Katastrophe für die Betroffenen zu bewältigen, es sollten auch taktische Positionen für den Fall abgesteckt werden, daß die Entschädigungsverhandlungen scheitern und AIDS-infizierte Bluter Strafanzeigen erstatten würden. Da außer den Patienten niemand an staatsanwaltschaftlichen Ermittlungen Interesse haben konnte, suchten die Beteiligten vorsorglich nach Verbündeten. So wußte man zeitweilig nicht, wer gerade mit wem konspirierte – oder gegen wen intrigierte.

Egli ließ Oldiges wissen, daß er von etwa 1 200 HIV-infizierten Blutern in der Bundesrepublik ausgehe. Wie viele davon das Vollbild AIDS entwickeln würden, lasse sich noch nicht abschätzen. »Gleichwohl«, so Egli, müsse man »mit allem rechnen.«

Die Verhandlungen mit den Versicherungen der Hersteller drehten sich derweil »etwas im Kreise«, erfuhr der AOK-Geschäftsführer. Es sei noch völlig unklar, ob es zu einer individuellen Entschädigung oder zu einer pauschalen »Kollektivabgeltung« kommen werde. Oldiges machte abschließend noch einmal die Position der Kassen deutlich, »die Bluter in keinem Fall im Regen stehen zu lassen«. Allerdings habe man wegen eines »übergeleiteten Schadensersatzanspruches«, also den finanziellen Forderungen der Krankenversicherungen, noch nicht das letzte Wort gesprochen: »Ob und inwieweit aus humanitären Gründen Verzicht geleistet werde, sei gar nicht abzuschätzen.«

21. Oktober 1987, Dortmund

Nachdem die Versicherungen ihren anfänglichen Widerstand im Juni aufgegeben hatten, waren in mehreren Verhandlungsrunden während der Sommermonate die Positionen abgesteckt, war schließlich sogar ein Durchbruch erzielt worden. Am 21. Oktober legten die Assekuranzen den beiden Hämophilen-Verbänden ihr Angebot vor: Jeder infizierte Bluter solle eine individuelle Entschädigung erhalten; ein Sockelbetrag käme nicht in Frage; jede Geldzahlung – es waren Summen zwischen 50 000 und 150 000 Mark im Gespräch – müsse mit einem Verzicht auf weitere Rechtsansprüche erkauft werden.

Wer das Angebot annehme, so teilte die DHG ihren Mitgliedern ein paar Tage später mit, müsse nunmehr die Anonymität aufgeben und seine Forderungen mit »einem Anwalt Ihrer Wahl beziehungsweise dem bislang von uns beauftragten Anwalt, Herrn Schulte-Hillen«, geltend machen. Wer gegen die Offerte sei, könne jetzt den üblichen Rechtsweg einschlagen – durch Strafanzeige und/oder Zivilklage auf Schadensersatz. Allerdings wies Schulte-Hillen mit allem Nachdruck auf das erhebliche »Kostenrisiko« von Schadensersatzklagen hin.

Zwischen den Zeilen ließen die beiden Bluter-Verbände und ihre jeweiligen Rechtsbeistände erkennen, daß man zu einem außergerichtlichen Vergleich rate. Zwar sei die nunmehr erzielte Lösung »in keiner Weise zufriedenstellend«, mit einem besseren Verhandlungsergebnis könne aber nicht gerechnet werden. »Von einer Strafanzeige« riet die Anwältin des Vereins Hämophilieberatung e. V. ohnehin ab, da sie »jede Verhandlungsmöglichkeit blockieren kann«. Tatsächlich hat später nicht ein einziger Bluter Anzeige erstattet.

Dezember 1987, Hämophilie-Zentrum Bonn

Der Brief kam einer Ohrfeige gleich. Mit Datum vom 7. Dezember 1987 wandte sich die AOK Mainz-Bingen – per Einschreiben mit Rückschein – an Hans Egli: »Unsere Ermittlungen haben ergeben, daß der Hersteller bzw. Importeur von Faktor-8-Produkten, die Ihrem Patienten Martin Krinz* von Ihnen verabreicht wurden, nicht namhaft gemacht werden kann.« Dafür gab es nur zwei mögliche Erklärungen: Entweder war die Dokumentation im Bonner Hämophilie-Zentrum, entgegen allen Beteuerungen, schlu-

* Der Name wurde geändert, der Fall ist aber authentisch.

drig, oder aber die Lieferanten sollten nicht bekannt werden, weil sie – wie Marguerres Briefkastenfirmen – über keinen Versicherungsschutz verfügten.

»Insoweit müssen wir uns wegen der Durchsetzung vermeintlicher Schadensersatzansprüche . . . an Ihr Institut halten«, schrieb die rheinland-pfälzische Krankenkasse. Die AOK hatte nämlich für ihren Versicherten Martin Krinz, einen 16jährigen Schüler, inzwischen erhebliche Aufwendungen getätigt. Und für die sollte Egli einstehen, denn »nach den gesetzlichen Bestimmungen sind Sie zum Ersatz des entstandenen und entstehenden Schadens verpflichtet«.

Das Schreiben ließ wenig Spielraum für eine Verständigung: Egli möge doch bitte, für den Fall, daß er persönlich Versicherungsschutz genieße, die Gesellschaft und die Nummer seines Versicherungsscheins angeben, damit der weitere Schriftwechsel direkt mit dem Unternehmen geführt werden könne.

Ein weitaus größeres Harmoniebedürfnis als die Mainzer AOK hatte deren Bundesverband, speziell dessen Geschäftsführer Franz-Josef Oldiges. Er war für Anfang Januar 1988 mit dem Vorstandsmitglied der Colonia AG, Elmo Freiherr von Schorlemer, verabredet, der sich wenige Monate zuvor in so herablassender Weise über die Schmerzensgeldforderungen infizierter Bluter geäußert hatte.

Das Gespräch zwischen Oldiges und Schorlemer fand dann »in einer betont freundlichen Atmosphäre« statt, führte aber in der Sache zu keiner Annäherung der Standpunkte.

8. Februar 1988, Wien

In der Sendung *Momente* des Österreichischen Rundfunks ging es um die Frage, wer für die AIDS-Katastrophe unter Blutern verantwortlich sei. Ob man sich bei der Firma Immuno, dem österreichischen Faktor-8-Hersteller, denn in irgendeiner Form moralisch schuldig fühle, wollte der Journalist wissen. Dr. Johann Eibl antwortete: »Ich glaube nicht, im Gegenteil – ich glaube, es besteht uns gegenüber eine gewisse moralische Schuld, denn Sie dürfen ja nicht vergessen, nachdem das bekanntgeworden ist, hat es einer gewissen Überwindung bedurft, da mit einem Material, das lebenswichtig für die Hämophilen ist, weiterzuarbeiten. Wir haben tausend Mitarbeiter, und Sie können sich vorstellen, daß die nicht sehr erfreut waren, wie sie mit einem potentiell kontaminierten Material arbeiten müssen, das AIDS-Viren enthält.«

März 1988, DHG-Geschäftsstelle Hamburg

Seit der Dortmunder Sitzung mit den Versicherungskonzernen hatte die Verhandlungskommission der Deutschen Hämophilie-Gesellschaft (DHG) und der Hämophilieberatung e. V. eine Vielzahl von Verhandlungen geführt, um die Details der Entschädigungsregelung festzulegen. Erst im Februar war – bei der Colonia in Köln – so etwas wie ein endgültiger Durchbruch erzielt worden. Auf der Besprechung war von den DHG-Vertretern zunächst das gesamte bis dahin erreichte Verhandlungsergebnis in Frage gestellt worden, weil die Versicherer sich nicht an einen einheitlichen Abrechnungsmodus halten wollten. Nach sehr lautstarker Diskussion und einer Unterbrechung der Sitzung hatten die Assekuranzen schließlich eingelenkt. Zwar weigerten sie sich nach wie vor, Schmerzensgeld zu zahlen. Auch war eine Pauschallösung nicht durchsetzbar gewesen. Sie war angeblich von Vertretern der Firma Travenol als größtem Anbieter auch auf anderen internationalen Märkten abgelehnt worden, weil man eine Signalwirkung befürchtete.

Dennoch glaubte die DHG, den betroffenen Mitgliedern die nunmehr fixierte Kompromißlösung empfehlen zu können, zumal »mit Blickwinkel darauf, daß so jedem HIV-Positiven der lange Prozeßweg« nach dem Arzneimittelgesetz erspart bliebe. Außerdem habe man immerhin erreicht, »daß nunmehr jeder positive Hämophile eine Vergütung für außerordentliche Belastung und vermehrte Bedürfnisse aufgrund seiner Infektion erhält«. Es sei deshalb ratsam, »jetzt möglichst schnell die Unterlagen über den Anwalt weiterzuleiten«. Die Zeit, Ansprüche geltend zu machen, sei bis zum 31. Dezember 1988 befristet.

Bei den Krankenkassen ging man davon aus, daß die Hämophilen »jetzt schnell in den Besitz der entsprechenden Summen gelangen möchten« und es den Versicherungen unter diesem Druck gelungen sei, »eine höchst preiswerte Lösung« zu erzielen.

Vor allem aber: Den Pharma-Firmen war es gelungen, das für die Katastrophe unzureichende Arzneimittelgesetz zu umschiffen – und damit eine mögliche Verschärfung zu verhindern.

8. Juni 1988, Arlington

Die Tagung fand, wie alle Jahre, in der exklusiven Umgebung eines Luxushotels nahe der Bundeshauptstadt Washington statt. Diesmal war die Wahl der American Blood Resources Association (ABRA) auf das Crystal Gateway Marriott in Arlington gefallen. Dort traf sich zwischen dem 8. und 10. Juni alles, was Rang und Namen hatte im amerikanischen Blut-Busineß, zum »Plasma Forum '88«.

Naturgemäß dominierten auf dem Jahreskongreß der Branche ökonomische Aspekte. Es wurde freilich am Rande auch der Entwurf eines neuen Status-Reports über Gerinnungskonzentrate diskutiert, der im Herbst erscheinen sollte. Im später dann auch veröffentlichten Bericht war zu lesen, wie die US-Plasma-Industrie das AIDS-Desaster unter den Blutern rückblickend beurteilte: Von einem Verschulden der Hersteller könne keine Rede sein, die Katastrophe sei gleichsam wie ein Wirbelsturm über die Hämophilen hereingebrochen. Als es »Mitte 1985« endlich einigermaßen Klarheit gegeben habe, sei in der Industrie sehr schnell »ein Konsens« herzustellen gewesen, »nicht-hitzebehandelte Präparate freiwillig vom Markt zu nehmen«. Dabei habe man die internationale »Bluter-Gemeinde« stets als eine Art Familie angesehen, die »sichere, wirksame Gerinnungsprodukte benötigt, und zwar unabhängig von politischen oder geographischen Situationen«. Das war angesichts der Exporte von AIDS-kontaminierter Altware nach Japan und in Länder der Dritten Welt eine völlige Verdrehung der Tatsachen.

Die Epidemie habe überdies erneut bestätigt, daß »sich die langwährende und einzigartige Beziehung zwischen den Blutern, ihren Ärzten und den Herstellern von Gerinnungsfaktoren, in einer Zeit, in der die Gesundheit und das Wohlbefinden Tausender von Menschen gefährdet ist, bewährt hat«.

Rechtzeitig zum Meeting in Arlington hatte der Dachverband ABRA eine aktuelle Auflistung der Plasma-Spendestationen mit amerikanischer Lizenz anfertigen lassen: Unter den rund 400 Zentren war noch immer die mehr als zweifelhafte Einrichtung von Mrs. Maria Elena Sylvestre im mittelamerikanischen Zwergstaat Belize registriert.

Sommer 1988, ARC-Hauptquartier, Washington

Für das Amerikanische Rote Kreuz (ARC) war es ein heißer Sommer: Was Dr. Gerald Sandler, dem verantwortlichen Leiter für die ARC-Blutspendedienste, der jahrelang AIDS-Gefahren für die nationale Blutversorgung geleugnet und vorsorgliche Tests boykottiert hatte, zum Schwitzen brachte, waren indes weniger die hohen Temperaturen. Dem Roten Kreuz stand ein Fiasko bevor, und Sandler trug die Verantwortung dafür.

Im April war das ARC von der Arzneimittelbehörde FDA unmißverständlich zu einer Revision seiner 56 regionalen Blutspendedienste aufgefordert worden, nachdem die FDA-Prüfer bei Inspektionen schwerwiegende Verstöße gegen gesetzliche Vorschriften und Richtlinien herausgefunden hatten. Nach den ersten alarmierenden Befunden waren die Einrichtungen in St. Louis und in Washington D.C. vorsorglich geschlossen und Mitarbeiter fristlos entlassen worden. Dabei hatte der verantwortliche Chef in St. Louis, Dr. William Miller, als Gegenspieler von Sandler 1982 und 1983 einschneidende Maßnahmen gegen die AIDS-Risiken energisch befürwortet.

Gerald Sandlers Befürchtung, es könne sich bei St. Louis und Washington um alles andere als zwei »Ausrutscher« handeln, hatte sich bereits einige Wochen später bestätigt, als auch von anderen Stationen Hiobsbotschaften über personelle Unzulänglichkeiten und systematische Programmierfehler in der Spender-EDV eingingen.

Und inzwischen lag dem ARC-Mann das Ergebnis der internen Überprüfung sogar schwarz auf weiß vor: In mehr als der Hälfte der US-Rotkreuz-Stationen waren insgesamt 2 400 AIDS- und hepatitisverseuchte Einheiten – Konserven, Blutzellen und Plasmaprodukte – hergestellt und zur Anwendung freigegeben worden. Dr. Gerald Sandler wußte, daß er dafür den Kopf hinhalten mußte. Denn er hatte Anfang 1987 entsprechende Hinweise ignoriert und

THE AMERICAN RED CROSS BLOOD SERVICES   EI 4/12-5/10/88
Rochester Region
50 Prince Street   KVM #245
Rochester, New York 14607   SLP #265

-1-

SUMMARY OF FINDINGS:

This inspection was carried out per the BUF-DO April/May, 1988
Workplans under CP 7342.001A, Inspection of Licensed Blood Banks.
The firm does not collect source plasma and CP 7342.002 was not
covered. Previous inspections of 1/22-30/86 and 9/27-10/1/84 found
minor and no objectionable conditions respectively.

This facility continues to serve as a collection and processing cente
of blood. Used in this operation are mobile units, including a
self-contained bloodmobile bus, for the collection of blood. Blood
components prepared include whole blood, red blood cells, platelets,
platelets by pheresis, granulocytes/platelets by pheresis, fresh
frozen plasma, cryoprecipitate, plasma and irradiated blood.
Recovered plasma, salvaged red blood cells and source leukocytes (by
product of automated pheresis), are sold for further manufacture int
in vivo/in vitro products or research.

This inspection revealed in late 1986 three donors who tested positi
for HTLV III, were subsequently omitted from the facility's donor
deferral file. These errors were not discovered until February and
May, 1987. As a result, the individuals donated again, and upon
testing negative for HTLV III this second time, components prepared
from the donated units were distributed. Two of the donors were four
to have an atypical Western Blot while the third went through a
re-entry program and was placed back on the active donor list. All
components prepared, except recovered plasma, were found to have beer
transfused. The facility notified the hospitals receiving
questionable units of the error. Recovered plasma was shipped for
further fractionation. The facility notified their National
Headquarters for a possible recall of recovered plasma shipped to

Investigator Pat McQueen, BUF-DO, found no recall was conducted by th
National Red Cross. HPC-130 and HFN-311 were notified of this
situation on 4/15/88.

In addition to the above observation, other GMP deficiencies included

(1) Incomplete validation documentation for computer systems.
(2) Error/accident reports not accurate and/or complete.
(3) Incomplete SOP's and recordkeeping discrepancies concerning the
     automated blood analyzer.
(4) Inadequate temperature storage of platelets.
(5) Inadequate disposition records for pilot tubes.
(6) Failure to follow SOP's for the shipment of blood components.
(7) Incomplete records concerning emergency blood release.
(8) Inadequately ... donor recov... rea in the ph
     depart...   ... is answered.

This rep... ...nvestigator Kevin V. Murray.

HISTORY OF BUSINESS:

The firm is a chapter of The American National Red Cross with the
current responsible head for blood services being Dr. S. Gerald
Sandler. Other corporate officials include Victor W. Schmitt,
Vice-President of Blood Services; Dr. Lewellys F. Barker, Chief
Medical Officer; Gil Tills, Chief Operating Officer; and Richard F.
Schubert, President. All these individuals maintain their offices at
the American National Red Cross, National Headquarters, Washington, D
20006. Any post inspectional correspondence should be addressed to
Dr. Sandler.

In 1987, the facility drew   units. A breakdown of the products
prepared can be seen in Exhibit #1. Products manufactured by the fir
include whole blood, red blood cells, platelets, platelets by
pheresis, granulocytes/platelets by pheresis, fresh frozen plasma,
cryoprecipitate, plasma and irradiated blood. Recovered plasma,
salvaged red blood cells and source leukocytes (by product of
automated ph... ...re sold for further manufacture into in vivo/in
v...

*Inspektionsbericht der FDA über schwere Versäumnisse des Rotkreuz-
Blutspendedienstes Rochester*

es versäumt, AIDS-kontaminiertes Blutplasma vom Markt zurückzuholen. Und das wußte auch die FDA.

Als nämlich Mitte April 1988 zwei Inspektoren der Behörde den ARC-Blutspendedienst in Rochester (NY) unter die Lupe nahmen, trauten sie ihren Augen kaum, auf welche Unterlagen sie da stießen. Ende 1986, so hielten sie hinterher in ihrem Prüfbericht fest, waren drei Spender als HIV-positiv diagnostiziert, die Testergebnisse aber nicht in der Spenderkartei vermerkt worden. »Dieser Irrtum wurde erst im Februar und im Mai 1987 erkannt« (FDA-Dossier). Da waren die AIDS-infizierten Spender allerdings längst wieder zur Ader gelassen worden. Als der Blutspendedienst dann die belieferten Krankenhäuser alarmierte, war es schon zu spät: Mit Ausnahme des Plasmas waren sämtliche infizierten Blutprodukte inzwischen transfundiert worden. Daraufhin hatten die Leute aus Rochester das ARC-Headquarter in Washington gebeten, wenigstens die Weiterverarbeitung des Plasmas zu verhindern. »Eine Überprüfung ergab aber, daß danach kein Rückruf durch das Nationale Rote Kreuz veranlaßt worden war« (FDA-Dossier).

Wenn irgendeiner der Empfänger eines Blut- oder Gerinnungsprodukts aufgrund dieses Versagens an AIDS erkranken würde, so mußte Sandler klar sein, wäre er nicht nur seinen Job los, sondern stünde womöglich alsbald vor Gericht. Und als jetzt auf seinem Schreibtisch ein Bericht landete, der das ganze Ausmaß der vom Roten Kreuz verursachten Schlamperei offenbarte, blieb ihm nur noch ein schwacher Hoffnungsschimmer. Bei keiner der betroffenen Personen sei es bislang zu einer Infektion gekommen, ließ das ARC Anfang September verlauten, als es sich mit der FDA auf »freiwilliger Basis« darauf verständigt hatte, die interne Qualitätskontrolle im Rahmen des Blutspendeprogramms zu verbessern. Das änderte nichts: Die Reputation des Amerikanischen Roten Kreuzes war dahin.

Zur gleichen Zeit wurden die Zahlen der letzten Einkommensteuererklärung intern bekannt: Mit dem Verkauf von Blutprodukten hatte das ARC 1986 und 1987 jeweils rund 500 Millionen Dollar eingenommen. William Miller aus St. Louis übrigens war 1986 mit rund 150000 Dollar Jahresgehalt der drittbestbezahlte ARC-Angestellte überhaupt.

September 1988, Hämophilie-Zentrum Bonn

Im AOK-Bundesverband war man unentschlossen. Sollten die Krankenkassen ihren Anspruch auf Schadensersatz einklagen – oder auf die durch Behandlungsmaßnahmen bei AIDS-kranken Blutern entstandenen Kosten großherzig verzichten? In den Telefonaten zwischen den Justitiaren im Bundesverband der Pharmazeutischen Industrie (BPI) und deren AOK-Kollegen war immer wieder das zynische Argument angeklungen, de facto würde den Kassen ja gar kein Schaden entstehen, sie hätten vielmehr unterm Strich, durch die verkürzte Lebenserwartung der AIDS-Kranken, mit erheblich geringeren Gesamtkosten zu rechnen.

Bei den AOK-Leuten war in den letzten Monaten deshalb ernsthaft in Erwägung gezogen worden, einen Musterprozeß zu führen, aber nicht gegen die Versicherer der Herstellerfirmen, sondern gegen einen bereits entschädigten Hämophilen, um sich wegen der eigenen Kosten an seiner Entschädigung schadlos zu halten. Doch nach einem erneuten Tête-à-tête zwischen Dr. Franz-Josef Oldiges und Professor Hans Egli, Mitte September, ließ der AOK-Geschäftsführer seine Mitarbeiter wissen, er habe »Egli zugesagt«, man solle auf jeden Fall mögliche »Musterfälle zuvor einmal (mit ihm) durchsprechen«. Der Chef des Bonner Hämophilie-Zentrums warne »dringend vor der Führung von Musterprozessen. Alle Bluter mit AIDS würden wie ein Mann die Kassenregelungen für Import-Präparate als Ursache« für die HIV-Epidemie darstellen. Das Argument hatte Oldiges zum wiederholten Mal beeindruckt.

15. Dezember 1988, Los Angeles

Er war einer von ihnen gewesen, und deshalb wog seine Aussage besonders schwer: Am 15. Dezember suchte Dr. Thomas C. Drees einen Notar in Los Angeles County auf, um eine eidesstattliche Erklärung für den Prozeß des AIDS-kranken Bluters Kevan Brommer* gegen die vier Faktor-8-Hersteller Alpha Therapeutics, Armour, Travenol und Cutter abzugeben. Drees war bis November 1983 nicht nur Chef von Alpha Therapeutics, der Tochter des japa-

---

* Der Name wurde geändert, der Fall ist aber authentisch.

nischen Green-Cross-Konzerns, gewesen, er hatte auch zahlreiche Ehrenämter im Blut-Busineß inne, als Vizepräsident des Dachverbandes ABRA, als Direktor der American Blood Commission und als Mitglied eines Beratergremiums im US-Senat. Bis zu seiner Entlassung durch sein japanisches Mutterunternehmen war Tom Drees ein Hansdampf in allen Gassen, ein kleiner Mann mit großem Geschäftssinn und klaren Vorsätzen: »Der Teufel hole alle Bestimmungen, die eine ausreichende Versorgung mit Blut verhindern«, hatte er 1983, auf blutrotem Cover, in einem Buch über den Rohstoff geschrieben. Von Drees stammte auch das Wort, die Vereinigten Staaten seien die OPEC des Blutes.

Doch was er nun vor dem kalifornischen Notar beschwor, klang in Tenor und Duktus ganz anders – aber deshalb nicht weniger glaubhaft: Der Markt mit Gerinnungspräparaten sei ein Milliardengeschäft, und deshalb habe seinerzeit keines der konkurrierenden Unternehmen ein Interesse an durchgreifenden Maßnahmen gegen AIDS gehabt. Als er im eigenen Hause, bei Alpha, aus Angst vor der Katastrophe schließlich auf einer anderen AIDS-Politik bestanden habe, sei er kurzerhand rausgeschmissen worden.

Heute könne er sagen, »daß die Firmen damals in enger Abstimmung mit Dennis Donohue von der FDA, mit dem Verband der Blutbanken (AABB) und dem Amerikanischen Roten Kreuz (ARC) ein Komplott geschmiedet hatten, um den Hepatitis-Core-Test als Instrument der Gesundheitsvorsorge zu verhindern. Sie taten das, um die Kosten für den Test zu sparen und auf positive Spender nicht verzichten zu müssen.« Außerdem hätten die Firmen, vor allem Cutter, innerhalb von sechs Monaten, also bis Mitte 1983, eine Hitzebehandlung auf die Beine stellen können. »Cutter gehörte zum deutschen Bayer-Konzern und sollte also informiert gewesen sein«, daß auf dem deutschen Markt bereits ein hitzebehandelter Faktor-8 existierte.

Aber die Firmen weigerten sich, »es gab eine Verschwörung der wichtigsten Bosse in der Blut-Industrie«, wiederholte Drees am Schluß seiner eidesstattlichen Versicherung nochmals mit Nachdruck, »es ging ihnen darum, auf Kosten von Menschenleben Dollars zu sparen, und zwar noch zu einem Zeitpunkt, als eine Ausbreitung der Verseuchung über jeden Zweifel erhaben war«.

Wie im Falle Kevan Brommer sahen sich die amerikanischen Produzenten inzwischen in einer Reihe von Fällen mit Klagen

IN THE UNITED STATES DISTRICT COURT

FOR THE DISTRICT OF HAWAII

JOHN DOE,   )   CIVIL NO. 87-0232

        Plaintiff,   )   AFFIDAVIT OF THOMAS DREES

     vs.   )

CUTTER BIOLOGICAL, a division)
of Miles Laboratories, Inc.,)
et. al.,   )

        Defendants.   )

)

AFFIDAVIT OF THOMAS DREES

STATE OF CALIFORNIA   )
)   SS.
COUNTY OF LOS ANGELES   )

       Comes now Thomas Drees, being first duly sworn on oath,

...ses and says as follows:

... been ...

...ough I wa... ...oings on at
various meetings that were attended by my subordinates of the
BPAC, NIH, CDC, ABRA, NHF and AABB, specifically Penny Carr, our
regulatory representative, it is now apparent to me after
reviewing the documents in this case that there was a
"conspiracy" ...t work among the various fractionators to avoid
using the surrogate test known as the HB Core Antibody Test. I
was not aware of this even at th... ...my deposition, July
...ss. Had I been ...

... 26, 198...

... Recently, counsel has provided me with further
documents which indicate to me that the fractionators in
conjunction with Dennis Donohue of the FDA and the AABB and ARC
conspired to prevent the use of the HB Core Test from being
implemented as the standard of care. They did this to prevent
... ...t, and to avoid having ...

... ...the blood ...ustry, and ...lood
industries resis...nce to take the most obvious and needed
precautions to the AIDS epidemic convinces me that there was a
concerted effort by the influential leaders of the blood industry
to save dollars at the expense of lives, even when it was clear
beyond any doubt that there was widespread contamination of the
blood supply in November, 1982

       Further affiant sayeth naught.

                           THOMAS DREES

Eidesstattliche Versicherung des früheren Alpha-Präsidenten Thomas Drees

AIDS-kranker Bluter konfrontiert. Anders als in der Bundesrepublik gab es in den Vereinigten Staaten nie einen ernsthaften Versuch, die Hersteller in einer gemeinsamen Aktion zu Entschädigungszahlungen zu zwingen. Dafür übernahmen clevere, auf Schadensersatzprozesse der nötigen Größe spezialisierte Anwaltsfirmen die Vertretung einzelner Hämophiler, auch in der Hoffnung, selber gut an den Verfahren zu verdienen. Anfang November war Cutter in einem anderen Fall von einem District-Gericht in Atlanta zu einer Summe von fast zwei Millionen Dollar verurteilt worden; in der Revision sollte die Entscheidung allerdings später wieder aufgehoben werden.

Die Richter kamen der Wahrheit in den meisten Prozessen ohnehin nicht auf die Spur. Das lag zum einen an der amerikanischen Prozeßordnung, die es den burschikos, mitunter rabiat auftretenden Anwälten erlaubt, praktisch jede Zeugenaussage mit Einsprüchen in der Sache und in der Form zu traktieren; das hing zum anderen aber auch mit der großen Vergeßlichkeit vieler Beteiligter zusammen.

Im Verfahren von Kevan Brommer waren zum Beispiel im Oktober und November der Cutter-Manager John Hink und Bruce Evatt von den CDC in den Zeugenstand gerufen worden. Sie sollten zu der Frage Stellung nehmen, ob es nicht schon Anfang 1983 zwingend geboten gewesen sei, den Hepatitis-Core-Test einzuführen. Von Evatt war dies bereits Ende 1982 gefordert worden, und auch John Hink hatte sich nach der »schrecklichen Konferenz« in den CDC, Anfang Januar 1983, firmenintern für das Verfahren stark gemacht.

John Hink machte partielle Gedächtnislücken geltend. Bei der Befragung durch die Anwälte des Klägers Kevan Brommer und der beklagten Firmen erklärte er:

Brommer-Anwalt: Nach dem Treffen bei den CDC am 4. Januar 1983, Mr. Hink, haben Sie da Forderungen an Cutter gestellt, als Ergebnis dessen, was da passiert war?

Hink: Ja, habe ich gemacht!

Brommer-Anwalt: Was haben Sie gefordert?

Hink: Ich habe gefordert, was da am Ende des Vermerks steht!

Brommer-Anwalt: Haben Sie gefordert, Cutter solle den Hepatitis-Core-Test anwenden?

Cutter-Anwalt: Zu jener Zeit?

Brommer-Anwalt: Zu jener Zeit!

Cutter-Anwalt: Wenn Sie »anwenden« sagen, meinen Sie in den Plasma-Stationen?

Brommer-Anwalt: Genau!

Cutter-Anwalt: Haben Sie die Frage noch, Mr. Hink?

Hink: Ich kann das in meinen Forderungen nicht finden. Wenn das nicht stimmt, korrigieren Sie mich. Vielleicht finden Sie es irgendwo!

Brommer-Anwalt: Nein, ich weiß das nicht. Ich frage nur, ob Sie sich unabhängig von Ihren schriftlichen Notizen daran erinnern?

Hink: Das ist eine bessere Frage! Nein, ich erinnere mich nicht!

Bei seiner Anhörung am 14. Oktober hatte Bruce Evatt zwar eingeräumt, sich damals »in der Rolle des Helden« in der AIDS-Geschichte durchaus gefallen zu haben; als es dann darum ging, eine konkrete Position zu beziehen, war er jedoch wieder in die Rolle des eher zögerlichen Beamten geschlüpft, der, ganz loyal, den Leuten von der Schwesterbehörde FDA und aus der Industrie nicht auf die Füße treten wollte. Als Evatts schwammige Stellungnahme hinterher bekannt wurde, waren viele ehemalige Mitstreiter maßlos enttäuscht und kritisierten, Evatt habe sich als Denkmal selbst demontiert.

1. Dezember 1988, Universitätsklinik Frankfurt am Main

Inge Scharrer lag einmal mehr mit den Kassen über Kreuz. Die Hämophilie-Behandlerin des Klinikums der Frankfurter Johann-Wolfgang-Goethe-Universität hatte einem Bluter »Hemofil M« verschrieben, das neue Präparat von Travenol. Von der AOK war die Kostenübernahme dann mit der Begründung abgelehnt worden, das Präparat sei offiziell noch nicht vom Bundesgesundheitsamt zugelassen, dürfe folglich nicht in den Verkehr gebracht und angewandt werden.

Zur Abwechslung übernahm es jetzt einmal der Verwaltungsdirektor des Klinikums, die Krankenkassen über ihre Rechte und Pflichten aufzuklären: Das Präparat »Hemofil M« sei »noch reiner als« das Behring-HS, seine Anwendung daher medizinisch unbedingt indiziert. »Es ist Ihnen aus der Vergangenheit sicher noch

Ein Held demontiert sich
Auszug aus einer Zeugen-Aussage von Bruce Evatt am 14. Oktober 1988 (im Verfahren von Kevan Brommer):

Brommer-Anwalt: Da war diese Konferenz am 4. Januar 1983 in den CDC...
Evatt: Ja.
Brommer-Anwalt: Haben Sie auf dieser Konferenz gefordert, daß der Hepatitis-Core-Test eingeführt wird?
Evatt: Meinen Sie mich persönlich?
Brommer-Anwalt: Sie oder die CDC.
Evatt: Auf der Konferenz kamen keine Forderungen zustande. Es wurden Anhaltspunkte dargelegt über die Zahl der positiven Core-Tests bei Leuten mit AIDS. Aber es gab nur den Versuch, einen Konsens zu erzielen. Das war das Ergebnis. Aber keine irgendwie gearteten Forderungen!
Brommer-Anwalt: Sofort oder kurz nach der Konferenz, haben Sie da die Forderung erhoben?
Cutter-Anwalt: Einspruch! Zu vage und unklar. Meinen Sie den Doktor oder die CDC?
Brommer-Anwalt: Wenn ich »Sie« sage, Dr. Evatt, meine ich Sie persönlich und/oder die CDC! Erhoben Sie die Forderung, den Core-Test einzuführen?
Armour-Anwalt: Ich lege Einspruch gegen diese Art der Frage ein!
Travenol-Anwalt: Ich schließe mich an!
Alpha-Anwalt: Ich ebenso!
Brommer-Anwalt: Haben Sie die Frage verstanden. Dr. Evatt?
Evatt: Könnten Sie etwas genauer fragen, was Sie wissen wollen?
Brommer-Anwalt: Haben Sie oder die CDC nach der Konferenz am 4. Januar 1983 gefordert, den Hepatitis-Core-Test einzuführen?
Evatt: Ob ich jemals danach verlangt habe, die Einführung in Erwägung zu ziehen? Die Antwort müßte »ja« sein, wahrscheinlich, nach einer gewissen Zeit habe ich das sicherlich, wahrscheinlich vorgeschlagen.
Brommer-Anwalt: Warum haben Sie das vorgeschlagen?
Evatt: Warum ich das vorgeschlagen habe? Weil es ein Ersatz-Marker für AIDS-infizierte Personen war.
Brommer-Anwalt: Dr. Evatt, können Sie uns annähernd sagen, wann Sie zu dem Ergebnis kamen, daß der Test eingeführt werden sollte?
Travenol-Anwalt: Einspruch gegen die Form der Frage, weil sie die Ausführungen von Dr. Evatt falsch auslegt.
Brommer-Anwalt: Haben Sie meine Frage verstanden, Doktor? Diese Einsprüche übrigens sind nicht nur für die Dokumentation!
Evatt: An genaue Daten kann man sich nur schwer erinnern. Also genaue Daten kann ich Ihnen überhaupt nicht geben. Ich weiß nur, daß es in dieser Zeit sehr wahrscheinlich ist, daß ich den Test als Ersatztest vorschlug. Aber das müßte man in den Protokollen der Treffen nachlesen. Ich habe damals an Hunderten von Meetings teilgenommen, sie sind mit der Zeit alle verschwommen in meiner Erinnerung.

Brommer-Anwalt: Haben Sie die Forderung auf mehreren der damaligen Treffen erhoben?

Alpha-Anwalt: Mir ist nicht ganz klar, wohin wir jetzt marschieren. Sie haben in mehreren Fragen den Begriff »Vorschlag« gebraucht, und jetzt sprechen Sie von einer »Forderung«. Ich glaube nicht, daß es bislang irgendeinen Grund gibt, davon auszugehen, der Doktor hätte eine Forderung gestellt!

Brommer-Anwalt: Ich denke, er hat das getan! Haben Sie eine Forderung erhoben, den Hepatitis-Core-Test anzuwenden?

Evatt: Falls ich das gemacht haben sollte, dann war es aber auf keinen Fall eine offizielle Forderung der CDC. Es müßte eine persönliche Meinung gewesen sein, als Ergebnis einer Befragung durch einen Teilnehmer der Konferenz. Die CDC hatten keine offizielle Politik hinsichtlich Hepatitis-Core- oder Ersatz-Tests in jener Zeit!

Brommer-Anwalt: Wissen Sie, ob die FDA eine solche Forderung erhob?

Evatt: Ja, also da müssen Sie die FDA fragen. Ich weiß das nicht. Ich kann mich nicht erinnern, ob sie das forderten oder nicht.

erinnerlich, daß sich Frau Professor Dr. Scharrer entschieden gegen die von Ihnen geforderte Verwendung von zwar kostengünstigeren, jedoch unreinen Direktimporten verwahrt hat«, schrieb der Verwaltungschef an den AOK-Landesverband Hessen. Und dann setzte er noch eins drauf: »Die Auswirkung der Direktimporte auf die Verbreitung der Krankheit AIDS bei den hämophilen Patienten ist bekannt (in Bonn sind 90 Prozent dieser Patienten seropositiv[*], in Frankfurt nur 30 Prozent).« Sollte Inge Scharrer da dem Bonner Kollegen in den Rücken gefallen sein?

Dezember 1988, Bundesgesundheitsamt, Berlin

Ende des Jahres waren in der BGA-Statistik 2 589 AIDS-Fälle in der Bundesrepublik registriert, darunter neben der Hauptrisikogruppe, den Homosexuellen, 180 Fixer, 138 Hämophile und 44 Empfänger von Transfusionen – also bereits mehr HIV-Kranke durch Blut und Blutprodukte als durch »needle-sharing« unter Drogenabhängigen, Dunkelziffern exklusive. Zum gleichen Zeitpunkt lagen erste Daten über AIDS-erkrankte Bluter auch aus dem

---

[*] HIV-infiziert.

Ausland vor: 135 in Großbritannien, 95 in Spanien, 70 in Frankreich, 150 in Brasilien, 50 in Kanada, 480 in den USA. Weltweit, so ließ sich abschätzen, waren Ende 1988 zwischen 20 000 und 30 000 Hämophile HIV-infiziert, zwischen 2 000 und 3 000 an AIDS erkrankt und mehr als 1 000 Patienten der tödlichen Immunschwäche erlegen.

Januar 1989, DHG-Geschäftsstelle Hamburg

Bis zum Jahresende 1988 hatten sich hierzulande 1 246 AIDS-infizierte Bluter bei den Versicherungen gemeldet, um ihre Ansprüche geltend zu machen. In mehr als 1 100 Fällen waren bereits Entschädigungen von 65 000 bis 150 000 Mark gezahlt worden. Mit einer zu erwartenden Gesamtsumme von höchstens 120 Millionen Mark hatten es die Assekuranzen geschafft, die finanziellen Auswirkungen für den Pharma-Pool erheblich unter den zunächst befürchteten 300 Millionen Mark zu halten.

»Die größten Schwierigkeiten bei der Abwicklung«, so Rechtsanwalt Karl H. Schulte-Hillen, der den überwiegenden Teil der Betroffenen gegenüber den Versicherern vertreten hatte, sei der Nachweis gewesen, »welche Präparate von welchen Firmen in welchem Umfang« jeweils verwendet worden waren. Die Angaben waren wichtig, um festzustellen, »welche Versicherung den Schaden zu regulieren hatte«. Der überwiegende Teil der Zahlungen, mehr als 40 Prozent, entfiel nach Schulte-Hillens Statistik auf die Colonia (Immuno); die National-Union (Travenol) war mit 24 Prozent beteiligt, die Versicherer von Alpha, Cutter und Behring mußten für jeweils rund 10 bis 15 Prozent der HIV-Fälle einstehen.

Ähnliche, wenngleich sehr viel geringere Entschädigungszahlungen wie in der Bundesrepublik kamen nur noch in Österreich zustande. Als dort einige Betroffene Klage gegen Immuno einreichten, erhielten sie prompt weitaus höhere Beträge.

Staatliche Finanzhilfe wurde später, in unterschiedlicher Höhe, in Australien, Brasilien, Kanada, Dänemark, Norwegen, Griechenland, Irland und Japan gewährt; die englische Regierung lehnte eine Unterstützung ab; in Frankreich sollte eine Art Stiftung eingerichtet werden. Für die größte Arzneimittel-Katastrophe wurde die Pharma-Industrie nur in der Bundesrepublik zur Kasse gebeten.

Aber auch bei uns erhielten längst nicht alle HIV-infizierten Bluter Geld. Eine Vielzahl traute der von der DHG und den Versicherern zugesagten Anonymität nicht, einige wollten sich aus prinzipiellen Gründen nicht kaufen lassen, andere starben vor Abschluß der Verhandlungen. Dabei war nach dem Urteil von Schulte-Hillen die Unterstützung durch einige Hämophilie-Behandler mangelhaft: »In einzelnen Fällen mußten wir bis zu zehnmal anmahnen, um Auskünfte zu erhalten«, bei zwei Blutern sei die »Regulierung daran vor Ableben des Betroffenen gescheitert«.

Sorge machte sich die Deutsche Hämophilie-Gesellschaft (DHG) vor allem wegen möglicher Rückforderungen – der Steuerbehörden, der Sozialämter und möglicherweise der Krankenkassen. Alle hatten bereits angedeutet, daß ihnen ein Teil der Entschädigungssumme zustünde. Vom Bundesfinanzministerium war der DHG schon im Juli 1988 mitgeteilt worden, daß »nach § 24 Nr. 1 Einkommensteuergesetz Entschädigungen, die als Ersatz für entgangene oder entgehende Einnahmen gewährt werden«, steuerpflichtig seien.

Weitaus mehr Verständnis bei der Interpretation der Gesetzeslage hatten Ende 1988 das Bundesgesundheits- und das Bundesarbeitsministerium gezeigt. Es wäre »für die betroffenen HIV-infizierten Bluter ein schlimmes Ergebnis«, schrieb Professor Rita Süssmuth Anfang November an Norbert Blüm, wenn »auf die bezahlte Entschädigung doch von dritter Seite Rückgriff genommen werden könnte«. Blüm konnte der »verständigen Auslegung« seiner Kabinettskollegin nur zustimmen: »Die dem Geschädigten zustehenden Ansprüche werden mit der Abfindung abschließend reguliert. Zugleich werden damit Rückgriffsansprüche der Versicherungsträger und der Sozialhilfe gegenüber dem Geschädigten ausgeschlossen.« Damit war auch der immer noch nicht zu den Akten gelegte Plan des AOK-Bundesverbandes, sich an den Entschädigungen schadlos zu halten, endgültig vom Tisch. Für die Kassen noch entscheidender: Beide Ministerien kamen zu dem Ergebnis, daß die finanziellen Forderungen, die aufgrund des Arzneimittelgesetzes entstehen, von den Krankenkassen geltend gemacht werden können, ja sogar müssen. Die von den Blutern verlangte Verzichtserklärung auf weitere Rechtsansprüche war demnach sogar nach Meinung der Bundesregierung null und nichtig.

Nach einer kritischen ARD-Fernsehsendung (*Gesucht wird ...* *eine Blutspur*) sah sich der Bundesverband der Pharmazeutischen Industrie (BPI) veranlaßt, noch einmal zur Frage Stellung zu nehmen, ob durch frühere Einführung des sogenannten Core-Tests die AIDS-Epidemie zu vermeiden gewesen wäre: »Wissenschaftlich läßt sich klar belegen, daß dieser Test eine Übertragung von AIDS durch Plasmaderivate nicht verhindert hätte.«

Merkwürdig genug: Fünf Jahre zuvor, im Februar 1984, hatte der BPI in einer Stellungnahme an das Bundesgesundheitsamt geschrieben, dieser Test sei sinnvoll, da 80 Prozent aller Patienten mit AIDS entsprechende Antikörper aufwiesen. Noch merkwürdiger: Auch die Bayer AG nahm nach der Fernsehsendung für ihre US-Tochter Cutter zum Core-Test Stellung, indes völlig konträr zum BPI. In Leverkusen fand man, daß mit dem Test »das Risiko der Verarbeitung HIV-verunreinigten Plasmas stark vermindert« worden wäre.

In der besagten Fernsehdokumentation hatte ein Cutter-Sprecher auf die Frage, warum sein Unternehmen den Test Anfang 1984 inoffiziell eingeführt, offiziell jedoch mit den anderen amerikanischen Faktor-8-Produzenten gegenüber der FDA für eine Hinhaltetaktik gestimmt habe, geäußert: »Ich kann das jetzt nicht kommentieren. Ich weiß darauf jetzt keine Antwort!«

Es herrschte Kriegszustand im American Red Cross. Noch nie in den letzten zehn Jahren war über das ARC soviel und so schlecht in der Öffentlichkeit gesprochen worden wie jetzt. Im Headquarter, schräg gegenüber dem Weißen Haus, hatten die leitenden Mitarbeiter damit begonnen, ihre Messer zu wetzen: Die regionalen Blut-Manager führten sich geradezu wie »renitente Lümmel« auf. Die ARC-Leute vor Ort, in den 56 Blutspendediensten, schlugen verbal zurück: Schuld an dem Desaster trügen in Wirklichkeit die »arroganten Schaumschläger« in Washington.

Seit einem Jahr jagte eine Hiobsbotschaft die andere. Erst im September 1988 war vom Roten Kreuz eingeräumt worden, in den sechs Monaten zuvor mehr als 2 400 kontaminierte Blutkonserven und Blutprodukte ausgeliefert zu haben. Dieses Ergebnis einer systematischen Überprüfung der ARC-Regionalzentren hatte zeitweise zur Schließung einiger Einrichtungen geführt und dem Red Cross annähernd 70 Millionen Dollar Verluste beschert.

Schon einen Monat danach waren wiederum 1 400 suspekte Blutprodukte aus dem größten ARC-Blutspendedienst in Los Angeles vom Markt genommen worden; und jetzt, im März 1989, mußten die beiden Stationen in Norfolk (Virginia) und Omaha (Nebraska) auf Anweisung der FDA insgesamt 800 Einheiten zurückrufen, weil die HIV-Tests keine eindeutig negativen Ergebnisse gezeigt hatten. Außerdem stellte sich bei Nach-Inspektionen in den im Frühjahr 1988 ins Kreuzfeuer der Kritik geratenen Regionalzentren heraus, daß viele der Mißstände noch immer nicht abgestellt waren.

Ende 1988 hatte das ARC-Präsidium ein zehnköpfiges Gremium ins Leben gerufen, das hausinterne Auswege aus der Sackgasse suchen sollte. Eine erste schonungslose Analyse der »Gang of Ten« titulierten Kommission ließ erkennen, daß einiges im argen lag: »Es gibt einen schwerwiegenden Vertrauensverlust auf beiden Seiten (im Headquarter und in der Region), die Führungsetage hat keine Ahnung von unserem Geschäft, die internen Strukturen verhindern ein effektives Blutspendewesen, das Computersystem erweist sich als veraltet und destruktiv, die Vergötterung des freiwilligen Spenders ist Quatsch, es gibt zu viele unzuverlässige, unverantwortliche Leute ohne jede Autorität im Management.«

Die gravierenden Probleme des American Red Cross hatten die Blutversorgung in den Vereinigten Staaten bereits erheblich in Mitleidenschaft gezogen. Es fehlte an allen Ecken und Enden: Die regionalen ARC-Zentren verlangten wöchentlich nach insgesamt 2 500 zusätzlichen Konserven, und »es gibt Hinweise, daß noch viel mehr Einheiten bewegt werden könnten, wenn sie verfügbar wären«, hieß es im Budgetplan des Roten Kreuzes für das Jahr 1989/90. Lieferungen an das New York Blood Center waren bereits reduziert worden. Und trotz des Vertrags mit dem Bayerischen Roten Kreuz in München »können wir nur rund 50 Prozent des tatsächlichen Bedarfs decken«. Ein Blutnotstand kündigte sich an.

»Amerikanisches und Bayerisches Rotes Kreuz reichen sich die Hände über den Ozean«, hieß es theatralisch in der März-Ausgabe des *ARC Blood Services Bulletin.* In der Tat hatten die süddeutschen Blut-Manager Ende 1988 auf einer USA-Reise ihre Überschüsse angeboten, beim Verband der Blutbanken AABB in Washington vorgesprochen und natürlich auch im ARC-Headquarter. Zwar gab es schon fast »historische« Lieferbeziehungen zwischen den DRK-Blutspendediensten Baden-Baden, Bad Kreuznach, Springe, Frankfurt und dem New York Blood Center, die Offerte der Bayern indes war neu, traf bei der amerikanischen Schwesterorganisation aber just zu einem Zeitpunkt ein, als diese nach jeder Konserve lechzte. Seit dem Jahreswechsel schickte das DRK deshalb fast 600 Einheiten pro Woche aus München. »Wir haben ein Defizit, die Bayern ein Überangebot«, weil sie ihren Plasmabedarf decken müßten und bei den dabei anfallenden roten Blutkörperchen in Deutschland kein Mangel herrsche *(Blood Services Bulletin).* Die Lieferungen seien gegenwärtig auf Süd-Florida, Südost-Michigan und Nordost-Pennsylvania beschränkt, es könne aber noch zu einer Aufstockung der Importe aus Bayern kommen.

Es müsse eine neue »Spielregel« im American Red Cross gelten, so das Fazit der »Gang of Ten«: »Das Beste für die Patienten – statt Profite zu erwirtschaften.«

April 1989, AOK Einbeck-Northeim

Nach der politischen Entscheidung in Bonn, daß es die Krankenkassen gefälligst zu unterlassen hätten, ihre Forderungen bei den Opfern einzuklagen, hatten sich die AOK umorientiert und versucht, ihre Kosten bei den Herstellerfirmen oder den Behandlern geltend zu machen. Da wurde mit harten Bandagen und wenig Taktgefühl agiert.

So gab es nach dem AIDS-Tod eines 15jährigen bluterkranken Schülers hinter den Kulissen ein heftiges Catch-as-catch-can zwischen der AOK Einbeck-Northeim, der Universitätsklinik Göttingen und den Anwälten der Firma Travenol. Die Krankenkasse sah es als erwiesen an, »daß die HIV-Infektion wegen kontaminierter Faktorenpräparate ausgelöst« worden war und deshalb »die seit Januar 1988 eingetretenen Behandlungskosten« der Herstellerfirma in Rechnung zu stellen seien. Die Klinik verlangte ihr Geld jedoch weiterhin von der Krankenkasse.

Wenn die Verwaltung nicht mit ihr an einem Strang ziehen wolle, so drohte die AOK, könne man auch anders argumentieren: »Nach Lage der Dinge liegt es nicht außerhalb der Realität, daß auch Ihre Klinik nach den Grundsätzen der Produkthaftung gesamtschuldnerisch für die HIV-Infektion haftet, weil sie die kontaminierten Produkte eingesetzt hat. Dieser Punkt könnte von den Rechtsnachfolgern des verstorbenen Kindes durchaus gegen die Klinik ins Feld geführt werden.«

Wenige Wochen später stritten sich zwei Ortskrankenkassen (Stolberg und Mainz-Bingen) erstmals mit einem Hersteller vor Gericht: Der Kammervorsitzende warf dabei die Frage auf, ob den Kassen denn aufgrund der drastisch verkürzten Lebenserwartung der Betroffenen summa summarum überhaupt ein Schaden entstanden sei.

Die AOK-Vertreter hielten diese Argumentation, die ja auch schon von den Pharma-Firmen mehrfach ins Spiel gebracht worden war, für »unverfroren«, »zynisch« und »moralisch nicht gerade auf sonderlich hohem Niveau angesiedelt«, selbst wenn die »ersparten Bluterbehandlungskosten die konkret aufgewendeten AIDS-Behandlungskosten« in der Tat »um ein Vielfaches übersteigen dürften«.

Das Sozialgericht Düsseldorf war im Oktober 1987 übrigens zu einer anderen Einschätzung gekommen: Auch nach einer Hepatitis-B sei »die Behandlung mit einem hepatitissicheren Präparat nicht unwirtschaftlich«, weil die Gefahr »einer Infektion mit Hepatitis-Non-A-Non-B bestehen« bleibe; und das sei »eine Erkrankung, die für den Patienten weit folgenschwerer sein kann als eine Hepatitis-B«.

Am Rande der mündlichen Verhandlung signalisierte der Prozeßgegner, die Immuno AG, die sich von vier Anwälten und ihrem Aufsichtsratsvorsitzenden vertreten ließ, ihr großes Interesse an einer außergerichtlichen Einigung. Man habe dafür ja auch schon eine Vergleichssumme von fünf Millionen Mark angeboten. Dies fanden die Leute von den AOK indes »keineswegs akzeptabel«. Später sollte man sich in einer Gesamtregelung auf pauschal rund zwölf Millionen Mark einpendeln.

Zum 30. Juni ging Professor Hans Egli in Rente. Kurz vor seinem
67. Geburtstag schied er als Direktor des Instituts für Experimentelle Hämatologie und Bluttransfusionswesen (so die offizielle Bezeichnung) aus und übergab seinem Nachfolger, einem ehemaligen
Mitarbeiter, die Amtsgeschäfte. Die Position von Hans-Hermann
Brackmann blieb unangetastet.

Nach Meinung von Insidern hätte Egli die Pensionsgrenze gern
noch weiter hinausgeschoben. Wenigstens behielt er ein Büro im
Institut – und natürlich den Einfluß auf seinen Neffen. Dieser
schrieb in der Mitgliederzeitschrift der Deutschen Hämophilie-Gesellschaft (DHG), Egli habe ihm »auch weiterhin seine tatkräftige
Unterstützung zugesagt«.

In seiner Laudatio auf den scheidenden »Pionier der Hämophilie-Behandlung« ging Brackmann auch auf das Thema AIDS ein,
ohne es allerdings beim Namen zu nennen. »Es gab in dieser Zeit
nicht nur Höhen, sondern auch schmerzliche Erkenntnisse und
Rückschritte auf dem ›Höhenflug‹ der Bluterbehandlung«, aber
Professor Egli habe »es immer verstanden, Mut zu machen, nicht
aufzugeben und Entscheidungen in die richtige Richtung zu len-
ken.« Man sei ihm daher »zu großem Dank verpflichtet«.

Anfang Dezember 1989, Medizinische Hochschule Hannover

Das »Aktengutachten« umfaßte 25 Seiten. Es endete mit dem Ergebnis, daß den Beklagten, »Prof. Dr. Egli u. a.«, keinerlei Vorwurf zu machen sei.

Genau drei Jahre nach dem Beweisbeschluß des Bonner Landgerichts in der Klagesache von Hans Janz lag nun endlich eine gut-
achterliche Stellungnahme vor. Mehr als ein dutzendmal waren
die von dem Kammer-Vorsitzenden angeschriebenen Experten von
dem Auftrag zurückgetreten, weil sie nach eigenem Bekunden entweder mit Egli befreundet waren, sich um seine Nachfolge in Bonn
bewarben und sich deshalb für befangen hielten oder sich fachlich
überfordert fühlten. Erst im Spätsommer 1989 hatte sich Professor
Monika Barthels von der Medizinischen Hochschule Hannover
schließlich zu einer Expertise bereit erklärt.

Ihr Fazit war für Hans Janz mehr als deprimierend: Die Behandlung der im Mai 1983 erlittenen Blutung »mit dem Alpha-Konzentrat war indiziert«, schrieb Frau Professor Barthels, das Infektionsrisiko einer Non-A-Non-B-Hepatitis habe »nicht abgeschätzt werden« können. Selbst wenn Janz weiterhin das Behring-HS-Präparat erhalten hätte, wäre die Leberentzündung zwar »vermutlich«, aber eben doch »nicht mit Sicherheit« zu verhindern gewesen. Die AIDS-Infektion, die sich Janz gleichzeitig zugezogen hatte, war weder Gegenstand des Gerichtsverfahrens noch des Gutachtens.

Ende Dezember 1989, Bundesgesundheitsamt, Berlin

Die Zahl der AIDS-Fälle kletterte unaufhörlich weiter: unter den Schwulen und Fixern ebenso wie unter Hämophilen und Empfängern von Blutkonserven. Bis zum 30. Dezember waren dem Bundesgesundheitsamt 209 Bluter und 93 Transfundierte mit der ausgebrochenen Immunschwäche gemeldet worden.

April 1990, Frankfurt am Main

Das Frankfurter Unternehmen Biotest verfügte jahrelang nach einhelliger Meinung über absolut AIDS- und hepatitissichere Faktor-9- sowie PPSB-Gerinnungskonzentrate: Sie wurden mit Chemikalien und UV-Strahlung »kaltsterilisiert«. Beide Präparate dienten zur Behandlung der Hämophilie B, einer selteneren Variante der Bluterkrankheit, PPSB fand darüber hinaus vor großen Operationen Anwendung – bei Thrombose-Patienten, deren Blut aufgrund vorbeugender Medikation nur vermindert gerinnungsfähig war.

Faktor-8 hatte Biotest mit dem Kombi-Verfahren nie herstellen können, weil das entsprechende Eiweißmolekül durch die chemische Behandlung angegriffen wurde; erst vor einem Jahr war von der Frankfurter Pharma-Firma ein Kontrakt mit Octapharma geschlossen worden, der ihr eine Faktor-8-Produktion nach der neuen chemischen Methode des New York Blood Center erlaubte.

Im April wurde bekannt, daß sich im Bonner Hämophilie-Zentrum sechs Patienten – der jüngste neun, der älteste 70 Jahre alt – durch Biotest-PPSB mit AIDS infiziert hatten. Alle Bluter waren mit Produkten aus einer einzigen Biotest-Charge behandelt worden, einer hatte zusätzlich auch Octanyne, den Faktor-9 von Octapharma, erhalten. Wenig später wurden dem umgehend eingeschalteten Bundesgesundheitsamt zwei weitere Infektionen derselben Charge aus Göttingen und Frankfurt am Main gemeldet.

Sofort nachdem ihr der erste Fall bekannt geworden war, hatte Biotest damit begonnen, das Präparat vorsorglich überall vom Markt zu nehmen; später entzog das BGA bis auf weiteres die Zulassung. Dabei war der AIDS-Test bei den Rückstellmustern ebendieser Charge überraschenderweise negativ verlaufen. »Es ist uns ein Rätsel«, ließ Biotest, ein auch ökonomisches Desaster befürchtend, verlauten, es gebe momentan keine vernünftige Erklärung für die Verseuchung des Produkts. »Wir haben alle technischen Fehlermöglichkeiten durchgespielt, sind aber nicht fündig geworden.« Er rechne mit Strafanzeigen der Betroffenen, und dann »müsse der Staatsanwalt eben ermitteln«. Neben menschlichem Versagen mochte der Biotest-Mann auch Sabotage nicht ausschließen: »Die Branche ist schmutzig, da kommt man auf die unmöglichsten Gedanken.« Und »unwahrscheinlich, aber nicht unmöglich« sei es, versicherte er, jemanden zu finden, »der hingeht und einem die Charge versaut«.

20. April 1990, Oberlandesgericht Hamburg

Das Oberlandesgericht hatte sich die Entscheidung, wie so oft, nicht leichtgemacht, weitaus schwerer jedenfalls als die Instanz zuvor. In der Berufung des Verfahrens von Heiko Schultens* gegen die Universitätsklinik Eppendorf sprach das OLG Hamburg, in Abänderung des Landgerichtsurteils, für Recht: Dem pensionierten Postbeamten, der sich 1985 bei seiner Frau mit AIDS angesteckt hatte, nachdem diese durch eine Blutkonserve infiziert worden war, mußte das beklagte Universitätskrankenhaus »jeden – materiellen oder immateriellen – Schaden ersetzen, der ihm künftig aus seiner Ansteckung mit dem HIV entsteht«.

* Der Name wurde geändert, der Fall ist aber authentisch.

Die Entscheidung war wegweisend, ihr kam eine Präzedenz-Wirkung zu. Denn der Senat des Oberlandesgerichts hatte sein Urteil nach »den Grundsätzen der Produkthaftung« gefällt. Sofern auch der von der Hamburger Gesundheitsbehörde (für die Uniklinik) angerufene Bundesgerichtshof der OLG-Argumentation folgen würde, könnten nicht nur die fast einhundert HIV-infizierten Empfänger von Blutkonserven, sondern auch deren sekundär betroffene Sexualpartner oder Kinder einen solchen Rechtsanspruch geltend machen.

Im Produkthaftungsgesetz ist, rechtstechnisch gesehen, eine Umkehr der Beweislast festgelegt. Mit den Worten des OLG: Die Beklagte hätte »aufzeigen und beweisen müssen, daß sie bei der Gewinnung der Blutkonserve... objektiv pflichtgemäß oder zumindest ohne subjektiven Schuldvorwurf vorgegangen« war. Dies sei ihr aber nicht gelungen. So hätte nach Meinung des Senats die Universitätsklinik im Februar 1984, als die betreffende Blutkonserve gewonnen worden sei, von dem Spender eine eindeutige Erklärung verlangen müssen, ob er einer der bekannten Risikogruppen angehöre. Die Entschuldigung des Krankenhauses, es sei damals in keinem Blutspendedienst der Welt üblich gewesen, Blutspender schriftlich versichern zu lassen, daß sie nicht homosexuell seien, entlaste die Klinik »nicht von jedem Schuldvorwurf«, hieß es im Urteil. Die Behauptung war im übrigen auch objektiv falsch: In der Blutbank der Stanford University, einer der größten Einrichtungen dieser Art in den Vereinigten Staaten, hatte Dr. Edgar Engleman bereits im Sommer 1983 nicht nur eine entsprechende Erklärung eingeführt, sondern Risikopersonen durch unspezifische Testverfahren von der Spende ausgeschlossen.

Heiko Schultens stehe deshalb Schadensersatz und Schmerzensgeld zu. Er müsse in Zukunft im »Bewußtsein leben, mit dem Erreger der tödlichen AIDS-Krankheit infiziert zu sein und nach heutigem Kenntnisstand mit erheblicher Wahrscheinlichkeit eines inzwischen nicht mehr fernen Tages akut an AIDS zu erkranken und sterben zu müssen«. Die geforderte Rente von 1 000 Mark pro Monat erschien dem Senat »bei dem Gewicht der seelischen Belastungen... nicht übersetzt«.

Es war ein Versehen mit möglicherweise weitreichenden und teuren Folgen: Im Rahmen eines Schadensersatzprozesses, den die Eltern von drei HIV-infizierten hämophilen Brüdern gegen Cutter führten, hatte ihr Anwalt dem Gericht in Tampa/Florida jenes vertrauliche Memo als Beweis gegen die Bayer-Tochter vorgelegt, das von Ed Cutter am 29. Dezember 1982 für den Vorstand verfaßt worden war. Inhalt: Er, Cutter, empfehle eine AIDS-Warnung auf den Packungsbeilagen der Präparate. Doch Jack Ryan, der neue Präsident, hatte davon nichts gehalten.

Der Aktenvermerk war Monate zuvor von Cutters Anwälten versehentlich der Gegenseite mit einem Schriftsatz zugeschickt worden. Als die Kanzlei ihren verheerenden Irrtum bemerkt hatte, versuchte sie auf vielfältige Weise, zuletzt mit gerichtlicher Hilfe, das Dokument wieder in die Hände zu bekommen. Das Ansinnen blieb erfolglos. Am 30. April entschied das Gericht gegen Cutter: Es sähe keine Möglichkeit, die Vertraulichkeit des internen Schreibens wiederherzustellen.

Die Anwälte der Betroffenen waren überzeugt, mit diesem Brief, der zu einem Zeitpunkt geschrieben wurde, als die meisten Bluter noch nicht infiziert waren, nachweisen zu können, daß das kalifornische Unternehmen damals mit dem Schlimmsten rechnete, aber nichts zum Schutz der Patienten tat.

17. Mai 1990, Staatsanwaltschaft beim Landgericht Berlin

Mehr als drei Jahre waren vergangen, seitdem ein Berliner Rechtsanwalt gegen den früheren Präsidenten des Bundesgesundheitsamtes, Professor Karl Überla, Strafanzeige erstattet hatte, wegen des Verdachts der Körperverletzung und der Beihilfe zum Verstoß gegen das Arzneimittelgesetz. In der Anzeige war seinerzeit behauptet worden, nach Bruce Evatts ersten Alarmmeldungen im Juli 1982 hätte das BGA erkennen müssen, »daß man es mit einer über Blutprodukte übertragbaren Infektionskrankheit zu tun« habe. Wirksame Gegenmaßnahmen seien aber unterblieben, Entscheidungen immer wieder verschleppt worden.

Der zuständige Staatsanwalt am Berliner Landgericht, ein Spezialist für Schwer- und Kapitalverbrechen, war in die schwierige Materie eingestiegen. Er hatte Sachverständigen-Gutachten eingeholt und eine chronologische Darstellung der Ereignisse erarbeitet, wobei er sich im wesentlichen auf die vom Bundesgesundheitsamt zur Verfügung gestellten Unterlagen stützte. Über seinen Anwalt hatte Überla die Vorwürfe schon vorher als haltlos zurückweisen lassen: Das BGA habe die in Frage kommenden Möglichkeiten zu jeder Zeit »voll ausgeschöpft«.

Am 17. Mai 1990 stellte die Staatsanwaltschaft die Ermittlungen ein. Es habe im Juli 1982 keineswegs einen »begründeten Verdacht« gegeben, allenfalls eine »erste Veröffentlichung von Spekulationen«. Ein begründeter Verdacht sei für das Amt und seinen Chef erst im November 1983, nach dem Experten-Hearing, erkennbar gewesen. Und dann habe die Behörde auch entsprechend gehandelt.

Angesichts der in den Äußerungen der sachverständigen Zeugen, den Angaben der Pharma-Industrie und der Blutspendezentralen »zum Ausdruck kommenden unterschiedlichsten Auffassungen«, so schrieb der Staatsanwalt in seiner Einstellungsverfügung, »versprechen weitere Ermittlungen, insbesondere die Beiziehung weiterer Unterlagen des BGA, die Vernehmung weiterer Zeugen sowie die Beauftragung eines Sachverständigen mit der Erstellung eines Gutachtens... kein eindeutiges Ergebnis«. Es müsse deshalb »zugunsten des Beschuldigten davon ausgegangen werden, daß er seinen Handlungspflichten jeweils... noch rechtzeitig nachgekommen ist«.

Johanna L'age-Stehr, die Expertin des BGA, die zuerst und mit Nachdruck auf die Gefahren hingewiesen und im Amt Maßnahmen durchzusetzen versucht hatte, war im Rahmen des Ermittlungsverfahrens übrigens nicht gehört worden.

Juni 1990, Bad Camberg/Taunus

Fast auf den Tag genau acht Jahre nach Sandra Fords Anruf bei Bruce Evatt, in dem sie ihn über den Fall eines Bluters informiert hatte, der an einer seltenen Infektionskrankheit der Lunge erkrankt war, wurde Hans Janz in die Heidelberger Universitätsklinik eingeliefert. Er litt unter Fieberschüben und einer fast kompletten Lähmung der Beine. Janz hatte viel von seinem Lebenswillen verloren. Anfang Juni war seine Klage gegen Hans Egli und Hans-Hermann Brackmann aufgrund des Gutachtens von Monika Barthels vom Bonner Landgericht zurückgewiesen worden. Und die Symptome, die sich in den letzten Monaten kontinuierlich verstärkt hatten, so wußte er, hatten mit der Hepatitis nichts zu tun.

»Die verdammten Viren«, sagte seine Frau Evelyn nach einem deprimierenden Krankenbesuch in Heidelberg, »fressen sich langsam das Rückenmark hoch.«

August 1990, Heidelberg

Am 30. August starb Hans Janz in der Heidelberger Universitätsklinik im Alter von 39 Jahren an AIDS.

GESUNDE GESCHÄFTE

Wie Professor Hans Egli sein Institut zum weltweit größten Hämophilie-Zentrum ausbaute und dabei mit Hunderten von Millionen Mark hantieren konnte; wie er die Machtkämpfe mit den Krankenkassen gewann, eine Bestechungsaffäre und den vernichtenden Bericht eines Landesrechnungshofes unbeschadet überstand; wie schließlich die Kollegen vor seiner Macht und seinem Einfluß kuschten.

Wie es dem Blut-Broker Wolfgang Marguerre gelang, Eglis Oberassistenten zu schmieren, wie er auch danach dank Schein- und Briefkastenfirmen zehn Jahre lang erfolgreich mit dem Bonner Institut zusammenarbeitete, wie es ihm mit dessen Hilfe gelang, ein neues Präparat auf den Markt zu bringen und damit international Furore zu machen.

Wie der Rotkreuz-Mediziner Waldemar Schneider im internationalen Plasma-Geschäft mitzumischen versuchte, wie er mit Egli Streit bekam und Jahre später dennoch, dank Marguerre, mit ihm kooperierte, wie er sich auf fragwürdige Geschäfte einließ, die dem Ansehen des DRK erheblichen Schaden zufügen sollten.

Machtansprüche

1980, Hämophilie-Zentrum Bonn

Eigentlich konnte nichts mehr schiefgehen. Der Termin stand fest. Der Patient war einverstanden. Für die Hin- und Rückfahrt war ein Chauffeur organisiert: Am 8. Mai 1980 sollte der Bluter Arndt Hausmann*, der in einem kleinen Ort in der Eifel wohnte, von einem Vertrauensarzt in der Universitätsklinik Düsseldorf begutachtet werden. Seine Krankenkasse, die AOK Euskirchen, hatte den Verdacht, daß er falsch und zu teuer behandelt wurde. Der 57jährige Arndt Hausmann war Patient in Professor Hans Eglis Institut für Experimentelle Hämatologie und Bluttransfusionswesen an der Universität Bonn.

Doch als der Fahrer kam, um Arndt Hausmann abzuholen, war dieser schon auf und davon – auf dem Weg nach Bonn. Am Vorabend hatte ihn Dr. Hans-Hermann Brackmann, Eglis Oberarzt, angerufen und ihm dringend geraten, den Termin in Düsseldorf nicht wahrzunehmen und statt dessen sofort nach Bonn zu kommen. Arndt Hausmann war der Aufforderung gefolgt und nach dem Gespräch mit Brackmann nicht mehr bereit, mit irgendeinem anderen Arzt Kontakt aufzunehmen.

Arndt Hausmann wurde buchstäblich aus dem Verkehr gezogen. Bei einem zweiten Bluter ließ man sich in Bonn einen anderen Trick einfallen, als er »abzuwandern« drohte. Dieser Patient sollte zur stationären Beobachtung in eine Aachener Klinik aufgenommen werden. Doch dann teilte Brackmann dem Hausarzt mit, daß sich der in Aachen zuständige Internist zwischenzeitlich mit Egli besprochen habe. Beide Mediziner seien gemeinsam zu dem Schluß gekommen, daß die Bonner Behandlungsmethode in die-

* Der Name wurde geändert, der Fall ist aber authentisch.

sem Fall doch die einzig richtige sei. Nur stellte sich nach Rücksprache mit dem Aachener Internisten heraus, daß dieser schon seit Jahren nicht mehr mit Egli gesprochen hatte.

Wie war ein solcher Umgang mit Patienten möglich? Wer ist dieser Professor Egli, der sich solche Freiheiten erlauben konnte?

Die Geschichte seines kometenhaften Aufstiegs ist ein Lehrstück dafür, was außer ärztlichem Ehrgeiz zu einer Karriere in der Medizin gehört: Sinn fürs Geschäft. Am Ende besaß Hans Egli so viel Macht, daß er nach Belieben mit seinen Kollegen, mit Krankenkassen und Behörden taktieren konnte. Die Frage ist, ob der Mediziner seinen Einfluß stets zum Nutzen seiner Patienten geltend machte. Er trug die Verantwortung für zeitweise etwa 800 Bluter, auch, als sie von Infektionskrankheiten heimgesucht wurden – erst von Hepatitis, dann von AIDS.

Offizielle Angaben über Hans Egli sind sonderbar dünn gesät. Im »Who's who?« ist seine Mitgliedschaft im Club der Rotarier vermerkt. Das Standardwerk »Kürschners Deutscher Gelehrtenkalender« tut seine akademische Laufbahn in knapp zehn Zeilen ab: Am 6. August 1922 in Berlin geboren, 1952 promoviert, 1959 habilitiert, 1970 ordentlicher Professor, Autor von »rund 104« Zeitschriftenaufsätzen; ein Buch über das Blutgerinnungs-Enzym »Prothrombin« aus dem Jahre 1974 zählt allenfalls halb, weil ein Bonner Mitarbeiter als Co-Autor beteiligt war; die Doktorarbeit über »Die Herstellung klinisch verwertbarer Fibrinpräparate« existiert nur als maschinenschriftliches Manuskript. Von 1972 bis 1974 war Egli Dekan der Medizinischen Fakultät, von 1974 bis 1976 Rektor der Bonner Universität.

Vor allem zwei Mitarbeiter standen ihm von Anfang an zur Seite. Der eine war sein Neffe Hans-Hermann Brackmann, Jahrgang 1941, der Sohn eines Frankfurter Hals-Nasen-Ohren-Arztes, der als Eglis Assistent Mitte 1971 seine erste feste Stelle bekam und von ihm zwei Jahre später mit seiner Dissertation über »Das Verhalten der Gerinnungsfaktoren aus dem Thrombin- und Prothrombinkomplex in Abhängigkeit von Alter und Geschlecht« promoviert wurde.

Der andere war Otto Murke*, Jahrgang 1940. Auch Murke hatte, wie Brackmann, in Bonn Medizin studiert und dort sein

---

* Der Name wurde aus juristischen Gründen geändert.

Staatsexamen abgelegt; 1970 wurde er als frisch approbierter Arzt von Egli als Oberassistent eingestellt. Mit seinem Chef verstand er sich auch privat sehr gut.

Egli, Brackmann und Murke sollten die entscheidenden Figuren bei der Behandlung von Blutern werden. Und dabei würde es auch um sehr viel Geld gehen.

Anfang der siebziger Jahre, Hämophilie-Zentrum Bonn

Kurz nachdem er ordentlicher Professor geworden war, lernte Hans Egli Anfang 1971 in Los Angeles die »Selbstbehandlung« von Blutern kennen und führte sie als erster deutscher Arzt in seinem Bonner Institut ein. Es war eine geniale Idee: Die neue Therapie bedeutete zweifellos einen gewaltigen Fortschritt für die Bluter auf der ganzen Welt, die bis dahin in der ständigen Angst gelebt hatten, ihren Arzt nicht rechtzeitig zu erreichen, wenn sie von einer Blutung überrascht wurden. Dies konnte, je nach dem Schweregrad der Hämophilie, im Abstand von Monaten und Jahren, aber auch von Wochen und Tagen geschehen.

Besonders gefürchtet waren Blutergüsse in die Gelenke. Durch sie waren auf Dauer schon viele Bluter zu Krüppeln geworden. Weil ihnen die Gerinnungspräparate bisher vom Hausarzt oder in einer Klinik gespritzt wurden, waren die Hämophilen an ihren Wohnort gebunden gewesen – wie Patienten, die auf eine künstliche Niere angewiesen sind. Im Zuge der Selbstbehandlung daheim wurden sie geschult, schon auf erste Anzeichen einer Blutung zu achten und sich dann den Faktor-8 selbst, ohne medizinischen Beistand, zu injizieren.

In Los Angeles galt es freilich als ehernes Gesetz, daß nur solche Patienten in das Selbstbehandlungs-Programm aufgenommen wurden, die in nahem Umkreis der Klinik wohnten und ihre Ärzte dadurch in vertretbarer Zeit erreichen konnten. Man wollte die Medikamente immer wieder neu dosieren und bei allergischen Nebenwirkungen oder Schockreaktionen rechtzeitig eingreifen können. Dagegen erklärte Professor Egli die Selbstbehandlung fast aus dem Stand zur Ferntherapie. Nach Bonn brauchten Bluter fortan nur noch drei- bis viermal im Jahr zu kommen. Sie wurden statt dessen angehalten, über jede Blutung genau Buch zu führen und ihr Befinden regelmäßig in einem Fragebogen zu protokollieren. Dies sollen später zwar nicht alle mit gleicher Sorgfalt getan haben, aber auf diese Weise konnten sich Bluter aus der gesamten Bundesrepublik im Bonner Zentrum behandeln lassen. Bis zum Ende der siebziger Jahre hatten sich schon an die 800 Hämophile in die Obhut des Egli-Instituts begeben. Die anderen deutschen Hämophilie-Zentren blieben dagegen zunächst weitgehend bei der regionalen Versorgung.

Fragen der Dosierung wurden am Telefon besprochen, ein Arzt war Tag und Nacht telefonisch zu erreichen. Diese Aufgabe fiel im wesentlichen Eglis Assistenten und späterem Oberarzt Hans-Hermann Brackmann zu. Dagegen bekamen die meisten Patienten den Chef persönlich kaum noch zu sehen. Egli war viel unterwegs, berichtete auf Kongressen und Tagungen über seine Behandlungserfolge. Die Gerinnungspräparate bestellte das Institut direkt bei den Herstellern, leitete sie den Patienten zu und ließ sich die Kosten von den Krankenkassen erstatten. Mit dem gesamten Einkauf wurde später Otto Murke, Eglis zweiter Assistent, betraut. Mitunter baten Patienten um Nachschub für Medikamente im Wert von bis zu 100 000 Mark – mit einer einfachen Postkarte.

Natürlich faszinierte die Hämophilen ihre neue Unabhängigkeit. Viele konnten zum ersten Mal in ihrem Leben unbesorgt verreisen oder ganz »normal« Sport treiben, sofern ihre Gelenke nicht schon irreparabel geschädigt waren. Sie profitierten vor allem von dem Zeitgewinn, den ihnen die Selbstbehandlung verschaffte: Sobald sie spürten, daß sich ein Zwischenfall ankündigte, konnten sie reagieren. Oft kam es dann nicht einmal mehr zu einer minimalen Blutung.

Allerdings mußten sie die Gerinnungspräparate auf Anordnung ihrer Bonner Ärzte in ungewöhnlich hohen Dosierungen injizieren und die Behandlung sicherheitshalber auch dann noch eine ganze Weile fortsetzen, wenn die akute Gefahr schon vorüber war. Damit schienen die Bluter zunächst – abgesehen von der zusätzlichen Belastung ihrer Venen – kein ersichtliches Risiko einzugehen, weil sich der Faktor-8 im Prinzip nicht »überdosieren« läßt. Vor allem Kinder und Jugendliche wurden von Egli und Brackmann einer regelrechten »Dauertherapie« unterzogen, die nur deshalb nicht »Vorsorge« heißen durfte, weil dann die Krankenkassen dafür nicht aufgekommen wären. Erst mit der Pubertät sollten

Kinder nach Eglis Therapievorstellungen zu einer Behandlung »bei Bedarf« übergehen.

Die unmittelbare Folge war, daß das Egli-Institut bald soviel Faktor-8 verbrauchte wie kein anderes Hämophilie-Zentrum auf der ganzen Welt. In keinem anderen Land genießen die Bluter freilich auch einen so großzügigen Versicherungsschutz wie in der Bundesrepublik. So stand und fiel die Bonner Fern- und Dauertherapie damit, daß die gesetzlichen Krankenkassen für die Kosten aufkamen. Für sie entpuppte sich die Bluterbehandlung – gemessen an der überschaubaren Zahl der Patienten – als mit Abstand teuerste Therapie. Den Pharma-Firmen dagegen konnten Eglis Dosierungs-Richtlinien nur recht sein.

Dabei waren zwar nach und nach auch andere deutsche Zentren Eglis Beispiel gefolgt und hatten die Selbstbehandlung eingeführt – schon um nicht alle Patienten nach Bonn zu verlieren. Aber nirgends waren so exorbitante Steigerungen im Faktor-8-Verbrauch zu registrieren: Bei einzelnen seiner Patienten schraubte Egli die Dosis innerhalb eines Jahres um mehr als das Doppelte hoch. Bei einem Preis von zunächst 95, später 83 Pfennig für eine Einheit Faktor-8 pendelte sich der Jahresbedarf in den siebziger Jahren auf die schwindelerregende Zahl von rund 130 Millionen Einheiten ein. Das war mehr als die Hälfte des deutschen Gesamtverbrauchs und zugleich fast die Hälfte dessen, was viermal so viele Bluter in den USA konsumierten. Während andere Ärzte im In- und Ausland mit durchschnittlich 50 000 Einheiten pro Jahr und Bluter auskamen, brachte man es in Bonn auf nahezu 200 000 Einheiten.

Millionensummen verschlang insbesondere die von Hans-Hermann Brackmann Mitte der siebziger Jahre aufgegriffene Behandlungsmethode der »Hemmkörper-Hämophilie«. Einige Bluter entwickeln Antikörper, sogenannte »Hemmkörper«, gegen den Faktor-8. Sie bluten deswegen zwar nicht häufiger als andere. Aber bei ihnen kann eine Blutung lebensgefährliche Folgen haben, weil der Faktor-8 von den Antikörpern regelrecht »aufgefressen« wird, so daß sich die Blutung schlimmstenfalls durch kein Medikament mehr stillen läßt. Egli und Brackmann wandten auch gegenüber der Hemmkörper-Hämophilie eine Art Prophylaxe an: Sie versuchten, die Antikörper durch extreme Überdosen von Gerinnungsfaktoren förmlich zu »erschlagen«. Angeblich ließen sich die Antikörper auf diese Weise in maximal zwei Jahren vollständig beseitigen. Dies war in Bonn damals indes erst bei elf von 19 Patienten gelungen.

Auch Arndt Hausmann litt an einer solchen Hemmkörper-Hämophilie, jener Bluter, den Dr. Brackmann im Mai 1980 in letzter Minute aus dem Verkehr zog, ehe er sich einem anderen Arzt hätte vorstellen können. Mitte der siebziger Jahre kostete das »Bombardement« mit Faktor-8, dem er ausgesetzt wurde, schon über eine Million Mark pro Jahr. 1980 verschlang seine Therapie sogar in einem einzigen Jahr über zehn Millionen Mark – 30 000 Mark pro Tag. Kein Wunder, daß sich die Krankenkassen, die für die Kosten aufkamen, fragten, inwieweit die Bonner Behandlungsmethoden überhaupt wissenschaftlich abgesichert waren. Als sie auf erste Zweifel stießen, begannen sie, Eglis und Brackmanns Reputation unter die Lupe zu nehmen.

September 1976, Hamburg/Köln

Ende April 1976 hatte sich Egli bei einem Symposium in London von ausländischen Experten vorhalten lassen müssen, daß sie bei ähnlichen Therapie-Erfolgen mit entschieden weniger Faktor-8 auskämen. Kurze Zeit später war vom Verband der Angestellten-Krankenkassen (VdAK) eine erste Stellungnahme deutscher Bluterbehandler zur Hochdosierung angefordert worden. Im September lagen die Gutachten vor. Das Ergebnis war eindeutig: Eglis Kollegen bestätigten zwar unisono, daß sich die Selbstbehandlung außerordentlich bewährt habe und den Blutern entscheidende Vorteile biete. Doch an der hochdosierten Bonner Fern- und Dauertherapie wurde offen Kritik geübt.

Die Selbstbehandlung müsse unbedingt durch einen »kompetenten Arzt in Wohnungsnähe« überwacht werden können, wandte zum Beispiel Professor Günter Landbeck, Direktor der Abteilung für Blutgerinnungsforschung an der Hamburger Universitäts-Kinderklinik, gegen eine Fernbetreuung »durch noch so ausgeklügelte, vom Patienten auszufüllende Formulare« ein. Außerdem werde die Selbstbehandlung durch »Auswüchse« in der Faktor-8-Dosierung »stillschweigend zur Prophylaxe pervertiert«.

Im übrigen warnte Landbeck vor Fehldiagnosen bei der Hemmkörper-Hämophilie: Jede Hochdosierung könne, selbst wenn gar kein Hemmkörper vorläge, auf Dauer zu unerwarteten Blutungen führen; insofern wäre es womöglich geradezu fatal, solchen Patienten immer mehr Faktor-8 zuzuführen. Es galt unter den Ärzten als sicher, daß Hemmkörper erst durch die Zufuhr von Gerinnungsfaktoren entstehen und sich durch hohe Faktor-8-Gaben verstärken können. So war auch der Hemmkörper bei Arndt Hausmann erst aufgefallen, nachdem dieser sich im Alter von über 50 Jahren nach Bonn in Behandlung begeben hatte.

Der Kölner Behandler Professor Eckard Lechler plädierte bei der Hemmkörper-Hämophilie sogar dafür, solange wie möglich ganz auf eine Behandlung zu verzichten; ein Dauerbeschuß mit Faktor-8, wie er in Bonn üblich sei, verursache nicht nur »exzessiv« hohe Kosten, sondern führe in der Regel zunächst zu einem so starken Anstieg des Antikörpers, daß in akuten Notfällen eine sinnvolle Therapie vollends unmöglich wäre. Zurückhaltung sei um so mehr geboten, als es auch alternative Behandlungsmethoden gebe.

Dabei war Lechler von einigen seiner Patienten bereits zur Rede gestellt worden, nachdem sie von Eglis »Rezept« gehört hatten. Ihr Vorwurf: Er würde sie nicht gut genug behandeln. Aber in Köln war die Erfahrung gemacht worden, daß bei den allermeisten leichten bis mittelschweren Gelenkblutungen eine einzige, mäßige Faktor-8-Gabe ausreichte. Zu einer konsequenten Prophylaxe hatte sich Lechler bisher nicht einmal bei Kindern und Jugendlichen entschließen können, obwohl er selber sah, wie »außerordentlich verführerisch« sie war.

Abgesehen von den Kosten und der drohenden Gefahr von Faktor-8-Engpässen weigerte er sich, die jungen Patienten erst jahrelang in einen »Normalzustand« zu bringen, um sie dann als Herangewachsene mit ihrem Leiden in einer Form zu konfrontieren, die sie nie kennengelernt hatten. Fast flehentlich bat Lechler darum, seine Bemerkungen als »Anregung zu einer Diskussion« zu verstehen. Langfristig müsse von ärztlicher Seite doch wenigstens ein »gewisser Konsens« in bezug auf die Behandlung zurückgewonnen werden.

Kopien seines Gutachtens schickte Eckard Lechler auch an Egli und Brackmann. An beiden führte längst kein Weg mehr vorbei. Gegenüber ihren Patienten hatten sie schon deshalb bessere Karten als ihre Kollegen, weil sie hundertprozentige Lösungen versprachen. Die Bluter wiederum, die ihnen ihr Vertrauen schenkten, setzten voraus, daß ihre Ärzte wußten, was sie taten. Aber wußten sie es tatsächlich?

Oktober 1976, Bonn/Düsseldorf

Während Eglis Kollegen immer mehr Patienten nach Bonn verloren, begann man auf politischer Ebene erstmals wahrzunehmen, daß dieser Mann durchaus nicht unumstritten war. Aber er hatte offenbar einflußreiche Fürsprecher. Er pflegte vor allem lebhafte Kontakte mit dem Sozialministerium, das sich im Rahmen eines gesetzlichen Programms um eine Verbesserung der Situation der Behinderten in der Bundesrepublik bemühte. Auf Bundesebene war sogar schon der Plan verfolgt worden, in Bonn ein überregionales »Modellzentrum« für die Bluterbehandlung aufzubauen. Im Oktober 1976 entschied man sich im zuständigen Bundesgesundheitsministerium, lieber noch abzuwarten.

Auch Vertreter der Düsseldorfer Landesregierung, die Eglis Therapie bisher für »optimal« hielten, waren »verunsichert«. Bei einer Anhörung im Ministerium für Arbeit, Gesundheit und Soziales hatten die kritischen Stimmen die Oberhand behalten. Die Bluter müßten, so die Mehrzahl der medizinischen Sachverständigen, in ihrer Lebensführung auf ihre Krankheit Rücksicht nehmen. Eine prophylaktische Therapie, die allein dem Zweck diene, ihnen etwa aktiven Sport zu ermöglichen, sei schon angesichts der extrem hohen Kosten nicht zu rechtfertigen.

Grundsätzliche Fragen der Bluter-Therapie waren bisher noch nie untersucht worden, und der schnelle Durchbruch bei der Selbstbehandlung hatte dazu geführt, daß man auch über die Patienten nur noch bruchstückhaft oder sogar »falsch« informiert war, weil man sie kaum mehr zu sehen bekam. Mehrere Ärzte aus dem norddeutschen Raum beurteilten diese Situation inzwischen als so unbefriedigend, daß sie beschlossen, sich zu lockeren »Werkstattgesprächen« zusammenzufinden – eine Initiative, die später zu einer systematischen Therapieverlaufsstudie mehrerer Behandlungszentren gebündelt wurde. Aus dem weltweit größten Hämophilie-Zentrum in Bonn, das die Fern- und Telefontherapie eingeführt hatte und am konsequentesten betrieb, war von ähnlichen Projekten nichts bekannt.

Auch die Krankenversicherungen, allen voran die im Bundesverband der AOK in Bonn-Bad Godesberg zusammengeschlossenen gesetzlichen Kassen, tasteten sich weiter durch das Dickicht der Bluterbehandlung. Ihnen lag naturgemäß vor allem daran, die gigantischen Kosten der, wie sie argwöhnten, »regierungsamtlich unterstützten« Bonner Therapie zu reduzieren. Angesichts der Tatsache, daß zunehmend Hämophile aus dem gesamten Bundesgebiet vom Egli-Institut mit Gerinnungskonzentraten versorgt wurden, forderten sie mit Nachdruck, den 15prozentigen »Behandlungs- und Verwaltungsaufschlag« herabzusetzen, den Egli und Brackmann mit Einverständnis der nordrhein-westfälischen Landesregierung auf jede Einheit der von ihnen verschriebenen Präparate erheben durften.

Dieser pauschale Zuschlag war ursprünglich als Entgelt für die Ausbildung der Patienten in der Selbstbehandlung sowie für den Aufwand bei Einkauf und Lagerung der Medikamente gedacht. Aber niemand war dabei von solchen Zuwachsraten ausgegangen. Logischerweise kam um so mehr Geld in Eglis Institutskasse, je mehr Hämophile Hans-Hermann Brackmann behandelte und je höher er die Gerinnungsfaktoren dosierte. Dieses System hätte demnach durchaus in Versuchung führen können, immer ein paar Einheiten mehr zu verschreiben, als medizinisch notwendig war. Inwieweit dieser ökonomische Anreiz die Hochdosierung wirklich begünstigt habe, könne zwar nicht geklärt werden, hieß es später in einer Analyse des AOK-Bundesverbandes, aber »es bestand damit zumindest die Möglichkeit, gewünschte Institutsexpansionen über eine höhere Dosierung zu finanzieren«.

Tatsache war, daß das Egli-Institut durch den Behandlungszuschlag fast 20 Millionen Mark im Jahr einnahm und – wie der Landesrechnungshof 1981 in einem Prüfbericht feststellte – imposante Überschüsse machte. Es entstand somit eine groteske Situation: Das Bonner Hämophilie-Zentrum wuchs und wuchs, obwohl – wegen der telefonischen Ferndiagnosen – immer weniger Patienten in der medizinischen Ambulanz zu betreuen waren, pro Arbeitstag im Durchschnitt allerhöchstens zehn.

In den Krankenkassen begann man erst jetzt zu erahnen, wie wenig man von der Bluterbehandlung wußte. Wie sollte man Kosten miteinander vergleichen, wenn es mit Egli nur mündliche »Absprachen«, aber keine festen Verträge gab? Die wenigen Bluterbehandler und die Vertreter der Faktor-8-Hersteller kannten sich untereinander genau – ein Verhältnis, das geradezu prädestiniert war, die Grenzen zu ökonomischen Abhängigkeiten ins Fließen geraten zu lassen. Warum er ein bestimmtes Faktor-8-Präparat einsetzte, brauchte – im Prinzip ein erfreulicher Vertrauensbeweis – kein Behandler zu begründen. So hatten sich auch die Bonner Ärzte durch den bloßen Hinweis, daß die Gefahr einer Leberinfektion bei einigen Konzentraten größer sei als bei anderen, absolut freie Hand verschafft. Die AOK beruhigten sich damals noch damit, dies schließe wenigstens nicht aus, daß sich der behandelnde Arzt »von Zeit zu Zeit über die auf dem Markt befindlichen Konzentrate hinsichtlich ihrer Qualität und der Kosten zu informieren hat«.

Aber Jahre später sollte doch noch herauskommen, was die Lieferfirmen allen Ärzten, insbesondere aber dem weltweit größten Bluter-Zentrum, neben Faktor-8 noch zu bieten hatten: »Drittmittel«, »Gutschriften«, »Spenden« und »Zuschüsse«, Übernahme der Kosten für Laboranalysen und Qualitätskontrollen, Hilfskraftstellen und Überstunden, Dienstreisen, Literatur, Fortbildungsveranstaltungen oder wissenschaftliche Symposien. Gerüchteweise war sogar von Privatautos für einzelne Ärzte und einer Einladung zur Elchjagd nach Finnland die Rede. Ganz böse Zungen behaupteten, Faktor-8-Hersteller hätten mitunter Patienten, vor allem Vielverbraucher, direkt »geschmiert«. Rein technisch wäre es jedenfalls leicht zu bewerkstelligen gewesen: Um sich die Mühe des Faktor-8-Versands zu ersparen, hatten einige Ärzte die Adressen ihrer Patienten einfach an die Firmen weitergegeben.

Doch davon wußte der AOK-Bundesverband im Herbst 1976 noch nichts. Er beschäftigte sich mit einer anderen Frage: Wie waren die hohen Preise für Gerinnungspräparate zu rechtfertigen? Merkwürdigerweise lagen sie in der Bundesrepublik bei sämtlichen Herstellern gleichauf. Wußten Egli und Brackmann nicht, daß die gleichen Präparate in den USA nur rund ein Viertel kosteten?

Einer wußte es ganz genau: Dr. Otto Murke, der von Egli mit der Verwaltung des gesamten Instituts-Etats betraut worden und seitdem unter anderem für den Einkauf der Präparate verantwortlich war. Mitte Februar hatte er einen seiner ersten offiziellen Auftritte, als er gemeinsam mit Egli und Brackmann zwei Mitarbeitern des rheinischen AOK-Landesverbandes in den Räumen des Instituts die Kostenproblematik erläutern durfte.

Zunächst ergriff sein Chef das Wort und kam zu dem Schluß, andere Hämophilie-Experten hätten ihm bisher nichts Gleichwertiges entgegensetzen können. Dafür spreche nicht zuletzt die Tatsache, daß deren Patienten ja nach Bonn abwandern würden. Deswegen müsse sein Institut natürlich auch seitens der neidischen Konkurrenz manche Kritik über sich ergehen lassen. Doch er, Egli, lasse sich seine Behandlungserfolge nicht von Ärzten streitig machen, die nur über theoretische Kenntnisse verfügten. Im übrigen dürfe der Disput nicht auf dem Rücken der Patienten ausgetragen werden. Wenn sie nicht weiterbehandelt würden, wären irreparable Schäden die Folge.

Auch Murke kehrte den gewissenhaften Arzt hervor. So bestand er darauf, daß bei der Behandlung nur solche Faktor-8-Konzentrate eingesetzt werden dürften, die höchstmögliche Sicherheit gegen Nebenwirkungen, vor allem gegen die gefürchteten Hepatitis-Infektionen, bieten würden – eigentlich eine Selbstverständlichkeit. Diese Voraussetzung, behauptete Murke, würden nur amerikanische Produkte erfüllen. Deren eindeutige qualitative Überlegenheit gegenüber deutschen Präparaten habe das Institut immer wieder feststellen können.

Mit den deutschen Präparaten waren zweifelsohne die Gerinnungskonzentrate des Deutschen Roten Kreuzes gemeint, auf deren Einsatz die Krankenkassen schon wiederholt gedrängt hatten, weil sie deutlich billiger waren. Insbesondere stand ein Faktor-8 zur Debatte, den der Chef des DRK-Blutspendedienstes im westfälischen Hagen, Dr. Waldemar Schneider, über die Krefelder Firma Schura zu vermarkten versuchte, nachdem sich unter dem Label des Roten Kreuzes kaum Abnehmer gefunden hatten. Gerade erst hatte Schneider deswegen erheblichen Ärger bekommen. Intimfeinde hatten ihn beim DRK-Präsidium angeschwärzt: Schneider stehe nicht nur im Verdacht, überschüssige DRK-Präparate an die Schura weitergegeben zu haben. Diese Zusammenarbeit mit einer »Gewinn erstrebenden Handelsfirma« drohe, hieß es in einem DRK-internen Papier, die Gemeinnützigkeit aller Blutspendedienste zu gefährden und damit die Grundsätze des Roten Kreuzes zu verletzen.

Otto Murke hatte sich Mitte Februar gegenüber den Krankenkassen-Leuten bereit erklärt, die angesprochenen Probleme in einem ausführlichen Bericht niederzulegen. Seines Wissens gebe es nirgendwo in Europa vergleichbare gesetzliche Bestimmungen, die »jeglichen Mißbrauch bei der Herstellung von Plasmaderivaten« so wirksam unterbänden wie die Richtlinien der amerikanischen Arzneimittelbehörde FDA, schrieb er – stellvertretend für Egli – in dem schon wenig später fertiggestellten, auch von Brackmann unterzeichneten Papier.

Die US-Hochkonzentrate würden »von registrierten medizinisch kontrollierten Einzelspendern« stammen, fuhr Dr. Murke fort, als hätte er noch nie etwas davon gehört, daß die amerikanische Plasma-Industrie ihren Rohstoff auch gezielt aus den hepatitisverseuchten Elendsvierteln der Großstädte, in mittel- und südamerikanischen Slums und in Gefängnissen zapfte.

Dafür wußte Murke von den deutschen Produkten gar Schreckliches zu berichten: Es komme »immer wieder vor, daß uns Patienten von anderen Kollegen im Notfall eingewiesen werden«. Vornehmlich sei es »zu allergischen Reaktionen gekommen, in deren Folge schwere Schockzustände auftraten«. Im übrigen halte man es im Hämophilie-Zentrum so, daß jedes neue Produkt zunächst einem Labortest und dann einer gründlichen klinischen Erprobung unterzogen werde.

So gesehen war das DRK-Produkt allerdings ursprünglich gar nicht schlecht gewesen. »Lieber Waldemar«, hatte einer von Eglis engsten Mitarbeitern 1974 unter dem Briefkopf des Bonner Instituts an den DRK-Mann geschrieben, »man kann Dir zu diesen nach der in vitro Prüfung ausgesprochen guten Präparaten nur gratulieren.« Erst unlängst war von Schneider bei dem Bonner Spezialisten ein neuer Labortest in Auftrag gegeben und teuer genug bezahlt worden. Allerdings teilte jener ihm das Ergebnis diesmal unter seiner Privatanschrift mit.

Die Expertisen hatten einen pikanten Hintergrund: Es war zwischen Egli und Schneider zum Bruch gekommen. Schneider hatte sich in Bonn habilitieren lassen wollen. Als er mit einer fertigen Arbeit erschienen sei, berichteten später alte Bekannte, habe Egli ihn »rausgeschmissen«. Für die Entscheidung, amerikanische Produkte dem DRK-Präparat vorzuziehen, waren diese persönlichen Gesichtspunkte vielleicht gar nicht ausschlaggebend. Dennoch forderte die Krefelder Firma Schura, die das DRK-Präparat in Schneiders Auftrag vertrieb, das Bonner Hämophilie-Zentrum auf, eine klinische Überprüfung von Schneiders Faktor-8 an Patienten vorzunehmen.

Schlagabtausch

Juni 1977, Heidelberg

Wer auf eine ausreichende Versorgung mit Gerinnungskonzentraten verzichtete, ging – so Eglis Behauptung – unaufhaltsam seiner »Verblutung, Verkrüppelung, Verarmung« entgegen. An diesem Alles-oder-Nichts hielten er und Brackmann selbst dann noch fest, als das Infektionsrisiko durch Blutprodukte – erst Hepatitis, dann AIDS – sichtbar wurde. Dabei war auch damals schon klar, daß Hämophile, die mit wenig Faktor-8 auskamen, auch ein geringeres Infektionsrisiko trugen. Doch dies schien man in Bonn unter dem Eindruck der simplen und lukrativen Therapie allmählich zu vergessen – und am Ende, als sich die AIDS-Katastrophe abzeichnete, gar nicht mehr wissen zu wollen.

Schon im Juni 1977 zeigte sich die medizinische Kontroverse bei einem offenen Schlagabtausch unter den Kollegen. Professor Klaus Schimpf, Chef des zweitgrößten deutschen Bluter-Zentrums in Heidelberg, hatte zu einem Erfahrungsaustausch eingeladen. Hans-Hermann Brackmann malte Zahlen an die Tafel. Sie betrafen die minimale Gerinnungsaktivität im Blut, die man mit einer Dauertherapie tunlichst aufrechterhalten sollte. Etwas über drei Prozent, so meinte Eglis Oberarzt, müßten es schon sein. Schimpf plädierte für die Hälfte. Dabei habe er sehr gute Erfahrungen mit einer wöchentlichen Dosis von 3 × 12 Einheiten Faktor-8 (Hämophilie-A) bzw. Faktor-9 (Hämophilie-B) pro Kilogramm Körpergewicht gemacht. Auf dieser Basis sei es innerhalb eines Jahres nicht zu einer einzigen, in einer anderen Untersuchung innerhalb von zwei Jahren nur zu insgesamt drei Blutungen gekommen. Ein Patient spiele sogar in der offiziellen Mannschaft eines Tischtennisclubs mit. Schmerzen, über die er zunächst geklagt hatte, hätten sich als Muskel- und Sehnenkater erwiesen. Klaus Schimpf war sichtlich stolz auf seinen, wie er glaubte, unbestreitbaren Erfolg.

»Herr Professor Schimpf! Sie tolerieren hier eine gewisse Anzahl von Blutungen«, stauchte ihn der Bonner Orthopäde und Egli-Schüler Dr. Peter Hofmann zusammen. Ob seine anderen Patienten, abgesehen von diesem Tischtennisspieler, ihre sportlichen Aktivitäten denn auch gesteigert hätten?

Schimpf berichtete über einen Bluter, der regelmäßig mit dem Expander trainierte, und einen anderen, der inzwischen acht Stunden täglich arbeiten konnte. Doch Hofmann ließ sich nicht irritieren. Erwachsene würden vielleicht »vernünftig denken und mitarbeiten«, Kinder dagegen seien »viel eher dazu geneigt, ihre Grenzen nicht rechtzeitig zu erkennen«. Darum müsse er – »sonst kriegen wir Ausreißer« – auf einer Mindestgerinnungsaktivität von drei Prozent bestehen.

Brackmann schaltete sich wieder in die Diskussion ein. Am besten ginge man überhaupt von fünf Prozent aus. Dafür brauche man »sicherlich« zwei- bis dreimal etwa 30 Einheiten Faktor-8 pro Kilo Körpergewicht, womit er die in Heidelberg bewährte Wochendosis kurzerhand fast verdreifachte.

Schimpf wahrte die Fassung. Viele seiner Patienten fänden die Dauerbehandlung zwar sehr beruhigend, aber ihre Venen seien ihnen zu schade, wandte er ein. Nun habe er gehört, daß man in Bonn etwa mit dem 15. Lebensjahr von der Dauertherapie zur »Behandlung bei Bedarf« übergehe. Ob man denn wenigstens von diesem Alter an die Heidelberger Wochendosis akzeptieren könne?

Als Hofmann auch dies nur »ausgesprochen ungern« sah und bei seinem »ausgesuchten Krankengut« nach wie vor »keine Blutung tolerieren« mochte, kam Stimmung auf. Er weigere sich, »jede Blutung als Unglück« anzusehen, warf ein Kollege vom Rehabilitationszentrum Neckargemünd ein. Er selber habe jedenfalls schon viele Gelenke gesehen, in die es immer wieder einmal hineingeblutet habe, ohne daß es, selbst nach Jahren, zu bleibenden Schäden gekommen wäre. Deshalb würde er es »ruhig riskieren«, ein Gelenk »hin und wieder« zwei bis drei Tage zu beobachten, um zu sehen, ob der Bluterguß vom Körper vielleicht resorbiert werde – so lange jedenfalls, wie sichergestellt sei, daß man das Gelenk notfalls jederzeit punktieren könne.

Es gab schon damals böse Zungen, die sich den maßlos hohen Verbrauch von Faktor-8, den sich die Bonner erlaubten, aus einer ganz banalen Angst vor den Unsicherheiten ihrer Fern- und Telefondiagnosen erklärten. Oder daraus, daß Brackmann und sein Chef Egli, der von der theoretischen Physiologie zur Bluter-Therapie gefunden hatte, wegen der oft extremen geographischen Entfernung zu ihren Patienten wenig Routine hatten, Blutergüsse notfalls zu punktieren.

In Heidelberg prallten die Ansichten aufeinander. Eckard Lechler aus Köln mahnte an, daß eine Telefondiagnose bei den von den Patienten oft unterschätzten Muskelblutungen intolerabel sei. Aber Brackmann ließ sich darauf nicht weiter ein. Es sei nicht zuletzt in »Adaption« an die orthopädischen Befunde zu der »drastischen Erhöhung« der Bonner Dosierungen gekommen. Und Hofmann, der verantwortliche Orthopäde, nahm sich denn auch der Aufgabe an, die Zweifler abzuwiegeln: Er könnte »sicherlich ein halbes Dutzend Patienten nennen«, die nach wochenlangen Blutungen samt und sonders »irreparable Gelenkschäden«, »groteske Verformungen«, »irreversible Muskelatrophien« und »haltlose Zustände im Bewegungsapparat« davongetragen hätten, wobei er sich mit seinen Faktor-8-Forderungen sowieso nur »an einem Minimalrahmen« orientiere, nicht zuletzt weil man die Nebenwirkungen und Kosten der Hämophilie-Behandlung »im Blickwinkel« haben müsse.

Der Gipfel der Absurdität war erreicht, als ein Kollege aus Münster berichtete, er habe immer wieder Patienten erlebt, die eine Mindestaktivität von sogar noch weniger als einem Prozent aufwiesen und trotzdem »ohne jegliche Benachteiligung durchs Leben« gingen. Er halte deshalb gar nichts von der These, daß jeder Patient in diesem Bereich vorsorglich einer Dauerbehandlung unterzogen werden müsse. Aber keiner der Bonner Ärzte hörte ihm überhaupt noch zu oder brachte Verständnis für die Sorge auf, diesen Menschen möglicherweise ohne Not »vom dritten Lebensjahr an, täglich oder wöchentlich oder das ganze Leben Hunderttausende Einheiten Fremdmaterial zu geben«.

Es war fast schon ein Kunststück, daß es einem der Teilnehmer in dieser geladenen Atmosphäre schließlich sogar gelang, die gesamte Runde gegen sich aufzubringen. Müsse man nicht, so fragte Eckard Lechler, wenn in Bonn Bluter vom dritten bis zum 15. Lebensjahr einer Dauertherapie unterzogen würden, von einer »Prophylaxe« sprechen? Alles andere sei doch »ein Spiel mit Worten«.

In Anbetracht der Summen, die von den Kassen, also von der Gesellschaft, für die Hämophilie-Behandlung aufgebracht werden müßten, gehe es doch wohl darum, »eine exakte Nomenklatur zu benutzen, die verstanden wird«, fiel ihm Klaus Schimpf, der Gastgeber, ins Wort. Weil von den Krankenkassen zwar Therapien bezahlt würden, aber nicht alle vorsorglichen Maßnahmen, sei es wichtig, sich »darauf zu einigen, das Wort Prophylaxe verschwinden zu lassen«.

Und Egli? Der Erfinder der Bonner Fern- und Dauertherapie verhielt sich, solange medizinische Fragen verhandelt wurden, merkwürdig still. Dafür hatte er einen um so gewaltigeren Auftritt, als es darum ging, das »Für und Wider eines gemeinsamen Therapiekonzepts« abzuwägen. Von vielen Seiten war er bereits mehrfach um eine solche Orientierungshilfe gebeten worden. Sanft und behutsam genug hatte sich Schimpf an die Gretchenfrage herangepirscht, ob es nicht »nützlich« wäre, zumindest unter Fachleuten »eine gewisse gemeinsame Linie« anzustreben, die natürlich »in keiner Weise verpflichtend sein sollte«.

Egli schäumte. Er sei dagegen, eine »Generallinie« zu akzeptieren, die »im Sinne einer Dienstvorschrift für alle als verbindlich angesehen wird«. Überhaupt solle die »gesamte Medizin auf die Dauer gesehen nicht staatlich kontrolliert« werden. Am Ende würde noch vorgeschrieben, »wie Sie bei einer Blinddarmoperation den Schnitt zu legen haben oder was weiß ich noch alles«. Über solchen Unfug ließ sich wirklich nicht mehr ernsthaft diskutieren.

Juli 1977, Kassenärztliche Bundesvereinigung, Köln

Sich intern untereinander zu streiten, war eine Sache – öffentlich an einer Kollegenschelte festzuhalten eine andere. Schon bei dem denkwürdigen Heidelberger Treffen war, wie der Gastgeber in seinem Schlußwort bemerkte, »zwischendurch etwas Skepsis gegenüber einer Niederschrift geäußert« worden, die »uns alle zu sehr festlegen« würde. Er hatte zwar keine Namen genannt, aber damit konnte eigentlich nur Egli gemeint sein, der sich aufführte, als würde er geradewegs zur Schlachtbank geführt, wann immer man ihn bat, Bereitschaft zu einem »gewissen Konsens« (Schimpf) durchblicken zu lassen.

Um die Frage zu klären, ob sich durch einheitliche Therapie-Richtlinien grundsätzlich eine Kostensenkung erreichen lasse, lud die Kassenärztliche Bundesvereinigung (KBV) in Köln am 18. Juli 1977, gerade sechs Wochen nach dem Heidelberger Schlagab-tausch, eine Expertenrunde ein: neben Egli, der sich diesmal von seinem Assistenten Otto Murke begleiten ließ, Klaus Schimpf aus Heidelberg, Rudolf Marx aus München, Eckard Lechler aus Köln und auch Günter Landbeck aus Hamburg, der in Heidelberg zwar nicht dabei gewesen war, sich aber in seinem schriftlichen Gutach-ten unmißverständlich gegen die »Auswüchse« bei der Bonner »Blutungs-Prophylaxe« ausgesprochen hatte.

Es war eine Art Probe aufs Exempel. Denn hier konnte sich er-weisen, was unter den Ärzten schwerer wog – ihre sachlichen Dif-ferenzen oder ihre kollegiale Solidarität. Zum ersten Mal sollten sie mit den Spitzenverbänden der gesetzlichen Krankenkassen, ih-rem gemeinsamen Gegner, zusammentreffen, die auf die Begeg-nung schon große Hoffnung setzten.

Doch Meinungsunterschiede waren nur mit größter Mühe fest-zustellen. Allenfalls der Dauertherapie, so erinnerte sich ein Au-genzeuge, hätten die Sachverständigen mit Ausnahme von Egli »etwas skeptisch« gegenübergestanden. Insgesamt seien die Dis-kussionsbeiträge sogar durch ein »hohes Maß an Übereinstim-mung gekennzeichnet« gewesen, was »angesichts der Diktion der vorliegenden Stellungnahmen« überrascht habe. Speziell von Günter Landbeck, der in seinem schriftlichen Gutachten noch so forsch aufgetreten war, wurden nun kritische Worte schmerzlich »vermißt«.

Dabei hatte der KBV ursprünglich sogar ein »Merkblatt« mit allgemeinen Richtlinien zur Bluter-Therapie vorgeschwebt. Der Plan wurde noch während der Diskussion fallengelassen. Am Ende ließ sich nicht einmal der Vorschlag durchsetzen, wenigstens im Kreise der Sachverständigen – gegebenenfalls unter Federführung der Deutschen Hämophilie-Gesellschaft – Therapiegrundsätze zu verabschieden, die »immerhin eine gewisse Orientierung und Vergleichsmöglichkeit« hätten schaffen können.

Damit ging Hans Egli schon aus der ersten Runde des Clinchs um seine Behandlungsmethoden als klarer Sieger hervor. Denn auch seine Medizinerkollegen hatten sich automatisch und notgedrungen, indem sie nach außen hin Solidarität bewiesen, seiner Macht gebeugt. Die Krankenkassen waren ratlos: »Bei der gegebenen Sachlage sehen wir zur Zeit leider keine Möglichkeit, wie wir in dieser Angelegenheit weiter vorgehen könnten.« Sie sollten ein ganzes Jahr brauchen, um neue Energien zu mobilisieren.

Schmierenkomödien

Juni 1978, DRK-Blutspendedienst Hagen

Im Sommer 1978 war das Verhältnis zwischen Waldemar Schneider, dem Chef des DRK-Blutspendedienstes in Hagen, und seinen Vorgesetzten im Präsidium des Roten Kreuzes auf einem Tiefpunkt angelangt. Als er im Juni aus dem Urlaub zurückkehrte, mußte Schneider zur Kenntnis nehmen, daß man ihn vorerst von der »Ständigen Konferenz« der DRK-Geschäftsführer, dem zentralen Gremium aller Blutspendedienste, ausgeschlossen hatte. Zumindest nach außen hin konnte das gemeinnützige DRK nicht akzeptieren, daß er mit der Krefelder Firma Schura, also einem kommerziellen Unternehmen, in so enger Verbindung stand.

Daraufhin bedankte sich Schneider in einem Brief an den »hochverehrten Herrn Vorsitzenden« erst einmal dafür, daß es ihm vergönnt sei, der »illustren Schmierenkomödie« der Ständigen Konferenz nun fernbleiben zu dürfen. In seiner Wut warf er den »Blutideologen« des DRK unter anderem vor, eine »hoffnungslose Konfrontation mit der Pharma-Industrie« heraufbeschworen zu haben. Für »diese Glanzleistung« bot er ihnen sogar »das erste Exemplar« des noch zu schaffenden »Ordens der Ständigen Komödianten« an, womit er sich auch die letzten Sympathien verscherzt haben dürfte.

Waldemar Schneider war gewiß eine sehr umstrittene Figur. Er verlor mitunter die Kontrolle über sich. Aber damals hatte er durchaus Grund, sich zu ärgern. In den letzten Jahren hatte er, zum Teil gemeinsam mit Mitarbeitern seines Hagener Blutspendedienstes, Patente für verschiedene Blutprodukte entwickelt. Sein Vorschlag, das DRK solle diese Erfindungen nutzen und ihn persönlich am Profit nach dem Arbeitnehmer-Erfinder-Gesetz beteiligen, war von den Gesellschaftern abgelehnt worden. Statt dessen hatten sie ihm empfohlen, er, Schneider, solle die Patente als Privatperson anmelden und dem Roten Kreuz ein Nutzungsrecht einräumen.

Daraufhin hatte Schneider seine Erfindungen für mehrere hunderttausend Mark exklusiv an eine Briefkastenfirma in Liechtenstein verkauft – worüber er sich heute noch ärgert: Die machten nun, schimpfte er, das »große Geschäft«, und ihm selber rückte die Steuerfahndung auf den Pelz.

Das Geschäft mit dem Faktor-8 des Roten Kreuzes kam wegen des notorischen Widerstands der wichtigsten deutschen Bluterbehandler überhaupt nicht in Gang. Dabei rührte die Vertriebsfirma Schura unverdrossen die Werbetrommel. Aber hatte man in Bonn mit der ein Jahr zuvor versprochenen Prüfung des Schura-Präparats an Patienten überhaupt schon begonnen? Im Juli 1978 ließ Egli verlauten, daß der Gerinnungsfaktor sich »zur Zeit in einer klinischen Erprobungsphase bezüglich seiner Wirkungen und Nebenwirkungen« befände.

So mußte sich die Schura bei ihren Werbemaßnahmen vorerst auf ein anderes vergleichendes Laborgutachten stützen. Danach hatte das firmeneigene Präparat in einem Blindtest angeblich sogar – neben dem Faktor-8 von Immuno – »am besten« abgeschnitten. In einer Anlage zum Testbericht versicherte ein Krefelder Notar (Urkunden-Rolle Nr. 1154/77), daß er von den Flaschen aller Hersteller »ohne Beisein irgendwelcher Angestellter oder sonstiger Personen der Firma Schura« die Etiketten entfernt und sie mit Code-Nummern gekennzeichnet habe. Nach dem Blindtest habe er die Flaschen in Kartons verpackt, diese mit seinem Dienstsiegel verschlossen und sodann »im Gewahrsam der Firma Schura« belassen. Einen kleinen Makel hatte der Vergleichstest allerdings doch: Durchgeführt hatte ihn niemand anderes als Waldemar Schneider selber.

Insofern konnte dieses Gutachten allenfalls bei solchen potentiellen Kunden hilfreich sein, die von Schneiders geschäftlichen

Verflechtungen mit der Schura nichts wußten. Erleichternd für die PR-Arbeit war, daß der Hagener DRK-Chef sich inzwischen, auch ohne Egli und ohne Habilitation, »Professor« nennen durfte. Den Titel hatte er sich im letzten Jahr von einer Reise nach Korea mitgebracht; die entsprechende Urkunde der Staatlichen Universität von Seoul verschickte er in Kopie an die DRK-Aufsichtsratsmitglieder, die ihn erst unlängst so unwürdig behandelt hatten.

Ganz unbefangen zeigte er nach seiner Ernennung in Seoul Ausschnitte aus koreanischen Zeitungen vor, auf denen er im bayerischen Lodenanzug posierte. Auch die Koreaner hatten über die Kleiderordnung ihres neuen außerplanmäßigen Professors etwas gestutzt: »Dr. Schneider, der auch 20 Patente besitzt, trug eine merkwürdige süddeutsche Tracht«, hielt ein koreanischer Journalist nach einem Interview fest.

Herbst 1978, Kerpen

Im August 1978 lernte Eglis Oberassistent und Chef-Einkäufer Otto Murke den Kaufmann Rolf Hackenbroich aus dem rheinischen Kerpen kennen. Hackenbroich war gerade alleiniger Geschäftsführer der Firma Lutz & Co. geworden, er hatte seinen Bruder zum symbolischen Kaufpreis von einer Mark ausgezahlt. Seine neuen Teilhaber tauchten namentlich nicht im Handelsregister auf: Für sie war ein Rechtsanwalt in die Firma eingetreten, der über seine Kanzlei im Schweizer Glarus noch viele andere Unternehmen verwaltete. Firmenzweck von Lutz & Co.: »die Herstellung und der Vertrieb von Krankenhaus- und Ärztebedarfsartikeln sowie von Maschinen und Apparaturen aller Art«.

Rolf Hackenbroich unterbreitete Dr. Murke ein attraktives Angebot: Lutz & Co. könnten ihn mit Faktor-8 von Cutter direkt aus den USA beliefern – zu einem Preis, der zwei Pfennige unter dem deutschen Marktpreis liege. Er habe, sagte Murke später, als die Affäre aufgeflogen war, vor Gericht aus, zunächst Rücksprache mit Tropon, dem offiziellen Importeur der Bayer-Tochter Cutter, genommen. Ende November kam das Geschäft in Gang. Murke bestellte das Cutter-Präparat jetzt auch bei Lutz & Co. Von Anfang an durften Lieferungen als »Gutschriften« für das Institut verbucht werden.

Die Namen der beiden anderen Herren, die an dem Handel beteiligt waren und ihre Identität aus gutem Grund verbargen, sollte der Egli-Mitarbeiter erst sehr viel später erfahren. Es waren Plasma-Manager, die er längst als Vertreter von zwei Faktor-8-Herstellern kannte und die auf eigene Rechnung zusätzliche Geschäfte machen wollten. Der eine war Wolfgang Marguerre, seinerzeit noch leitender Angestellter bei der Firma Travenol, der andere arbeitete bis Mitte 1979 in der Vertriebsabteilung von Tropon, dem offiziellen Cutter-Auslieferer.

September 1978, Universitäts-Kinderklinik Hamburg

Ein gutes Jahr nach der Besprechung in der Kassenärztlichen Bundesvereinigung in Köln, bei der sich alle Behandler als verschworene Gemeinschaft präsentiert hatten, kam der Streit neu in Gang. Über die Deutsche Hämophilie-Gesellschaft hatte der Direktor der Bielefelder AOK Kontakt mit Günter Landbeck, dem Hamburger Bluter-Therapeuten aufgenommen. Auch für einen in Bielefeld versicherten Bluter hatten sich die Aufwendungen binnen eines Jahres nahezu verdoppelt, und so waren die Zweifel an der Bonner Fern- und Dauertherapie dort wieder erheblich gewachsen.

Mit einem Kollegen von seinem westfälischen Landesverband machte sich der AOK-Direktor im September 1978 auf den Weg zu Landbeck nach Hamburg.

Nach dem Gespräch in der Universitäts-Kinderklinik zeigte sich der Kassen-Mann beeindruckt von der »freundlichen Aufnahme und der Zeit«, die Professor Landbeck ihnen zur Verfügung gestellt hatte. Noch beeindruckender war jedoch der Inhalt der Unterredung gewesen. Denn Landbeck hatte – das war jedenfalls der Eindruck, den seine Gäste aus dem Gespräch mitnahmen – seine früheren Einwände gegen Egli diesmal sogar deutlich verschärft vorgetragen. Mit Hinweis auf jüngste Untersuchungen habe er davor gewarnt, erinnerten sich seine Gesprächspartner, »daß die positiven Erscheinungsbilder der Dauerbehandlung möglicherweise durch – noch nicht exakt abschätzbare – Spätfolgen ins Gegenteil verkehrt« würden. Im Klartext: Die Bonner Therapie könnte sich »also auf lange Sicht als äußerst gefahrvoll herausstellen«.

Landbeck hatte sich weit vorgewagt, hatte sogar beklagt, daß Egli lediglich Physiologe sei, ihm also, ebenso wie seinem Oberarzt Brackmann, klinischer Sachverstand und Erfahrung fehlten. Und er war nicht nur bereit gewesen, erneut als Gutachter aufzutreten, sondern obendrein gewillt, dies gegen Erstattung nur seiner »Unkosten«, nicht einmal eines üblichen Honorars, zu tun, sofern auch andere Fachleute des In- und Auslandes eingeschaltet würden. So ernst schien es ihm also mit seinen Einwänden zu sein.

Auch die beiden AOK-Vertreter wußten, wie wichtig diese Zusage war. So hielten sie in ihrem Vermerk fest, daß sie Professor Landbeck ausdrücklich gefragt hätten, ob sie auch Professor Egli gegenüber von dieser Unterredung Gebrauch machen könnten. Landbeck habe dies bejaht. Postwendend informierten sie ihren Bundesverband: Es sei doch »betrüblich«, wenn dem Bonner Institut wirklich nichts entgegengesetzt werden könne. Aber das würde sich jetzt ja vielleicht ändern. Vielleicht.

November 1978, Hämophilie-Zentrum Bonn

Schon zwei Monate später, an einem Novembermorgen, bekam der Direktor der Bielefelder AOK Gelegenheit, bei einem eineinhalbstündigen Gespräch im Dienstzimmer auf dem Bonner Venusberg Egli die »erheblichen Bedenken« seines Hamburger Kollegen Landbeck mitzuteilen. Egli schien weder überrascht noch verärgert. Er kenne Professor Landbeck gut, sagte er, sie seien beide im Vorstand der Deutschen Hämophilie-Gesellschaft. Aber er halte seine eigene Behandlungsmethode eben für besser. Insbesondere hob er hervor, daß man die Gefahr von Gelenkversteifungen nicht übersehen dürfe. Gerade um die Funktionsfähigkeit der Gelenk-Innenhaut aufrechtzuerhalten, sei es unverzichtbar, auch über Maßnahmen zur akuten Blutstillung hinaus hohe Faktor-8-Dosierungen einzusetzen. Immerhin stünden nun schon mehr als 600 Patienten aus der ganzen Bundesrepublik in seiner Behandlung, und gerade erst sei eine Delegation spanischer Ärzte angereist, um sich während einiger Wochen über seine Therapie zu informieren.

Ausgesucht höflich führte Egli seinen Gast schließlich noch durch das Institut und machte ihn auch mit Dr. Brackmann bekannt. All dies fand, wie sich der Kassenvertreter erinnerte, »in einem freundlichen Klima statt«. Eglis Freundlichkeit zahlte sich prompt aus: Drei Wochen später teilte ihm der Bielefelder AOK-Direktor mit, daß er sich entschlossen habe, offene Rechnungen »unter Vorbehalt« zu begleichen.

Januar 1979, Hämophilie-Zentrum Bonn

Die Lage wurde für den Bonner Institutschef immer prekärer. Kurz nach Neujahr stand schon wieder Besuch ins Haus. Und diesmal ging es weniger liebenswürdig zu. Es waren Vertreter der AOK Euskirchen, die wegen ihres Hemmkörper-Patienten Arndt Hausmann allmählich die Geduld verloren. Fast zwei Jahre war es inzwischen her, daß man ihnen prophezeit hatte, der Antikörper gegen den Faktor-8 werde »in absehbarer Zeit« völlig verschwunden sein und – einmal eliminiert – nie wieder auftreten. Aber obwohl Arndt Hausmann seitdem mit immer gewaltigeren Mengen von Gerinnungsfaktoren »bombardiert« worden war – zuletzt innerhalb eines einzigen Monats mit Präparaten im Wert von über einer halben Million Mark –, hatte sich bei ihm kein durchschlagender Erfolg eingestellt.

Dr. Brackmann versuchte zu beschwichtigen. Jawohl, bei richtiger Dosierung lasse sich ein Hemmkörper in der Tat in maximal 24 Monaten vollständig beseitigen. Warum dieses Ziel dann bei Arndt Hausmann noch nicht erreicht worden sei, obwohl er doch schon seit 1975 behandelt werde, wollten die Kassenvertreter wissen. Brackmann schob die Schuld auf den Patienten: Die nervliche Belastung, der Arndt Hausmann durch Presseveröffentlichungen ausgesetzt gewesen sei, habe bei ihm »zu der Neigung geführt, eher zuwenig zu injizieren, um die Kosten so gering wie möglich zu halten«. Vorerst hatte er sich noch einmal, wenn auch mit einem fadenscheinigen Argument, aus der Affäre gezogen.

Deckadressen

Frühjahr 1979, Kerpen/Glarus (Schweiz)

Zum Jahresende war Wolfgang Marguerre als leitender Angestellter beim Marktführer Travenol ausgeschieden. Anfang 1979 wechselte er zur Revlon Health Care Group in Paris über, dem neuen Eigentümer des Faktor-8-Herstellers Armour Pharma. Seine langjährige Auslandserfahrung – unter anderem in England, Spanien und Südafrika – hatte sich ausgezahlt: Marguerre wurde von Revlon als Vizepräsident für Europa eingestellt; er war zuständig für den allgemeinen pharmazeutischen Bereich.

Auch das Privatgeschäft, das sein Duz-Freund Rolf Hackenbroich mit Otto Murke, dem Chefeinkäufer des Egli-Instituts, eingefädelt hatte, entwickelte sich vielversprechend. Seit Januar 1979 wurden Rechnungen geschrieben. Der Profit war grandios und – solange das Bonner Institut mitspielte – absolut sicher: Die amerikanischen Originalpräparate kosteten umgerechnet weniger als 25 Pfennig, wurden in Bonn jedoch zum üblichen deutschen Einheitspreis von 83 Pfennig an den Mann gebracht.

Im Februar beschlossen Marguerre und seine Partner, ein neues Unternehmen zu gründen, über das der Handel in Zukunft abgewickelt werden sollte: Pro Plasma. Namentlich sollte auch hier nur Rolf Hackenbroich in Erscheinung treten, der sich am Stammkapital mit zwei Dritteln beteiligte, den Rest übernahmen Lutz & Co. Als Prokuristin ließ Marguerre im Handelsregister seine Cousine Gisela Osterrieth, eine Apothekerin aus dem Schwarzwald, eintragen. Sie hatte sich bereit erklärt, ihrem Vetter diesen Dienst zu erweisen.

Pro Plasma war zu keiner Zeit mehr als eine Briefkastenfirma. Selbst die Belegschaft von Lutz & Co. kannte das Tochterunternehmen kaum. Man nahm nur den Einkauf von Kühlschränken wahr, in denen fortan offensichtlich Blutderivate gelagert wurden. Gegenüber dem Egli-Institut bestand ein Unterschied zwischen Pro Plasma und Lutz & Co. nicht einmal auf dem Papier: Bei beiden liefen die Geschäfte unter derselben Kundennummer 33117.

Pro Plasma stand weder im Telefonbuch, noch war eine Rufnummer über die Auskunft zu erfragen. Als Adresse wurde die Osterather Straße Nr. 7 in Köln angegeben. Vor Ort wies auf die

Existenz von Pro Plasma jedoch nur ein handgeschriebenes Zettelchen an der Haustürklingel eines Mehrfamilienhauses hin. Ihren Briefkasten teilte sie sich mit noch drei weiteren Firmen aus der Medizin- und Labortechnologie, darunter Lutz & Co. Über eine Zulassung für den Arzneimittelhandel verfügte Pro Plasma natürlich nicht. Aber das war für Egli und Brackmann in Bonn offensichtlich unbedeutend.

Im Frühjahr 1979 wurden im schweizerischen Glarus auch die Vorbereitungen zur Eintragung einer weiteren Firma ins örtliche Handelsregister getroffen: Die Medizinalia AG sollte Ende 1979 die Mehrheitsanteile von Lutz & Co. übernehmen. Von den 50 »Inhaberaktien« der Medizinalia verwaltete 48 derselbe Rechtsanwalt aus Glarus, der zuvor schon als nomineller Anteilseigner von Lutz & Co. in Erscheinung getreten war. Für die wahren Eigentümer von Briefkastenfirmen besteht der große Vorteil solcher »Inhaberaktien« darin, daß sie ungenannt und folglich anonym bleiben können.

Am 29. März 1979 wurde die Gründung der Medizinalia vollzogen. Schon am nächsten Tag erteilte das Egli-Institut Lutz & Co. einen Generalauftrag zur Lieferung von Faktor-8. Sämtliche Lieferungen, die in den Folgejahren getätigt werden sollten, würden sich auf diesen einen Auftrag des Hämophilie-Zentrums, des einzigen Pro-Plasma-Kunden, beziehen.

Später, als alles aufgeflogen war, gab Hackenbroich an, er habe die Ware nicht direkt bei den offiziellen Firmen, sondern von Zwischenhändlern, sogenannten Brokern, auf dem amerikanischen »Spotmarkt« gekauft. Er sei immer abhängig davon gewesen, daß er »irgendwo in den USA was bekommen konnte«, habe deshalb auch keine festen Liefermengen garantieren können. Hackenbroich verfügte seinerzeit über gute Kontakte in die USA, hatte dort sogar einen Statthalter: Tom Murray, einen »kleinen Mann mit großem Auto«, wie ihn alte Bekannte spöttisch beschrieben.

Der Vertriebsweg lief über die Schweiz. Auf dem Zollgelände des Flughafens Zürich-Kloten wurde die amerikanische Ware umetikettiert und – mit deutschen Aufklebern versehen – von einem Schweizer Händler nach Deutschland transportiert. Vorteil: Es bedurfte keiner besonderen Einfuhrgenehmigung. Die besaß Pro Plasma nämlich gar nicht.

Die Krankenkassen ahnten nichts von Pro Plasma. Dabei hätten sie solche Parallel-Importe von Gerinnungskonzentraten im Prinzip sicherlich begrüßt, wenn sie zu den niedrigen amerikanischen Preisen weiterverkauft worden wären. Man versprach sich davon enorme Kosteneinsparungen. Angesichts der gewaltigen Therapiekosten war der Bundesverband der Ortskrankenkassen überzeugt, einen möglichst günstigen Einkauf der Medikamente fordern zu können. Sechs Wochen, nachdem das Hämophilie-Zentrum Lutz & Co. den Generalauftrag zur Belieferung mit parallel importiertem Faktor-8 erteilt hatte, luden die AOK Professor Egli als Referenten zu einer Arbeitstagung nach Bad Godesberg ein. Schwerpunktmäßig sollte von den Möglichkeiten einer Kostensenkung die Rede sein.

Die amerikanischen Produkte seien qualitativ nicht mit den in der Bundesrepublik angebotenen zu vergleichen, ein Parallel-Import komme daher auf keinen Fall in Frage, wehrte sich Hans Egli energisch. Und wenn Sie den gleichen Namen trügen? Auch dann nicht, betonte Egli, denn die Höherwertigkeit der hierzulande angebotenen Chargen sei, rühmte er sich, nicht zuletzt darauf zurückzuführen, daß sein Institut die Hersteller ständig zu einer Verbesserung der Präparate gedrängt habe.

Zu diesem Zeitpunkt hatten Marguerre & Co. in Bonn bereits parallel importierte Cutter-Präparate im Wert von mehr als zwei Millionen Mark abgesetzt. Geschäft ist Geschäft – auch das Egli-Institut war dabei nicht leer ausgegangen. »Wir schreiben dem Institut eine Rechnung für 83 Pfennig plus Mehrwertsteuer«, erklärte Hackenbroich den Handel später. »Und dann kriegt es gleichzeitig eine Gutschrift. Da gibt es enorme Rabatte. Aber da sprechen die Herren vom Institut wahrscheinlich nicht von.«

Tauziehen

Mai 1979, Athen

Ende der siebziger Jahre fehlte es in der Bundesrepublik noch immer an jeder systematischen Untersuchung zur Bluter-Therapie. Konkrete Daten vermißte auch eine Expertenkommission des Europarats, die sich einen Überblick über den Umgang mit Gerinnungsfaktoren in den einzelnen europäischen Ländern verschaffen sollte. In Athen zog sie im Mai 1979 eine erste Bilanz. Speziell der Bundesrepublik wurde eine scharfe Rüge erteilt.

Die Direktoren der drei wichtigsten Behandlungszentren hätten es »vorgezogen«, auf Fragen entweder gar nicht oder nur unvollständig, allgemein zu antworten. Keiner habe hinsichtlich des Gesamtverbrauchs verläßliche Daten geliefert. Schätzungsweise würden nicht mehr als acht bis zehn Prozent des deutschen Faktor-8-Verbrauchs durch das Rote Kreuz oder die Städtischen Blutbanken gedeckt. Und: Die Frage der Kosten und des Risikos von Hepatitis-Infektionen schienen bei der Behandlung »praktisch überhaupt keine Rolle« zu spielen.

Mai 1979, Bonn

Das Gespräch der beiden westfälischen AOK-Mitarbeiter mit Professor Günter Landbeck im September 1978 in Hamburg zeitigte endlich Folgen. Im Ruhrgebiet hatte sich eine Aktionsgemeinschaft der Krankenkassen gebildet. Sie war entschlossen, den Egli-Kritiker offiziell um sein Gutachten zur Bluterbehandlung zu bitten. Auch der Bundesverband der AOK fühlte sich durch die vermeintliche Rückendeckung des Hamburger Bluterarztes ermutigt, war aber noch unsicher, ob er die Auseinandersetzung ganz aus eigener Kraft fortführen sollte.

Nach Rücksprache mit den Spitzenverbänden aller anderen Krankenkassen hatte man sich dafür entschieden, die Bundesregierung um Unterstützung zu bitten und ein Forschungsvorhaben zu beantragen. Thema müsse, hieß es in den offiziellen Schreiben an das Bundesarbeits- und das Bundesgesundheitsministerium, sowohl die prinzipielle »Zweckmäßigkeit und Wirtschaftlichkeit« der

Bluter-Therapie sein wie auch die Frage, ob die verbreitete Vorliebe für bestimmte Faktor-8-Präparate »aufgrund feststellbarer Qualitätsunterschiede gerechtfertigt« sei: »Wegen der bisher schon zustande gekommenen Kontakte hielten wir es für günstig, wenn Prof. Dr. G. Landbeck bei der Planung und Durchführung des Vorhabens berücksichtigt werden könnte.«

Hans Egli wurde nervös. In der April-Ausgabe des Berliner *Arzneimittelbriefs* war die Meinung vertreten worden, daß sich die Hemmkörper-Therapie mittels Faktor-8-Überdosen »noch im Versuchsstadium« befände. Prompt hatten im Mai die Abgesandten der AOK Euskirchen erneut wegen des Hemmkörper-Hämophilen Arndt Hausmann vorgesprochen – und im Gespräch mit dem Institutschef persönlich ihren Ohren kaum getraut.

Egli machte einen Rückzieher. Von der Beseitigung eines Hemmkörpers in maximal zwei Jahren könne keine Rede sein. Jetzt warnte er sogar ausdrücklich davor, zu glauben, daß man den Antikörper gegen den Faktor-8 für alle Zeiten eliminieren könne. So reisten die Kassenvertreter mit der deprimierenden Neuigkeit ab, von Egli maßlos geleimt worden zu sein. Alles, was ihnen »als gesicherte Erkenntnis offeriert« worden war, so hielten sie in ihrem Bericht fest, habe in Wahrheit »auf schwachen Füßen« gestanden. Die ganze Therapie – »dies muß man sich einmal vor Augen führen« – befinde sich offenbar noch »im Experimentierstadium«.

Es war bereits abzusehen, daß die Behandlungskosten für Arndt Hausmann bis zum Jahresende auf weit über acht Millionen Mark steigen und sich damit im Vergleich zum Vorjahr noch einmal mehr als verdreifachen würden. Aber was sagten schon solche Zahlen? Aufschlußreicher waren diese: Wenn er sich an die Vorschriften des Herstellers hielt, pro Minute nicht mehr als zwei Milliliter des gelösten Faktor-8-Präparats zu injizieren, hätte Arndt Hausmann schließlich mehr als sieben Stunden pro Tag injizieren müssen – eine unbeschreibliche Tortur für den Patienten und seine Venen. Wurde einem Bluter mit einer derartigen Quälerei tatsächlich noch geholfen, fragten sich die AOK-Mitarbeiter.

Angesichts dieses Problems müsse ein »verantwortungsbewußter Therapeut und Forscher Rückhalt durch das Urteil einer größeren wissenschaftlichen Gemeinschaft suchen«, fanden die Krankenkassen. Und in diesem Punkt hatten sie zweifellos recht.

Bei der Firma Schura in Krefeld wartete man weiterhin vergeblich auf Kundschaft für den von Waldemar Schneider entwickelten Faktor-8. Selbst eine Preisliste mit gestaffelten Rabatten, bei der sich die Kosten pro Einheit je nach Abnahmemenge bis zu einem Viertel reduzierten, war ohne nennenswerte Resonanz geblieben: Noch immer machten alle Großkunden einen weiten Bogen um das Schura-Präparat.

Im Juni 1979 suchte Geschäftsführer Markus Radowitz sein Heil in der Flucht nach vorn. Lautstark führte er Klage, daß Egli, der »therapiebestimmende Arzt auf diesem Sektor«, die vor mehr als zwei Jahren versprochene klinische Prüfung an Patienten immer noch nicht durchgeführt habe, obwohl ihm dafür ausreichend Probepackungen zur Verfügung gestellt worden seien. Man müsse sich fragen, »ob hier Interessen im Spiel sind, die wir nicht zu beeinflussen vermögen«.

Radowitz ging sogar noch einen Schritt weiter und verbreitete den »vertraulichen« Vorschlag, unter notarieller Aufsicht eine internationale Vergleichsstudie in Angriff zu nehmen, wobei »auf jeden Fall vermieden werden sollte«, eine solche Studie in Deutschland durchzuführen, da »zumindest Zweifel an der Objektivität der Untersucher angebracht« seien. Das Ansinnen, sich an den Kosten eines solchen Projekts zu beteiligen, wies er dagegen entschieden von sich, weil sonst »mit Sicherheit später der Vorwurf erhoben« würde, daß sich »die Firma Schura das Gutachten durch Bezahlung erkauft« habe.

Daß er dabei nach wie vor den von Schneider selber erstellten Labortest verbreitete, trug zwar nicht unbedingt zur Glaubwürdigkeit der Schura bei. Aber die Attacke reichte immerhin, um Egli endlich zu einer klaren Stellungnahme zu bewegen. Tatsächlich habe er mit der klinischen Prüfung des Schura-Präparats »unter besonderer Berücksichtigung von Wirkung und Nebenwirkung« begonnen, erklärte der Bonner Institutschef Ende Juni 1979, er habe sich dann jedoch »aufgrund vorliegender eigener und fremder Beobachtungen« veranlaßt gesehen, »zunächst von einer weiteren Prüfung des Präparats Abstand zu nehmen«. Eine Rückfrage bei anderen Hämophilie-Zentren hätte ergeben, daß das Schura-Produkt auch dort nicht angewandt werde.

Im übrigen legte Egli eine Zeugenaussage seines Oberarztes Hans-Hermann Brackmann bei. Auch dieser kam zu dem Schluß, daß eine klinische Prüfung »nur unter Zurückstellung großer Bedenken erfolgen« könne, »da bei einem Patienten, bei dem das Präparat eingesetzt wurde, allergische Reaktionen aufgetreten« seien. Von ähnlich »massiven« Reaktionen habe ihm auch ein Freiburger Kollege berichtet. Vernichtender konnte das Urteil über Schneiders DRK-Konzentrat nicht ausfallen.

Bestechlichkeit

August 1979, ein unbekannter Ort

Der Herr stellte sich in neuer Funktion vor. Im August 1979 offenbarte sich einer der beiden Hintermänner von Pro Plasma, ein Manager, der bis vor kurzem in führender Position bei den Kölner Troponwerken, dem offiziellen Importeur der Firma Cutter, tätig gewesen war. Der Mann machte Dr. Murke ein überraschendes Angebot: Seine Partner und er seien bereit, ihn ab sofort an jeder gelieferten Einheit Faktor-8 mit zehn Pfennig zu beteiligen. Das Geld werde auf ein Schweizer Nummernkonto überwiesen.

Murke wunderte sich: Hatte der Handel nicht bislang auch ohne Extras funktioniert? Als er einwandte, daß er in der ganzen Sache keinen Sinn sehe, meinte sein Gesprächspartner, man erwarte von ihm nicht mehr, als er ohnehin tue. Eglis Oberassistent willigte nach kurzer Bedenkzeit ein. Jedenfalls fehlte es ihm, wie es später, als die Affäre aufgeflogen war, ein Gremium von Kassenärzten formulierte, »an der notwendigen Kraft, der Versuchung, beträchtliche Gelder unverdient mühelos zu erhalten, zu widerstehen«. In Begleitung des früheren Tropon-Managers reiste er nach Glarus, um bei der Schweizerischen Kreditanstalt sein Konto (Nr. 2503-92-1) gegenzuzeichnen, auf das tags zuvor bereits fast 300 000 Mark überwiesen worden waren. Mit seinem Schweizer Bankier vereinbarte der Bonner Arzt, daß jener sein Geld für ihn treuhänderisch anlegen solle und man einmal jährlich die weitere Anlage besprechen würde.

Spätestens zu diesem Zeitpunkt habe sich Murke entschlossen,

»diese Summe und auch weitere auf das Konto eingehende Zahlungen als Gegenleistung für die von ihm getätigten und noch zu tätigenden Bestellungen von Faktor-8-Konzentraten bei der Firma Lutz & Co. anzunehmen«, sollte es später im Urteil heißen. Doch eine Ungereimtheit klärte dann auch der Prozeß nicht: Für wen war das Schweizer Konto ursprünglich gedacht? Eröffnet wurde es jedenfalls schon im Juni 1979 – zwei Monate bevor Murke das attraktive Angebot erhielt.

September 1979, Universitäts-Kinderklinik Hamburg

Professor Egli begab sich auf ein gefährliches Terrain, wenn er weiterhin an seiner Hemmkörper-Therapie Zweifel aufkommen ließ, wie er es unter dem Druck der AOK Euskirchen getan hatte. So argwöhnte inzwischen auch das Bundesarbeitsministerium, die Kosten, die allein die Behandlung von Arndt Hausmann verschlang, seien für eine einzelne Krankenkasse »kaum zumutbar«. Rechtfertigte die bloße Möglichkeit, einen Hemmkörper zu beseitigen, einen solchen Kostenaufwand? Stünden überhaupt genügend Konzentrate zur Verfügung, wenn alle deutschen Bluter derart aufwendig behandelt würden?

Anfang September 1979 signalisierte das Ministerium dem AOK-Bundesverband, daß es unter anderem zu genau diesen Fragen Statements von »namhaften Experten« einholen wolle. Zu den Gutachtern sollte, wie von den Krankenkassen angeregt, auch Günter Landbeck aus Hamburg gehören. Fast genau ein Jahr war es her, daß der Hamburger Bluterarzt im Gespräch mit westfälischen AOK-Verantwortlichen gewarnt hatte, die Bonner Therapie könne auf lange Sicht für die Patienten sogar gefährlich werden.

Egli mußte reagieren, zog die Kopie eines AOK-Protokolls über jenes Hamburger Treffen aus der Schublade, das ihm offenbar zugespielt worden war, und schickte es umgehend an seinen Hamburger Kollegen – mit der Bitte um »Kenntnis- und Stellungnahme«.

Nun saß Landbeck in der Falle. Zu allem Überfluß erreichte ihn fast gleichzeitig auch die Bitte der Aktionsgemeinschaft der Ruhrgebietskassen um das versprochene Gutachten. Auch sie berief sich auf jenes Gespräch mit den Leuten von der AOK. Landbeck brauchte einen ganzen Monat, bis er mit sich im reinen war. Dann wußte er, was zu tun war, wenn er es sich mit dem mächtigen Bonner Kollegen nicht für alle Zeiten verderben wollte.

In einem Schreiben an die Ruhrgebietskassen distanzierte er sich »in aller Entschiedenheit« von dem Gesprächsprotokoll und lehnte den Wunsch nach einem Gutachten kategorisch ab, da ihn »der leichtfertige Umgang mit nicht minder leichtfertig abgefaßten und entstellenden Gesprächsnotizen zutiefst betroffen« habe. Immerhin hätten »Leistungen und Bedeutung des Bonner Hämophilie-Behandlungszentrums« einen »international anerkannten hohen Rang, der keine leichtfertigen Leistungs- und Aufwandsbeurteilungen« zulasse. Landbeck war umgefallen.

»Nachrichtlich« ließ er seine Absage auch Egli zukommen, der mehr als zufrieden sein konnte. Er hatte zwar etwas nachhelfen müssen. Aber dafür würde einer seiner schärfsten Kritiker in Zukunft schweigen. Mehr als drei Jahre später sollte Landbeck erneut kneifen: Dann würde es darum gehen, AIDS unter den Blutern einzudämmen.

November 1979, Köln/Bonn

Im Bundesarbeitsministerium gingen die angeforderten Gutachten ein. Unterschiedliche Auffassungen ließen sich darin allenfalls zwischen den Zeilen lesen. Nur Egli hatte sein Votum zurückgehalten, bis für dieses Jahr auch die letzte Klippe überwunden war. Am 8. November 1979, morgens um 10.00 Uhr, war es in den Kölner Räumen der Kassenärztlichen Bundesvereinigung (KBV) zu einer Neuauflage der Expertenrunde vom Juli 1977 gekommen, die für ihn schon einmal so glücklich ausgegangen war.

Egli tat abermals seine heftige Abneigung gegen wie immer geartete Therapie-Richtlinien kund, dergleichen werde ja auch nicht bei der Behandlung von Rheuma oder Herz-Kreislauf-Erkrankungen verlangt. Günter Landbeck beließ es im wesentlichen dabei, seiner schon oft geäußerten Sympathie für eine dezentrale, »wohnortnahe« Bluter-Therapie Ausdruck zu verleihen. Selbst Eckard Lechler aus Köln, der bisher immer mit am offensivsten aufgetreten war, räumte ein, daß die Tendenz zur Dauerbehandlung zunehme. Und alle kamen zu dem Schluß, daß sie auf die

PROF. DR. MED. G. LANDBECK
Direktor der Abteilung
für Blutgerinnungsforschung und Onkologie
der Universitäts-Kinder-Klinik Hamburg

2000 Hamburg 20
Martinistraße 52
Telefon (040) 468-2729
den 22. Oktober 1979
Prof. L./Hil.

Nachrichtlich:

Herrn Prof. Dr. Hans Egli
Direktor des Instituts
für exp. Hämatologie und
Bluttransfusionswesen der
Universität Bonn
Annaberger Weg
5300 Bonn-Venusberg

Persönlich

An den Geschäftsführer der
AOK Gelsenkirchen
Herrn Klees
AOK Krankenkasse für Gelsenkirchen
Postfach 4

4660 Gelsenkirchen - Buer

Das Sonderrundschreiben wie auch der "Vermerk" sind mir als Ablichtung von Herrn Prof. Dr. Egli am 14. 9. 1979 zur Kenntnis- und Stellungnahme zugeschickt worden. So kann ich nicht verhehlen, daß mich der leichtfertige Umgang mit nicht minder leichtfertig abgefaßten und entstellenden Gesprächsnotizen zutiefst betroffen hat. Letztere müssen den Eindruck erwecken, daß sie nicht nur ...n Stellungnahmen zu einzelnen Punkten, sondern auch meiner ... . einseitige Aus-

... ...

sagen zu ver...

...ndam helfen können. Leistungen und Bedeutung des Bonner Hämophilie-Behandlungszentrums im Rahmen einer optimalen Versorgung Hämophiler in der Bundesrepublik, haben einen international anerkannten hohen Rang, der keine leichtfertigen Leistungs- und Aufwandsbeurteilungen rechtfertigt.

Mit freundlichem Gruß

Prof. Dr. G. Landbeck

V e r m e r k

Über ein Gespräch mit Prof. Dr. L a n d b e c k, Dir. der Abteilung für Blutgerinnungsforschung und Onkologie der Universitätskinderklinik Hamburg, am 21.09.1978 in Hamburg

Betr.: Probleme der Hämophiliebehandlung, insbesondere der Selbsttherapie

I.

Das Gespräch fand auf Initiative von Dir. Hinnendahl / AOK ...ielefeld statt, der Kontakt zu Prof. Landeck über die Hämophiliegesellschaft Bielefeld bekommen hatte. Ziel war, ...Behandl...

...ine solche enge Bindung kann aber nicht über große Entfer...ungen - wie bei Prof. Egli - erreicht und aufrecht gehalten ...erden.

...inen weiteren Mangel sieht Prof. L. darin, daß Prof. Egli ...ediglich Physiologe und kein Kliniker ist, ihm also klinischer ...achverstand und Erfahrung fehlen. Das gleiche gelte für ...r. Brackmann.

...ie Konzeption Prof. Eglis weicht auch von den in den USA ...ntwickelten Grundprinzipien der Selbstbehandlung ab. Dort ...ird die Selbstbehandlung nur in einem eng begrenzten Umkreis ...m das Behandlungszentrum (Stadtgebiet von Los Angeles) ...raktiziert, weil man sie nur unter ständiger Kontrolle in ...nmittelbarer Nähe eines Arztes für sinnvoll ansieht.

...ur in diesem Sinne versteht auch Prof. L. diese Selbstbe...andlung. Ein "Versandhandel" à la Egli ist medizinisch nicht ...altbar und abzulehnen.

AOK-Vermerk nach Gespräch mit Günter Landbeck (oben), Landbeck-Rückzieher gegenüber Hans Egli amerikanische Plasma-Industrie angewiesen seien. Es gab nicht die Spur einer Chance für den einzigen Neuling in der Runde, Waldemar Schneider vom DRK-Blutspendedienst in Hagen. Er rannte mit der Beteuerung, die Qualität seines Faktor-8 stehe außer Frage und dieser könne auch in ausreichender Menge geliefert werden, gegen Wände.

Noch am gleichen Tag schickte Egli, offensichtlich beruhigt, seine Stellungnahme an das Arbeitsministerium ab – vier Seiten, auf denen er sich mit arroganter Höflichkeit als eine in aller Welt geachtete, umworbene, über Kritik erhabene Autorität präsentierte. Da er den Ausführungen seiner Kollegen »weitestgehend« zustimme, könne er sich »auf einzelne ergänzende Bemerkungen beschränken«. Der Einfachheit halber füge er Referate bei, die er und sein Mitarbeiter Brackmann für internationale Symposien in Tokio, Tel Aviv und Paris vorbereitet hätten: Trotz fehlender Diapositive »dürften sich hinsichtlich der Verständlichkeit... keine Schwierigkeiten ergeben«. Im übrigen wolle er die Gelegenheit nicht ungenutzt lassen, zu einer Besichtigung des Bonner Hämophilie-Zentrums einzuladen: »Sie werden sicherlich Verständnis dafür haben, daß dabei eine vorherige fernmündliche Terminvereinbarung unerläßlich ist.«

Und dann, gekonnt beiläufig, Eglis größter Trumpf: »Abschließend möchte ich Sie darüber informieren, daß wir uns auf Drängen des Präsidenten der World Federation of Hemophilia bereit erklärt haben, in der Zeit vom 3. bis 7. 10. 1980 die ›Erste Internationale Hämophilie-Konferenz‹ in Bonn auszurichten.« Wer würde es noch wagen, sich mit einer solchen Koryphäe anzulegen?

November 1979, Bonn/Glarus (Schweiz)

Bis zum Jahresende überwiesen Wolfgang Marguerre und seine Partner auf Dr. Murkes Schweigekonto die erste halbe Million Mark an Bestechungsgeldern. Für Eglis Oberassistenten tat sich ein Leben im Luxus auf, von dem andere nur träumen können: teure Anschaffungen, Weltreisen, kostbarer Schmuck.

Im Bonner Institut mußte man sich nur an den neuen Namen des Faktor-8-Lieferanten gewöhnen. Inzwischen wurden sämtliche Rechnungen nämlich nicht mehr von Lutz & Co., sondern – unter derselben Kölner Adresse – von der Tochterfirma Pro Plasma ausgestellt. Am 9. November beschlossen Lutz & Co., ihr Firmenkapital gewaltig aufzustocken. Den Mehrheitsanteil von 300 000 Mark steuerte die Briefkastenfirma Medizinalia AG aus dem schweizerischen Glarus bei, die bisher nur mit einem Drittel beteiligt gewesen war.

Und die Zukunft sah blendend aus: 1980 eröffnete sich für Pro Plasma eine Rohgewinnspanne von gut sieben Millionen Mark. Beliefert wurde das Egli-Institut ab sofort neben Faktor-8 von Cutter auch mit Präparaten von der Firma Travenol – Marguerres ehemaligem Arbeitgeber.

Anfang 1980, Krefeld

Für Pro Plasma kam das Geschäft in Schwung, für die Schura ging es zu Ende – und beide Male hatte Wolfgang Marguerre seine Hände im Spiel. Schon seit Monaten war das Aus für die Krefelder Firma, deren allzu offensichtlicher Kontakt mit Waldemar Schneider, dem Chef des Blutspendedienstes in Hagen, der Führungsriege des Roten Kreuzes peinlich war, absehbar gewesen. Ende 1979 hatte dann Armour Pharma beziehungsweise deren Mutter, die Revlon Health Care Group, bei der Wolfgang Marguerre als Vizepräsident für Europa beschäftigt war, die Schura geschluckt.

Für Revlon/Armour war die Krefelder Firma doppelt attraktiv. Zum einen wollten die Amerikaner auf den europäischen Markt vordringen, dort aber nicht erst mühsam ein eigenes Vertriebsnetz aufbauen. Darüber hinaus sicherten sie sich mit der Schura einige sehr lukrative Patente, auch wenn das erhoffte Geschäft mit Schneiders Faktor-8 ein Reinfall geblieben war und umgehend eingestellt werden sollte. Schneider konnte mit der Entscheidung leben: Bei einem Bier handelte er mit Wolfgang Marguerre einen gut dotierten Beratervertrag aus. Schneider: »Ich mache solche Sachen entweder umsonst oder für teures Geld.«

Nach Übernahme der Schura setzte Marguerre den Belgier Robert Taub als neuen Geschäftsführer ein. Taub hatte früher, wie auch Marguerre, bei Travenol gearbeitet, war eine Zeitlang in Moskau gewesen, aber auch in der Travenol-Zentrale in Brüssel. Er war gut befreundet mit Hans Egli und gehörte dem Vernehmen nach ebenfalls den Rotariern an. Und Egli kannte auch Marguerre gut. Er war selber dabei, als der Revlon-Vizepräsident Anfang Februar 1980 in den Räumen des Bayerischen Roten Kreuzes als Schura-Repräsentant in den exklusiven Kreis der »Kommission für Koordinierung und Arbeitsweise von Plasmapheresezentren« aufgenommen wurde.

Und plötzlich, nach jahrelangen, erbitterten Widerständen und gegen alle medizinischen Bedenken, öffnete Bonn seine Tore doch noch für den Faktor-8 aus dem Hause Schura. Kaum war Taub, Eglis guter Bekannter, Ende März 1980 als neuer Geschäftsführer in sein Amt eingeführt, setzte die Firma in Bonn peu à peu Restbestände des Schura-Gerinnungspräparats im Gesamtwert von über zwei Millionen Mark ab: drei Lieferungen im April, eine im Juli und noch eine letzte im August. Offiziell dagegen wurde verbreitet, der Faktor-8 sei unter notarieller Aufsicht vernichtet worden – wegen seiner untragbaren Qualitätsmängel.

Preis-Rätsel

Januar 1980, AOK-Bundesverband, Bonn

Hans Egli schien sich alles zu erlauben. Doch die Krankenkassen glaubten vorläufig noch, ihn in seine Schranken verweisen zu können. Erst Mitte 1981 sollte ihnen klarwerden, warum es »in hohem Maße unwahrscheinlich« war, daß sich irgendein Kollege offen zu seiner Kritik bekennen würde, egal wie er vorher aufgetreten war: »Die Kommunikation unter den relativ wenigen Experten ist weltweit so eng«, gestand sich der Bundesverband der Ortskrankenkassen während der Vorbereitungen zu einer Vorstandssitzung ein, »daß eine offene Kontroverse für einen potentiellen Gutachter mit der Gefahr verbunden wäre, ins wissenschaftliche Abseits zu geraten.«

Zuvor hatten die Kassen einen letzten Versuch unternommen, das Problem »Egli« unter rein wissenschaftlichen Gesichtspunkten zu begreifen. Es gab im deutschen Ärztewesen nur eine anerkannte Institution, die einer fragwürdigen Therapie Einhalt gebieten konnte: den »Ausschuß für Untersuchungs- und Heilmetho-

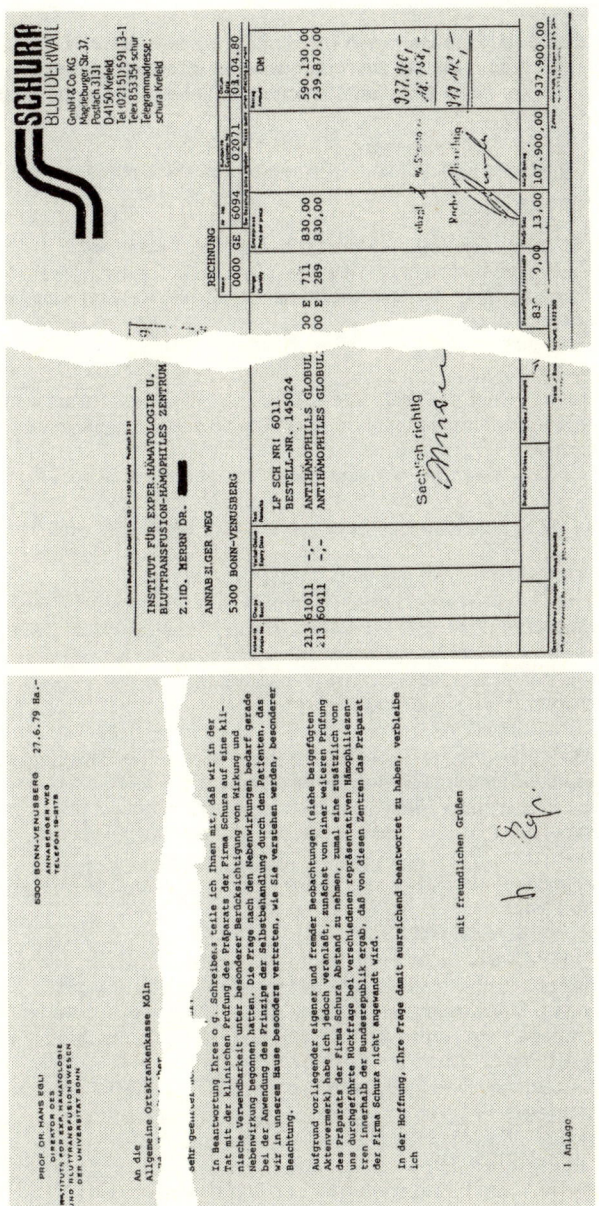

Egli-Absage an die AOK und Schura-Lieferung an Bonn

Hans Egli und Hans-Hermann Brackmann zu dem Vorwurf, Faktor-8-Präparate, gegen die sie zuvor schwere medizinische Bedenken erhoben hatten, alten Geschäftsfreunden zuliebe doch eingekauft zu haben.

Koch: Lagen Sie nicht mit dem DRK Hagen historisch immer ein bißchen im Clinch?

Egli: Mit dem DRK?

Koch: Mit dem DRK und mit Herrn Schneider insbesondere?

Egli: Mit ihm persönlich nicht. Aber, na ja, gut, lassen wir's mal so stehen. Er hatte ja ursprünglich – mal sehen, ob ich das noch zusammenkriege – selbst einen Faktor-8.

Koch: Schura.

Brackmann: Genau.

Egli: Schura? Nein, das DRK! Das DRK Hagen! Wir wurden ja auch immer mit der Frage konfrontiert: Warum gehen Sie eigentlich nicht zu den billigen Partnern?

Koch: Und da hatten Sie schwere Bedenken gegen das Schura-Produkt, nicht?

Egli: Ja, ist Schura identisch gewesen mit dem DRK? Das weiß ich jetzt nicht.

Koch: Das war eine Vertriebsfirma für das DRK-Produkt.

Egli: Gut. Da hatten wir schwere Bedenken aufgrund von zwei Fällen, die wir erlebt haben. Der eine war sogar mit dem Rettungshubschrauber...

Brackmann: ... extra hier eingeflogen!

Egli: Und der andere hatte eine ganz massive...

Brackmann: ... eine lebensbedrohliche...

Egli: ... Nebenreaktion. Wenn ich mich recht erinnere, hatten wir das Präparat selber nie probiert, sondern von woanders diese Patienten in lebensbedrohlicher Situation bekommen. Und das war für uns natürlich ein Grund, das Präparat – zumal es auch in großen Mengen gar nicht verfügbar war – nicht anzuwenden. Aber das ist jetzt Vergangenheit, nicht wahr?

Koch: Sie haben dann aber irgendwann doch mal Schura genommen?

Egli: Wir? Nein!

Brackmann: Schura nicht.

Koch: 1980? Nie?

Egli: Ich kann mich nicht erinnern, daß wir es genommen haben.

Brackmann: Moment, da war mal was. Ich weiß nur noch, daß uns eine Riesenmenge zugegangen ist. Ich weiß nicht, ob es überhaupt ein Patient bekommen hat.

Egli: Also, eine auch nur annähernd nennenswerte Rolle hat es doch hier gar nicht gespielt!

Brackmann: Ich weiß nur, daß es mal hier im Hause war.

Koch: Aber keine richtigen Lieferungen?

Brackmann: Keine Lieferungen – und ist dann hinterher auch gar nicht zur Anwendung gekommen. Ich kann aber nicht mehr sagen, warum.

Koch: War das nur zur Testung?

> *Brackmann:* Brrr, da bin ich überfragt. Da bin ich echt überfragt.
> *Koch:* Kann das damit zusammenhängen, daß Herr Taub damals bei Schura war? Hilft Ihnen das auf die Sprünge?
> *Brackmann:* Herr Taub bei Schura?
> *Koch:* Ja, er war damals bei Armour für Schura zuständig.
> *Brackmann:* Nein, nein.
> *Koch:* Hilft Ihnen nicht?
> *Brackmann:* Nein.
> *Meichsner:* Wie lange kennen Sie Taub und Marguerre genau?
> *Brackmann:* Zweite Hälfte siebziger Jahre, würde ich sagen.
> *Egli:* Ja, also so Mitte.
> *Brackmann:* Ich meine erst zweite Hälfte.
> *Koch:* Aber nicht als Kombination?
> *Brackmann:* Nein.
> *Koch:* Das waren für Sie auch keine besonderen Vertrauenspersonen?
> *Brackmann:* Was Herrn Taub anbelangt, war das immer sehr angenehm. Wir haben ja immer wieder Änderungsvorschläge gemacht und Entwicklungen angeregt. Da war der Taub eigentlich, wenn man die ganzen Firmen verglich, der flexibelste.
> *Meichsner:* Herr Taub sagt, daß Sie sich auch privat sehr gut verstehen?
> *Egli:* Das ist ein Mann, der sich engagiert.
> *Meichsner:* Nein, daß Sie sich auch auf einer persönlichen Ebene...
> *Egli:* Wir haben kein Intimverhältnis. Na ja, Sie verstehen's schon richtig.

den« (UHM) bei der Kassenärztlichen Bundesvereinigung (KBV) in Köln. Diese Kommission hatte das Recht, eine Behandlungsmethode, die entweder medizinisch unvernünftig erschien oder das »Maß des Notwendigen« überschritt, für unzweckmäßig oder unwirtschaftlich zu erklären.

Hierbei war in erster Linie an den Schutz der Patienten vor wissenschaftlich noch nicht hinreichend gesicherten Heilverfahren gedacht. Aber mittelbar waren auch die Kostenträger erfaßt: Eine Therapie, der Zweckmäßigkeit und Wirtschaftlichkeit abgesprochen wurden, brauchte von den Krankenkassen nicht mehr finanziert zu werden.

Diesen UHM-Ausschuß anzurufen, konnte für den Antragsteller allerdings auch leicht zum Eigentor werden. Denn eine Heilmethode, die von dem Gremium offiziell abgesegnet wurde, setzte sich danach höchstwahrscheinlich auch bei anderen Ärzten durch, und dies desto schneller, je enger die Kommunikation unter ihnen war und je überschaubarer die Patienten-Klientel. Dennoch beschlossen die Spitzenverbände der Krankenkassen, das Risiko einzugehen und sich gemeinsam dem Machtkampf mit Egli zu stellen. Mitte Januar 1980 riefen sie über den Bundesverband der AOK den UHM-Ausschuß an. Die KBV erklärte sich bereit, die Bluter-Therapie auf die Tagesordnung zu setzen. Dies könne »voraussichtlich« jedoch erst im Herbst geschehen. Vergeblich liefen die Kassen gegen diese Verzögerung Sturm. Denn es lag auf der Hand, daß sie Egli entgegenkam, weil er nun vorher noch die »Erste Internationale Hämophilie-Konferenz« ausrichten konnte.

Mai 1980, Hämophilie-Zentrum Bonn

Noch hatte Hans Egli nicht obsiegt. Und nichts paßte ihm zu diesem Zeitpunkt weniger als der anhaltende Streit um seinen Hemmkörper-Patienten Arndt Hausmann. Im April war dessen Dosis noch einmal hochgeschraubt worden. Nun sollte er sich pro Tag knapp 30 000 Einheiten Faktor-8 injizieren, am Jahresende würden es zusammengerechnet über zehn Millionen sein.

Als im Mai 1980 bekannt wurde, daß sich Hausmann entschlossen hatte, seinen Fall einem Professor von der Universitätsklinik Düsseldorf vorzutragen, reagierten Egli und Brackmann sofort. Hans-Hermann Brackmann legte Hausmann nahe, von diesem Vorhaben ein für allemal Abstand zu nehmen, erfuhr später seine Krankenkasse. Der Patient wurde kurzfristig nach Bonn umdirigiert. Ein Chauffeur, der ihn nach Düsseldorf bringen sollte, fuhr unverrichteter Dinge wieder ab.

Bei allen Patienten, bei denen ihre Hemmkörper-Therapie habe »zu Ende geführt werden« können, so sollten Brackmann und Egli später auf einem Hämophilie-Symposium in Hamburg berichten, sei eine »vollständige Eliminierung des Hemmkörpers zu erreichen« gewesen. Und sie würden dies als Erfolg deklarieren. Doch logischerweise funktionierte dies nur so lange, wie es ihnen gelang, über diejenigen Patienten, bei denen sich die Therapie eben nicht »zu Ende führen« ließ, nicht weiter nachzudenken – in Anlehnung an ein geflügeltes Wort: Bei jedem Patienten, der nicht gestorben ist, kann die Operation als gelungen gelten.

Bei den Blutern mit leichtem bis mittlerem Hemmkörper-Spiegel mochten die Zahlen stimmen. Aber mehr als die Hälfte der

Patienten entwickelten einen »hohen« Hemmkörper-Spiegel. Und bei diesen 24 besonders gefährdeten Blutern ließ sich das positive Resümee ebensogut als Negativ-Bilanz lesen: Nur bei 15 wurde der Hemmkörper eliminiert. Drei starben während der Behandlung, bei zweien war sie noch nicht abgeschlossen, und bei vier weiteren mußte sie – so Egli und Brackmann – »aus medizinischen oder psychischen Gründen abgebrochen werden«.

Was mochten diese Patienten »medizinisch« oder »psychisch« durchgemacht haben, bis sich sogar ihre Bonner Ärzte zu einer solchen Entscheidung durchrangen? Der Fall des »dauerinfundierten« Arndt Hausmann gab schon damals einen Eindruck von der möglichen Quälerei unter dem Etikett »Therapie«.

Oktober 1980, Bonn

Als Gastgeber die »Erste Internationale Hämophilie-Konferenz« eröffnen zu dürfen, war in der Tat eine ganz außerordentliche Ehre. »Der Bluter der achtziger Jahre« lautete das Motto, und über 900 Teilnehmer aus 58 Ländern folgten der Einladung in die festlich erleuchtete Bonner Beethovenhalle. »Meine Damen und Herren, dieser Tag hat mit Nebel angefangen und ist mit Sonnenschein zu Ende gegangen«, sagte Egli auf der Eröffnungsveranstaltung. »Ich kann nur hoffen, daß dies ein gutes Omen für das Schicksal der Hämophilen in den achtziger Jahren ist.«

Es war ein schlechtes Omen. Daß über die Bluter sehr bald eine Katastrophe hereinbrechen sollte und sich einige der Teilnehmer vermutlich schon mit AIDS infiziert hatten, konnte zu diesem Zeitpunkt noch niemand wissen. Aber zumindest für die Bonner Ärzte kam es schon damals zu einem Wechselbad der Gefühle. Denn sosehr sie sich in öffentlichen Lobeshymnen auf die Selbstbehandlung der Hämophilen sonnen konnten, so peinlich war es, im kleineren Kreis den hartnäckig geforderten Nachweis für die angebliche Überlegenheit ihrer Behandlungsmethoden schuldig bleiben zu müssen.

Gefragt, wie es zu einer Dosis-Differenz von durchschnittlich 50 000 Jahreseinheiten in den USA und 200 000 »in einem einzigen Behandlungszentrum der Bundesrepublik« kommen könne, mußten die Bonner Behandler passen: »Die Daten, die erforderlich sind, liegen noch nicht vor. Darauf gibt es im Augenblick noch keine Antwort.« Um so deutlicher wurde der fundamentale Unterschied in den Behandlungszielen. Anders als Egli, der keinerlei Blutung dulden und jeder Gefahr durch eine Art Faktor-8-Sperrfeuer vorbeugen wollte, hielten viele amerikanische Kollegen kleinere Blutungen für unproblematisch, sofern sie sofort behandelt wurden. Dies war ihrer Meinung nach meist mit einer einzigen gezielten Infusion möglich. Genauso hatten auch Eglis Kritiker in der Bundesrepublik in den vergangenen Jahren immer wieder hinter vorgehaltener Hand argumentiert. Die vom Egli-Institut durchgeführte Hochdosis-Prävention war den Nachweis ihrer Überlegenheit bislang schuldig geblieben.

Eine ganze Phalanx von Beobachtern hatten auch die bundesdeutschen Krankenkassen in die Bonner Beethovenhalle entsandt – und sie kamen schon in den Foyers und Wandelgängen aus dem Staunen nicht mehr heraus. »Ein interessanter Nebenaspekt«, notierte ein Augenzeuge, sei »die unübersehbare Dominanz der Hersteller von Konzentraten« gewesen: »Die Veranstaltung hatte mit Ausstellungsständen sämtlicher bedeutender Hersteller zugleich den Charakter einer Industriemesse.« Parallel zu Eglis kometenhaftem Aufstieg als Bluter-Therapeut waren die Bundesrepublik und insbesondere sein Bonner Zentrum zu einem wahren Dorado der Plasma-Industrie geworden.

Weil kein anderes Institut in der ganzen Welt einen vergleichbaren Faktor-8-Konsum vorzuweisen hatte, war Egli für die Industrie der begehrteste Kunde und Geschäftspartner. »Ich muß noch einmal betonen, daß mir in den USA keine einzige Institution bekannt ist, die eine prophylaktische Therapie in so hohem Maß praktiziert wie in Übersee«, staunte noch Ende 1982 ein Marketing-Manager der Bayer-Tochter Cutter in einem Brief an seinen Präsidenten Jack Ryan und ließ keinen Zweifel daran, daß damit vor allem das Bonner Zentrum gemeint war.

Von Umsätzen und Profiten war freilich offiziell keine Rede auf dem Kongreß der World Federation of Hemophilia (WFH). Am Ende der internationalen Veranstaltung wurde Egli von dem WFH-Präsidenten fast wie ein Erlöser präsentiert: »Lieber Professor Egli. Ich hatte einen Traum. Sie und das ganze Bonner Team haben es möglich gemacht, daß er Wirklichkeit wurde.« Der Kongreß habe alle Erwartungen übertroffen. Neue Hoffnung breite sich aus. Die ganze Welt der Bluter werde nie wieder dieselbe sein. »Im Namen der internationalen Gemeinschaft der Hämophilen unseren tief empfundenen Dank.«

November 1980, AOK-Bundesverband, Bonn

Von amerikanischen Ärzten war auf dem Symposium bestätigt worden, daß die Plasma-Firmen ihren Faktor-8 in den USA zu einem Preis verkauften, der um das Drei- bis Fünffache unter dem deutschen Standardpreis lag. Wenn es sich dabei aber wirklich um dieselben Präparate handelte – warum ließen sie sich dann nicht auch direkt aus den USA beziehen? Die Krankenkassen fühlten sich erneut gefordert, solchen »Parallel-Importen« eine Bresche im deutschen Markt zu schlagen.

Es sei untragbar, hieß es unmittelbar nach der Oktober-Konferenz in einem Rundschreiben des Bundesverbands der AOK, »daß unsere im internationalen Maßstab beispielhafte Absicherung der Risiken von Bluterkrankheiten durch eine Politik einmalig hoher Preise beantwortet wird«.

Deshalb werde man seitens der AOK ab sofort die Möglichkeit einer Wettbewerbsförderung durch Parallel-Importe prüfen. Während das Problem der medizinischen Behandlungsstrategien nur mit »externem Sachverstand« zu beurteilen sei, könne man hinsichtlich des Faktor-8-Preises »selbst aktiv werden«. An dem exemplarischen Beispiel der Bluterbehandlung schien sich überdies eine Chance aufzutun, die generellen Vorbehalte gegen Parallel-Importe zu überwinden.

Noch im November nahm der Bundesverband der AOK Kontakt zu Medikamenten-Importeuren auf. Gleichzeitig wurde bei einzelnen Ärzten sondiert, ob sie eventuell bereit wären, parallel importierten Faktor-8 einzusetzen. Aus »besonderen Gründen« empfehle es sich dabei »zunächst nicht, mit dem Bonner Institut für Hämatologie und Bluttransfusionswesen (Prof. Egli) zu beginnen«. Im Gegenteil: Egli durfte von der geplanten Aktion auf keinen Fall etwas erfahren. Er hatte sich ja offiziell immer vehement gegen Parallel-Importe verwahrt.

Dabei ging es auch um die bekannt hohen Kosten, die speziell das Bonner Institut verursachte. Wegen des prozentualen »Behandlungs- und Verwaltungsaufschlags«, den Egli auf alle verschriebenen Gerinnungsfaktoren erheben durfte, stiegen mit einem höheren Faktor-8-Preis – völlig unabhängig vom ärztlichen Behandlungsaufwand – automatisch auch die Institutseinkünfte. Entscheidender noch: Die Parallel-Importeure würden zu so großzügigen »Spenden« wie die Plasma-Industrie kaum imstande sein. Die Kassen kannten also ihre Gegner: Professor Egli und die amerikanischen Herstellerfirmen.

Doch es ließ sich nichts geheimhalten: »Krankenkassen erwägen Versorgung der Hämophilie-Patienten mit Faktor-VIII-Konzentraten in eigener Regie.« Zum großen Ärger des AOK-Bundesverbandes sorgten die Pläne, einen Faktor-8-Parallel-Import zu arrangieren, schon im Dezember 1980 für Schlagzeilen. Die Branche war in Alarmbereitschaft versetzt.

Februar 1981, Kassenärztliche Bundesvereinigung, Köln

Über ein Jahr war inzwischen vergangen, seit die Krankenkassen den Ausschuß für Untersuchungs- und Heilmethoden bei der Kassenärztlichen Bundesvereinigung (KBV) angerufen hatten. Vielen Ausschußmitgliedern war einigermaßen beklommen zumute, über die Therapie eines Mannes richten zu sollen, der erst kürzlich einen »historischen Kongreß in der Geschichte der Hämophilie« (Egli) geleitet hatte.

Kurz vor Neujahr hatte man in der KBV sogar noch den Versuch gestartet, den UHM-Ausschuß für überhaupt nicht zuständig zu erklären. Aber da sich nach so langer Vorbereitungszeit die Sitzung nicht mehr gut absagen ließ, wurden schließlich doch sechs Experten nach Köln-Lindenthal eingeladen, darunter auch Professor Egli selber. Das Ergebnis stand eigentlich schon fest: Gegen eine Bluter-Dauertherapie sei nichts einzuwenden, auch die Behandlung der Hemmkörper-Hämophilie mit »hohen Dosen« von Gerinnungsfaktoren gelte als »anerkannt«, ihre Kosten könnten demnach nicht als »übermäßig« angesehen werden.

Erstaunlich genug: Laut Sitzungsprotokoll, das den Teilnehmern zur »vertraulichen Kenntnisnahme« zugeschickt wurde, war man sich alles andere als einig gewesen. Sechs Stunden hatte man miteinander gerungen. In der Frage der Hemmkörper-Therapie hatte es »keine einheitliche Meinungsbildung« gegeben. Auch in der Frage, wie hoch denn eine »hohe« Dosis sei, waren die Meinungen »unterschiedlich« geblieben. Eventuell sei zwecks Kostensenkung sogar ein »bundesweiter Großeinkauf« des Faktor-8 zu diskutieren. Und: Nicht auszuschließen sei es, daß man »in nicht zu ferner Zeit« in anderen Gremien über »Behandlungsschemata« beraten werde. Auf kein anderes Stichwort pflegte Egli empfindlicher zu reagieren. Doch in diesem Fall zählte ausschließlich der offizielle Bescheid. Und der besagte, daß er der unangefochtene und auch in Zukunft kaum mehr anfechtbare Sieger der »Schlammschlachten mit den Krankenkassen« (Egli) geblieben war.

Mit dem KBV-Bescheid in der Tasche machte sich der Verwaltungsdirektor der Bonner Unikliniken eilends auf den Weg, um Außenstände für Rechnungen einzufordern, die von den Kassen vorläufig nicht beglichen worden waren. Angeblich ging es um rund 60 Millionen Mark. Die Kassenvertreter hasteten von einer Krisensitzung zur nächsten. Die bisherigen Bemühungen, Kosten zu reduzieren, hatten zu einem Fiasko geführt. Sollte man den Ausschuß ein zweites Mal anrufen? Neue Gutachten einholen? Ein juristisches Musterverfahren riskieren?

Durch die deutschen Töchter der amerikanischen Plasma-Industrie ging ein Aufatmen. Das gute Einvernehmen mit den Hämophilie-Zentren blieb ungestört. Auch an der individuellen »Forschungsförderung« würde sich nichts ändern. In einem Zentrum finanzierten Travenol, Cutter und Immuno gemeinsam je eine Medizinisch technische Assistentin (MTA). Ein anderer Behandler, der fast seinen gesamten Faktor-8 von Immuno bezog, bekam dafür ebenfalls eine MTA, ein anderer zusätzlich noch eine Kinderkrankenschwester nebst 30 000 Mark auf ein »Drittmittelkonto« von Travenol.

Anderswo räumte die Hoechst-Tochter Behring 10 000 Mark für eine Dokumentations-Assistentin ein. Immuno steuerte für den gleichen Zweck weitere 25 000 bei, Travenol jährliche »Sachkosten« in Höhe bis 15 000 Mark. Das mußte gar nicht heißen, daß sich irgend jemand persönlich bereicherte. Doch natürlich bestand bei allen Bluterbehandlern automatisch ein – so die nüchterne Bilanz eines Marktbeobachters – »unmittelbarer ökonomischer Anreiz, die bestehenden Verhältnisse nicht zu verändern und ein ungestörtes Einvernehmen mit den Anbietern zu pflegen«.

Darüber wußte auch der Düsseldorfer Transfusionsmediziner, der den mit der Bonner Hemmkörper-Therapie behandelten Hämophilen Arndt Hausmann um Haaresbreite in Augenschein genommen hätte, ein Lied zu singen. Die Herstellerfirmen seien massiv an ihn herangetreten, um auch ihn auf die »Eglische Behandlungstechnik« einzuschwören. Die Angebote hätten von der Finanzierung zusätzlicher MTA-Stellen bis hin zur Ausrichtung eines internationalen Kongresses gereicht, bei dem sein Name gebührend herausgestellt werden sollte. Er habe dies aber, ließ er einen AOK-Vertreter wissen, rundweg abgelehnt, weil er »im Gegensatz zu anderen seine Seele nicht verkaufen wolle«.

Countdown

Frühjahr 1981, AOK-Bundesverband, Bonn

Nach ihrer Niederlage vor dem UHM-Ausschuß trieben die Krankenkassen ihren Plan, Parallel-Importe von Faktor-8 in Gang zu setzen, mit um so größerem Nachdruck voran, um zumindest auf diesem Wege eine Kostensenkung zu erreichen. Der Countdown lief. In Gesprächen mit verschiedenen Behandlern war der Eindruck entstanden, daß für preiswerte und qualitativ einwandfreie Produkte durchaus eine Nachfrage bestand.

Das Bundeskartellamt war um Unterstützung bei der Prüfung der Wettbewerbssituation gebeten worden. Das Bundesgesundheitsamt hatte signalisiert, daß den Kassenplänen jedenfalls keine arzneimittelrechtlichen Bedenken entgegenstünden. Eine einfache »Anzeige« der Importabsicht beim BGA würde genügen, sofern der Faktor-8 mit den Originalpräparaten identisch sei.

Dafür sprachen sowohl beim Marktführer Travenol wie bei Cutter absolut identische Beipackzettel einschließlich Patent- und Lizenznummern. Und dafür sprach nicht zuletzt, daß offenbar auch im Hause Egli kein Unterschied gemacht wurde. In der vom Institut herausgegebenen »Anleitung zum Heimselbstbehandlungsprogramm für Bluter« waren sogar Verpackungen von amerikanischen Originalprodukten abgebildet, sie wurden im Text mit den deutsch beschrifteten als austauschbar behandelt. Dagegen standen die Aussagen der Hersteller, die, gleichlautend mit ihrem Großkunden Egli, notorisch behaupteten, der deutsche Markt werde mit qualitativ besserer Ware beliefert als der amerikanische.

Die Kassen scheuten keine Mühe. Ein Mitarbeiter des Bundesverbands der AOK flog eigens in die USA, um sich bei den dortigen Bluter-Zentren, Händlern, dem Amerikanischen Roten Kreuz und vor allem auch bei der Arzneimittelbehörde FDA umzuhören. Die FDA bestätigte später auch schriftlich, daß alle Präparate des Marktführers Travenol nach demselben Verfahren hergestellt würden. Dabei verlange sie für jede einzelne Charge über die generelle Lizenzvergabe hinaus sogar noch zusätzliche Tests.

All dies registrierte der Kassenverband mit großer Befriedigung. Über die laufenden Verhandlungen mit einigen Parallel-Importeuren war inzwischen allerhöchste Geheimhaltungsstufe verhängt worden. Über Zwischenergebnisse sollte sogar intern nur mündlich berichtet werden. Den Kassen saß der Schreck über die vorzeitigen Presseberichte offenbar noch in den Gliedern. Oder befürchteten sie selber, daß sie vielleicht einen Schritt zu weit gegangen waren?

Der Bundesverband der Ortskrankenkassen hatte für die geplanten Parallel-Importe nämlich schon längst ganz bestimmte Anbieter fest ins Auge gefaßt, denen sie ihren Beistand versprachen. Die Wahl war auf die norddeutsche Firma MPA des Brillen-Millionärs Günther Fielmann und den Arzneimittel-Großhändler Eurim-Pharm GmbH im oberbayerischen Piding gefallen. Auch die Parallel-Importeure hatten um Diskretion gebeten.

Frühjahr 1981, Düsseldorf

Das Egli-Institut steckte in einer argumentativen Zwickmühle. Denn einerseits hatte man sich ja stets gegen Parallel-Importe gewehrt – obwohl mittlerweile schon stolze acht Prozent des gesamten Bonner Faktor-8-Bedarfs von Pro Plasma gedeckt wurden. Aber andererseits hatten Egli, Brackmann und Murke immer dann wahre Lobeshymnen auf die angeblich unvergleichlichen amerikanischen Reinheitsansprüche gesungen, wenn es darum gegangen war, sich der billigen Rot-Kreuz-Ware zu erwehren.

Inzwischen war Egli eine weitere Front von Gegnern erwachsen, und zwar seitens der Apotheker, die begriffen hatten, daß das gesamte schöne Geschäft mit Gerinnungskonzentraten an ihnen vorbeilief. Auch sie vermochten sich die »horrenden« Preisdifferenzen nicht mit einer »qualitativen Überlegenheit der hierzulande vertriebenen Präparate« zu erklären, wie es ihr Düsseldorfer Branchenreport *markt intern* im Februar 1981 formulierte. Überhaupt sei zu bezweifeln, daß es den Ärzten ausschließlich um die Qualität des Faktor-8 gehe. Immerhin gebe sich – ein gezielter Hieb auf die Bonner Ferntherapeuten – mancher »Medikus damit zufrieden, die hochempfindlichen Präparate per Postexpreß und ohne Kühlbox auszuliefern«.

Und dann war *markt intern* sogar frech genug, den »guten Professor Egli/Bonn« öffentlich aufzufordern, unter anderem zu folgenden Fragen Stellung zu nehmen: »Sind Ihnen die Preisdifferenzen bekannt? ... Sind Sie bereit, aus Gründen der Kostendämpfung gleichwertige, aber preiswerte Alternativen einzusetzen, soweit diese erhältlich sind? Wenn nein: Ist Ihre Weigerung darin begründet, daß Sie sonst persönlich materielle Einbußen befürchten müssen?«

Frühjahr 1981, Bundesgesundheitsamt, Berlin

Peinlichen Fragen sah sich auch Professor Wilhelm Weise ausgesetzt, der als Geschäftsführender Direktor des Robert-Koch-Instituts im Berliner Bundesgesundheitsamt (BGA) für Fragen der klinischen Prüfung von Blutkonzentraten zuständig war. Je intensiver sich die Diskussionen seit Anfang 1981 von den Behandlungsmethoden auf Fragen der Qualität des Faktor-8 verlagerten, desto offensichtlicher wurde, daß das zuständige BGA-Institut von diesem Arzneimittel wenig Ahnung und sich offenbar auch nie sonderlich darum gekümmert hatte.

Gleichwohl kehrte Weise den Kenner hervor. Das amerikanische Plasma sei, äußerte er im Februar 1981 gegenüber dem Berliner Bundeskartellamt, gar nicht immer von guter Qualität. Als bedenklich müsse schon die große Zahl von Spendern angesehen werden. Mit deren Zahl wachse auch die Gefahr der Verseuchung einer Partie mit Hepatitis-Viren. An deutsches Plasma würden dagegen, behauptete Weise, ungleich schärfere Qualitätsansprüche erhoben. Darum kursiere in Fachkreisen auch das Bonmot, »im Ausland würden die Bluterkranken Volkswagen, in der Bundesrepublik jedoch Mercedes fahren«.

Es war ein durchsichtiges Ablenkungsmanöver. Denn auch der größte Teil des in der Bundesrepublik vertriebenen Faktor-8 stammte ja, was Weise sehr wohl bekannt sein mußte, aus den USA. Über die Qualität der in Übersee hergestellten Medikamente konnte das BGA gar nichts wissen, weil sie bei uns nie einem Zulassungsverfahren unterzogen worden waren. Es existierte lediglich eine »Anzeige« der Hersteller aus dem Jahre 1978, wonach sich ihre Präparate aufgrund der Übergangsbestimmungen des neuen Arzneimittelgesetzes (»Besitzstandsregel«) im Verkehr befanden. Ansonsten lagen der deutschen Kontrollbehörde weder Unterlagen über die Plasma-Quellen, Produktionsstätten und -verfahren vor, noch fand eine materielle Untersuchung statt. Die Firma Abbott verfügte, obwohl auch sie seit Jahren unter anderem das Egli-Institut belieferte, noch nicht einmal über eine solche Registrierung.

Von der Entwicklung eigener Standards durch das BGA konnte also überhaupt keine Rede sein. Und fast schien es, als sei man an dem ganzen Thema gar nicht interessiert. Er halte, äußerte Weise im Mai 1981, die gesamte Bluterbehandlung mit hochgereinigten Konzentraten ohnehin für eine verfehlte therapeutische Strategie.

Was schließlich das erst unlängst, im Februar 1981, von den Marburger Behringwerken auf den Markt gebrachte Präparat »HS« betraf – es war das erste zum Schutz vor Hepatitis hitzesterilisierte Faktor-8-Konzentrat –, so klang es beinahe, als hätte das BGA selbst die vorläufige Zulassung nur widerwillig erteilt. Weise verwies in diesem Zusammenhang nicht nur darauf, daß die angebliche »Hepatitissicherheit« noch nicht bewiesen und auf dem von Behring beschrittenen Wege wesentlich auch nicht erreichbar sei. Er bezog sich ausdrücklich auf die zuständigen Herren von der FDA, die – weil sie eine signifikante Erhöhung der Hepatitis-Sicherheit nicht für möglich hielten – Versuche à la Behring »belächeln« würden.

Das Desinteresse des BGA an Maßnahmen gegen die Infektionsgefahr durch Gerinnungspräparate sollte für die Hämophilen katastrophale Folgen haben. Schon ein Jahr später starb in der Bundesrepublik der erste Bluter an AIDS.

In der ersten Aprilwoche 1981 wurde Georg Kaiser*, ein 24jähriger Mann aus Koblenz, in die Abteilung für Hals-, Nasen- und Ohrenerkrankungen der Bonner Universitätsklinik aufgenommen, überwiesen vom Egli-Institut. Bei Kaiser waren in den letzten Jahren wiederholt eitrige Mandelentzündungen aufgetreten. Bisher hatten sie sich freilich nie als so gravierend erwiesen, daß er einen Spezialisten hätte aufsuchen müssen. Auch sein Hausarzt wußte nicht, daß Kaiser nun in der Bonner HNO-Abteilung gelandet war. Er hatte seinen Patienten nur wegen einer verstärkten Blutungsneigung an Hans Egli verwiesen, die zuerst vor zehn Jahren nach einem gezogenen Zahn aufgefallen war.

Im Hämophilie-Zentrum war Kaiser im zweiten Anlauf schließlich eine »Subhämophilie A« bescheinigt worden, also eine nur sehr latente Neigung zur Hämophilie, die als so geringfügig eingestuft wurde, daß sich nur »bei schweren Blutungen« eine Substitution mit Faktor-8 empfehle. Einer anderen, früheren Diagnose der Universität Mainz zufolge litt Kaiser an einem mäßig ausgeprägten Willebrand-Jürgens-Syndrom, bei dem eine Behandlung mit Faktor-8-Konzentraten sogar »kontraindiziert« sei, »da sie keine Wirkung« zeige.

Nach einer späteren Darstellung von Georg Kaiser stellten die Bonner HNO-Ärzte nach mehreren Untersuchungen folgendes fest: Seine Mandeln seien bereits so groß, daß »bei einer erneuten Entzündung der Hals zugegangen wäre«. »Chronische Tonsillitis« – so die offizielle Diagnose. Obwohl keinerlei akute Komplikationen ersichtlich waren, wurden ihm die Mandeln schon am Tag nach der Einweisung in die Klinik entfernt. In Absprache mit dem Egli-Institut infundierten ihm die HNO-Ärzte über 50 000 Einheiten Faktor-8.

Noch einmal 26 000 Einheiten sollte sich Georg Kaiser auf Anweisung von Eglis Oberarzt Hans-Hermann Brackmann zu Hause injizieren. Begründung: Es sei nach etwa acht bis zehn Tagen eine »erhöhte Blutungsbereitschaft« zu befürchten. Dabei hatte es bei der Operation offenbar keine Probleme gegeben. »Eine

---

* Der Name wurde geändert, der Fall ist aber authentisch.

massive Nachblutung wurde nicht beobachtet«, hielt der Oberarzt der HNO-Klinik lapidar fest, und das Wort »massiv« strich er dann im nachhinein noch mit dem Kugelschreiber durch. Kaiser durfte in »beschwerdefreiem Zustand« nach Hause gehen.

Die Bonner Universität stellte Rechnungen aus: gut zweieinhalbtausend Mark für stationäre Pflegekosten und mehr als hunderttausend Mark für das Hämophilie-Zentrum. Die Behandlung hatte, wie Egli und Brackmann daraufhin von den AOK vorgehalten wurde, Kosten verursacht, »wie sie annähernd etwa bei einer komplizierten Herzoperation mit erheblichem personellem und medizinisch-technischem Aufwand entstehen«. Oder: Zum ersten Mal in seinem Leben mit Faktor-8 behandelt, war Georg Kaiser auf Anhieb mit weit mehr als doppelt soviel »abgefüllt« worden, wie sie ein normaler Bluter, nach Egli, bei der Selbstbehandlung während eines ganzen Jahres verbrauchte.

Es konnte nur zweierlei geschehen sein: Entweder war die Blutungsneigung bei Kaiser wirklich so bedrohlich gewesen, wie man aus der dramatischen Faktor-8-Dosis schließen müßte – dann hätten ihn Egli und Brackmann mit ihrer Zustimmung zu einer offenbar nicht zwingend notwendigen Mandeloperation leichtfertig einem unverantwortlichen Risiko ausgesetzt. Oder aber seine »Subhämophilie« war wirklich so harmlos, daß sie sich fragen lassen mußten, ob sie bei der Dosierungsanweisung nicht vollends jedes Maß verloren hatten.

Das Nachspiel der Geschichte sprach für Bonner Selbstherrlichkeit. Um zu dokumentieren, daß alles mit rechten Dingen zugegangen sei, legten Egli und Brackmann Kopien von 15 »Selbstbehandlungsprotokollen« vor, die angeblich »vom Patienten zu Hause ausgefüllt« waren. Tatsächlich wußte Georg Kaiser damals noch gar nicht, daß es eine solche Art von Protokollen überhaupt gab, er besaß nicht einmal eine Schreibmaschine, in die er die großen Formulare hätte einspannen können.

Es habe ihm ferngelegen, einen Sachverhalt vorzutäuschen, der nicht den Tatsachen entsprach, versuchte sich Brackmann später zu rechtfertigen, während Egli sich aus der ganzen Sache inzwischen heraushielt. Wegen der »leichten Verlaufsform« der Hämophilie sei bei Georg Kaiser auf eine Protokollierung zunächst verzichtet worden. Da man von seiten der Kassen jedoch darauf bestanden habe, sei sie »durch uns entsprechend den Angaben des Patienten vorgenommen« worden. Der Hinweis, daß der Patient die Protokolle zu Hause selber ausgefüllt habe, basiere »auf unserem standardmäßigen Vorgehen und ist daher irrtümlicherweise in meinem Schreiben aufgenommen worden«. Voller Bedauern über die »aufgetretenen Mißverständnisse« hoffte Brackmann, durch diese Angaben »zu einer abschließenden Klärung des Sachverhaltes beigetragen zu haben«.

Spätestens im Mai 1981 ging das Egli-Institut offenbar dazu über, Patienten, die bisher noch nie Gerinnungskonzentrate erhalten hatten oder noch nicht mit dem Hepatitis-Virus infiziert waren, auf das neue hitzesterilisierte Behring-»HS«-Präparat einzustellen. Allerdings geschah dies nicht immer konsequent. Ein Patient beispielsweise bekam aus unerfindlichen Gründen zunächst gleichzeitig ein normales und ein »HS«-Präparat, im folgenden Monat ausschließlich Behring-»HS« und dann wieder das normale, nicht hitzebehandelte Behring-Präparat.

Bei Georg Kaiser hatten Egli und Brackmann diesbezüglich jedoch Verantwortung bewiesen. Weil auch er ein solcher »jungfräulicher« Patient war, hatten sie bei ihm das virusinaktivierte Präparat eingesetzt. Georg Kaiser hatte Glück. Hans Janz aus Bad Camberg hatte kein Glück. Ihm entzog Dr. Brackmann kurze Zeit danach das gesicherte Produkt wieder. Janz infizierte sich zwei Jahre später, bei einer einmaligen Blutung, mit Hepatitis und AIDS.

Mai 1981, AOK-Bundesverband, Bonn

Die geheimen Vorbereitungen für das Projekt, den geplanten Parallel-Import von Faktor-8, waren so gut wie abgeschlossen. Die Firma Eurim-Pharm aus dem oberbayerischen Piding hatte sich in den USA umgetan und würde den deutschen Markt demnächst mit billiger Ware – made in USA – beliefern.

Im April hatte der Bundesverband der AOK noch einmal Bilanz gezogen. Man war sich darin einig gewesen, daß es angesichts der engen Kommunikation unter den wenigen Hämophilie-Experten »in hohem Maße unwahrscheinlich« sei, zukünftig noch »relevante Gegenpositionen« zu der Bonner Therapie einnehmen zu können – ohne diese Diskussion ganz aufgeben zu wollen.

Als »vorrangiges Ziel« wurde von den AOK nun jedoch definitiv ein preiswerterer Einkauf für die Gerinnungspräparate formuliert. Nur so sei zu erreichen, daß sich die Gewinnspannen der Industrie »den üblichen Marktgepflogenheiten« annäherten.

Daß die Behandler die »überzogenen Preise« hinnähmen, sei – vor dem Hintergrund ihres womöglich ganz eigennützigen und »ausschließlich ökonomisch motivierten« Interesses an einem hohen Faktor-8-Verbrauch – nur durch die »problemlose Überwälzung aller Kosten auf die gesetzliche Krankenversicherung« zu erklären. Deshalb versicherten sich die Kassen noch einmal, ganz solidarisch, daß sie »moralisch« im Recht waren, bevor sie den allerletzten Schritt unternahmen. Sie wußten schon, wo sie den Hebel ansetzen wollten, um dem Widerstand gegen Parallel-Importe, der von den Hämophilie-Zentren zu erwarten war, entgegenzutreten.

Testkäufe

Mai 1981, Hämophilie-Zentrum Bonn

Es war ein schwarzer Tag, nicht nur für Eglis Chef-Einkäufer Otto Murke, sondern für das gesamte Bonner Institut: Fast ein Vierteljahr nachdem der kassenärztliche Ausschuß für Untersuchungs- und Heilmethoden Eglis Therapie zumindest in seinem offiziellen Bescheid abgesegnet hatte, eröffnete man einer Delegation der AOK, die am 15. Mai 1981 nach Bonn gebeten worden war, daß die Universitätsverwaltung die Außenstände für noch immer nicht beglichene Rechnungen in Höhe von rund 60 Millionen Mark nunmehr auf dem Rechtswege einklagen werde.

Indes fanden auch die Vertreter der Kassen Gelegenheit, ihr Anliegen vorzutragen. Sie wollten wissen, ob im Egli-Institut gegenwärtig schon parallel importierter Faktor-8 eingesetzt werde. Dr. Murke merkte nicht, daß ihm eine Falle gestellt wurde. Er verneinte.

»Da kommt eine Bombe auf uns zu«, stöhnte der Verwaltungsdirektor der Bonner Uni-Kliniken, als sich schon bald darauf abzeichnete, daß Eglis Oberassistent gelogen hatte.

Der AOK-Bundesverband wußte inzwischen, was gespielt wurde. Ihm war zu Ohren gekommen, daß Pro Plasma das Bonner Institut allein 1980 mit Faktor-8 im Wert von über zehn Millionen Mark beliefert hatte, daß die Firma über keine Genehmigung für den Arzneimittelhandel verfügte, ja nicht einmal im Telefonbuch verzeichnet war. Dafür ließen sich die Spuren, über die Muttergesellschaft Lutz & Co., bis zur Briefkastenfirma Medizinalia im schweizerischen Glarus zurückverfolgen.

Zehn Tage später, am 25. Mai 1981, sprachen zwei AOK-Mitarbeiter erneut in Bonn vor, diesmal gleich in Eglis Dienstzimmer. Sie wollten den Institutschef mit ihren Erkenntnissen über Pro Plasma konfrontieren. Egli wurde blaß, wahrte aber die Contenance. Wie solle die Briefkastenfirma heißen, über die sein Haus angeblich Faktor-8 beziehe? Pro Plasma? Nie gehört.

Dann verließ er den Raum, um Dr. Murke zu holen. Nach etlichen Minuten kehrte er mit ihm zurück, nachdem er sich mit ihm im Vorzimmer offenbar besprochen hatte. Otto Murke geriet ins Stottern, wollte erst einmal wissen, woher die Informationen über Pro Plasma stammten. Ja, man habe sich von der Firma beliefern lassen, gab er nach einigem Zögern schließlich zu, und zwar mit Faktor-8 von Cutter. Er sei in »geringen Mengen« zu »Testzwecken« bestellt worden.

Die AOK-Leute konterten: »Testkäufe« allein 1980 im Wert von 10,6 Millionen Mark? Für ein Präparat, das seit 1975 im Handel war und zur gleichen Zeit für 15 Millionen Mark von Cutter selber bezogen wurde?

Diese Zahl sei völlig falsch, wiegelte Murke ab, wollte aber trotz mehrfacher Nachfrage keine eigenen Angaben über Liefermengen machen. Und Egli schwieg dazu. Außerdem sei Pro Plasma, hielt einer der beiden Kassenvertreter Dr. Murkes Entgegnung in einem Gesprächsprotokoll fest, »gar keine Briefkastenfirma, sondern gehöre zur renommierten Firma Lutz & Co.«.

Daß die Zahlenangaben stimmten, bestätigte indes wenig später die Bonner Universitätsverwaltung. Dort war man allerdings nie auf den Gedanken gekommen, Pro Plasma könnte ein Parallel-Importeur sein, was nicht weiter verwunderlich war. Denn das auffällige an diesem »Parallel-Import« war ja gerade, daß er für den Haushalt der Universität mit keinem ersichtlichen Vorteil verbunden war.

Mai 1981, München

Effektvoller konnte der Start nicht sein. Ende Mai 1981 fand in München die internationale Krankenhausmesse »Interhospital« statt. In Halle 20, Untergeschoß, Stand Nr. 2096 bot Eurim-Pharm erstmals direkt auf dem US-Markt billig eingekauften Faktor-8 der Hersteller Travenol und Cutter an – für 59 Pfennig und damit fast 25 Prozent unter dem deutschen Einheitspreis. Eine Woche vorher hatte das Unternehmen sämtliche Hämophilie-Zentren angeschrieben und sich als »führender Arzneimittel-Importeur« vorgestellt, der seit fast sechs Jahren regelmäßig weit über 600 deutsche Kliniken zu kostengünstigen Preisen beliefere.

Am vorletzten Messetag forderte Eurim-Pharm beim Bundesverband der Allgemeinen Ortskrankenkassen per Telex »die zugesagte konkrete Verkaufsunterstützung« ein. Für die AOK gab es nun kein Zurück mehr. Postwendend informierte sie alle Landesverbände und Bundesverbände der übrigen Krankenkassen über das Billigangebot.

Das Begleitschreiben war mit einer geradezu unverblümten Drohung an die Behandler verbunden: »Wir empfehlen, die Behandlungszentren schon jetzt auf preiswertere Bezugsmöglichkeiten hinzuweisen und notfalls eine Kürzung der Rechnungen in Aussicht zu stellen.«

Juni 1981, München

Auch der Verkaufsleiter der Münchner Travenol-Niederlassung war auf der »Interhospital« gewesen und hatte am Eurim-Stand Musterpackungen von zwei amerikanischen Originalchargen vorgefunden – eine stammte aus Philadelphia, eine vom geschäftstüchtigen New York Blood Center.

Schon am 4. Juni lag dem Landgericht München ein Antrag der amerikanischen Travenol-Zentrale auf Erlaß einer Einstweiligen Verfügung vor. Sie sah ihre Patentrechte verletzt. Ohne mündliche Verhandlung wurde Eurim-Pharm vorerst untersagt, aus den USA importierten Faktor-8 von Travenol »feilzuhalten und/oder in den Verkehr zu bringen«. Streitwert: eine Million Mark.

Hans Egli und Hans-Hermann Brackmann zum Bestechungsskandal um Pro Plasma und zu dem Vorwurf, beim Einkauf der Medikamente ihrer medizinischen Fürsorgepflicht nicht nachgekommen zu sein.

Egli: Das wird heute so dargestellt: Mein Gott, wie konnten Sie mit der Firma Pro Plasma! Pro Plasma kam primär unter dem Decknamen – wie hieß die noch, so ein Doppelname?

Brackmann: Lutz! Lutz & Co.!

Egli: Lutz & Co., ja. Eine Firma, die hier in der Klinik eingeführt ist, die so alle möglichen klinischen Dinge macht, Handschuhe und so. Jedenfalls war sie hier bekannt. Der Verwaltung bekannt. Und die kam plötzlich mit Parallel-Import, nicht, so war das doch? War das nicht ein Cutter-Parallel-Import?

Brackmann: Travenol?

Egli: Ja, ein bißchen hatten sie was, und – Gott ja – da haben wir die Mutterfirma gefragt: Kennen Sie das? Jawohl. Charge, alles korrekt. Na gut, wird's weggenommen. Und dann ging der Kontakt los. Das hat sich dann aber meiner detaillierten Kenntnis entzogen. Sie verstehen, daß ich mich nun nicht um jede Bestellung gekümmert habe. Und plötzlich wurde aus der Firma – das ist nichts Besonderes, hätte mich auch nicht alarmiert –, wurde also aus Lutz & Co., einer ganz klinisch orientierten, aber doch nicht mit Blut zusammenhängenden Firma, wohl diese Untergruppe, diese Tochter gebildet, Pro Plasma. So stelle ich mir das vor. Ohne daß ich das belegen kann. Und dann hieß das plötzlich Pro Plasma. Das hat doch hier keinen besonderen Sturm im Wasserglas erzeugt. Entscheidend war ja das Präparat. Nachher diese Bestechungsgeschichten – das ist eine Sache, die Sie davon abtrennen müssen. Gerade die Anamnese dieser Firma war für mich ein Argument, beruhigt zu sein.

Koch: Daß ein wissenschaftlicher Angestellter wie Herr Murke hier mit über 100 Millionen umgehen konnte, ist natürlich schon ein bißchen ...

Egli: Ja, aber, Gott, einer muß es ja machen. Die Verwaltung geht mit sehr viel größeren Beträgen um. Die Tatsache, daß er mit hundert Millionen umgehen konnte, ist doch nichts Negatives.

Koch: War er kontrolliert?

Egli: Also er wurde ja kontrolliert durch die Verwaltung. Denn diese Dinge gingen ja bei der Verwaltung durch. Aber wissen Sie, was Sie dann für sich alleine an Verabredungen treffen und so weiter – das entzieht sich einer Kontrollmöglichkeit. Wie sollen wir das machen hier?

Meichsner: Das heißt, Sie haben sich also nicht um den Einkauf ...

Egli: ... mangelnde Fürsorgepflicht wollen Sie sagen?

Koch: ... mangelnde Aufsichtspflicht.

Egli: Richtig!

Koch: Den Schuh ziehen Sie sich auch an?

Egli: Würde ich rückblickend sagen: ja. Aber ich würde nicht sagen, daß ich darunter leide. Als Direktor dieses Instituts haben Sie auch andere Funktionen, es ist nicht nur die Hämophilie. Was ich daraus gelernt habe? Daß Vertrauen eine Sache ist, mit der Sie sehr sorgfältig umgehen müssen.

Meichsner: Sie argumentieren manchmal auf verschiedenen Ebenen...
Egli: Wie es sich anbietet.
Meichsner: ... einmal sagen Sie, ich muß Vertrauen zu Herrn Murke haben, und auf der anderen Seite stellen Sie sich immer selber als den Mediziner dar, der nur darauf guckt, daß die Patienten auch ja die besten Präparate bekommen.
Egli: Tja, das muß ich etwas einschränken. Die Entscheidung über die Qualität der hier verwendeten Präparate hat stets Dr. Brackmann getroffen. Daß sich in der Phantasie der Zeitgenossen die Vorstellung aufdrängt: Da ist ein Oberarzt, der in einem persönlich guten Verhältnis – will ich gar nicht abstreiten – mit seinem Oberassistenten gelebt hat, daß er da nicht mal was von gewußt hat, das nimmt mir kaum einer ab, vielleicht meine engsten Freunde, die mich gut kennen. Daß Sie mir das abnehmen, kann ich nicht erwarten.
Meichsner: Ist es nicht auch so arg genug? Ihr medizinisches Interesse hat in diesem Fall über längere Zeit nicht ganz funktioniert. Sonst haben Sie sich doch immer entschieden gegen Parallel-Importe gewehrt?
Egli: Das ist keine Frage der medizinischen Fürsorge. Auch das ist eine Frage des Vertrauens. Dr. Brackmann war verantwortlich für die Auswahl der Präparate, das hat er exzellent gemacht. Herr Murke hat sich um die administrativen Dinge gekümmert – mit welchem Erfolg, wissen wir zur Genüge. Brauchen wir hier nicht mehr zu strapazieren.

Tags darauf folgte ein zweiter Antrag auf Erlaß einer Einstweiligen Verfügung seitens der Münchner Travenol-Dependance. Sie behauptete, daß die in den USA und in der Bundesrepublik vertriebenen Produkte nicht identisch seien. Beide Präparate seien unterschiedlich verpackt, und insbesondere – ein ganz neues Argument – würden »an das sterile Wasser unterschiedliche Prüfnormen gestellt«. Angeblich verlangten die bundesdeutschen Vorschriften hier »eine wesentlich höhere Qualität«. Das Gericht schien von dieser etwas verblüffenden Begründung nicht auf Anhieb überzeugt zu sein. Jedenfalls wurde hierzu eine mündliche Verhandlung anberaumt.

Eine Woche später unternahm auch der österreichische Anbieter Immuno juristische Schritte, fürchtete ebenfalls um Marktanteile, sah »die guten Sitten im Wettbewerb« verletzt. Die Bayer-Tochter Cutter hielt überraschenderweise still.

Die Krankenkassen hatten diese Widerstände erwartet. Allerdings schien es ihnen momentan wichtiger, die starke Position gegenüber dem Bonner Hämophilie-Zentrum auszunutzen. Und sie hatten noch einen zweiten Trumpf auszuspielen: Spät genug war ihnen klargeworden, daß sie seit Jahren um sämtliche Rabatte und Skonti geprellt wurden, die dem Egli-Institut von allen Herstellern eingeräumt wurden. Aber woher sollten sie von diesen Preisnachlässen auch etwas wissen? Auf den Rechnungen, die ihnen vorgelegt wurden, stand von solchen Vergünstigungen nichts. In schönem Einvernehmen hatten Institut und Industrie diese Angelegenheit über nachträgliche »Gutschriften« geregelt.

Dieses »Finanzgebaren diente erkennbar keinem anderen Zweck, als die Kostenträger über die Höhe der bei der Universität verbleibenden Finanzmittel im unklaren zu lassen«, empörte sich der AOK-Bundesverband in einer internen Beratungsunterlage. Summa summarum hatte das Bonner Hämophilie-Zentrum an den Industrie-Rabatten, die sich auf durchweg mehr als acht Prozent beliefen, seit 1976 rund 35 Millionen Mark verdient. Angesichts solcher Zahlen weigerten sich in zunehmendem Maße Mitgliedskassen der AOK, Bonner Rechnungen zu begleichen, so daß die Außenstände des Hämophilie-Zentrums kontinuierlich stiegen. Ziel der Operation: die eigenen Schulden gegen die Forderungen aus den nicht weitergereichten Rabatten aufzurechnen.

Daß Eglis Oberassistent Dr. Murke von den Hintermännern der Pro Plasma mit insgesamt über zwei Millionen Mark geschmiert wurde, sollte erst später herauskommen. Der Verdacht der Bestechung lag aber schon jetzt in der Luft. Dessen war sich auch Institutsvorstand Hans Egli bewußt, auf den sich die Aufmerksamkeit vorerst konzentrierte.

Er sehe der Aufklärung »guten Gewissens und gelassen« entgegen. »Wenn jemand meint, daß mein Name da irgendwo im Hintergrund auftaucht, dann hat er sich geschnitten.« Und: »Ich bin Arzt und kein Kaufmann«, erklärte der Bonner Bluterbehandler in ersten Interviews. Allerdings wollte er da schon nicht mehr »für alle Mitarbeiter die Hand ins Feuer legen«.

Daß er von Pro Plasma gehört hatte, leugnete Egli dagegen inzwischen nicht mehr, es wäre auch zu peinlich gewesen. Zumindest sei sie ihm unter dem Namen ihrer Mutterfirma begegnet: »Die Präparate waren gut, die Hersteller erkenntlich und die Konditionen günstig.« Die Herstellerfirmen zeigten sich über die Bonner Kontakte mit einer ihnen »völlig unbekannten« Firma äußerst »verwundert«. Immerhin hatten Cutter und Travenol durch Pro Plasma in Bonn erhebliche Umsatzeinbußen zu beklagen: Hatten sie den Bonnern nicht gerade 20 000 Mark für drei Erster-Klasse-Flüge nach Costa Rica spendiert? Dort wollten Egli, Brackmann und Murke Anfang Juli in bewährter Eintracht am »Zweiten Internationalen Hämophilie-Kongreß« teilnehmen.

Juli 1981, Kerpen

Für Rolf Hackenbroich, der als Geschäftsführer von Pro Plasma und deren Muttergesellschaft Lutz & Co. namentlich in Erscheinung getreten war, wurde die Lage nach dem Presserummel immer brenzliger. Ob Egli und er sich persönlich kannten, war offen geblieben. Einem Journalisten erklärte der Kerpener Kaufmann, Egli »nur zweimal gesehen« zu haben. Angeblich hatte er den Krankenkassen im Juni noch ein telefonisches Billigangebot gemacht, war davon jedoch wenig später mit der Begründung wieder abgerückt, er verfüge nur über Faktor-8 aus der Schweiz zum offiziellen Preis. Jetzt bereitete Hackenbroich seinen Absprung vor.

Allein die Steuerschulden von Lutz & Co. beliefen sich auf mehrere Millionen Mark. Nicht einmal die Zinsen für einen Kredit bei der Kölner Kreissparkasse (UR Nr. 1502/79) aus den Gründertagen der Pro Plasma hatte er bezahlt. Ohne Wissen seiner Geschäftspartner zog Hackenbroich Gelder ab, zum Beispiel über die Züricher Firma Akumed, die bei Lutz & Co. seit Juli 1981 kontinuierlich nicht bezahlte »Kaufpreisforderungen« in Rechnung stellte und hinter der sich niemand anders als Hackenbroich selber verbarg. Die Akumed, offiziell von einer Züricher Treuhandfirma vertreten, galt als seine Schweizer Finanzzentrale, es hieß, er habe dort abgezweigte Gelder »geparkt«.

Den AOK war die Schützenhilfe überaus willkommen, für die Plasma-Industrie hingegen wurde die Situation allmählich bedrohlich: Am 6. Juli 1981 nahm das Berliner Bundeskartellamt gegen die Anbieter von Faktor-8-Konzentraten offizielle Ermittlungen wegen des »Verdachts des Mißbrauchs einer marktbeherrschenden Stellung« auf. Mindestens elf Firmen wurden aufgefordert, über Umsätze, Beteiligungsverhältnisse, Preise und Produkteigenschaften Auskünfte zu erteilen, zugleich auch über alle »Rückvergütungen, Naturalrabatte, Rechnungskorrekturen, Sachzuwendungen und sonstigen geldwerten Vergünstigungen«, die einzelnen Hämophilie-Zentren oder deren Mitarbeitern abseits des normalen Rechnungswegs »zugewendet« worden seien.

Daß sich die vier größten Anbieter auf dem deutschen Markt – Travenol, Immuno, Cutter und Behring – bei vermutlich »mißbräuchlich überhöhten« Preisen rund 85 Prozent der Gewinne teilten, deutete nach Auffassung der Berliner Kartellwächter auf einen »oligopolistischen Markt«, auf dem kein wesentlicher Wettbewerb mehr existierte. Für diese »Verzerrung« der Verhältnisse machten sie unmißverständlich auch die Behandlungszentren verantwortlich. So wurde der peinliche Fragenkatalog des Bundeskartellamts auch 28 Hämophilie-Zentren zugestellt. Damit stand offiziell der Verdacht auf einen »versteckten« Preiswettbewerb über geldliche Vergünstigungen aller Art im Raum.

Raubritter

Juli 1981, München

Landgericht München, Sitzungssaal 601, 9.00 Uhr: Am 14. Juli 1981 sollte über den Antrag der deutschen Travenol-Zentrale auf Erlaß einer Einstweiligen Verfügung gegen Eurim-Pharm entschieden werden. Die Importfirma aus dem bayerischen Piding blieb Sieger. Das Gericht hatte sich mit der außergewöhnlichen Begründung der Travenol-Anwälte, das den amerikanischen Präparaten beigepackte »sterile Wasser« genüge nicht den Bestim-

mungen des Deutschen Arzneimittelbuchs, nicht anfreunden können. Vielmehr schien es, als hätte sich der Vorsitzende über das
lächerliche Argument maßlos geärgert.

Jedenfalls würden sich, meinte er in der Urteilsbegründung, für
diese Frage wohl auch die »angesprochenen medizinischen Kreise«
kaum interessieren: »Es dürfte ihnen genügen, zu wissen, daß
das . . . sterile Wasser den entsprechenden amerikanischen Bestimmungen genügt und nach diesen getestet wurde.« Ebensowenig
leuchtete der Kammer ein, warum den Blutern durch Parallel-
Importe eine »Gesundheitsgefährdung« drohen sollte. Es gebe
keine konkreten Anhaltspunkte für die Annahme, daß bei der Ver-
packung und Kennzeichnung »unsachgemäß« vorgegangen werde
oder sich etwa – wie von Travenol vorgetragen – Kennzeichnungen
von den »Behältnissen und den äußeren Umhüllungen« lösen und
verlorengehen könnten.

In Piding brach Jubel aus, und auch der Bonner Dachverband der
AOK freute sich über den Sieg. Auch der Rechtsstreit mit Immuno
sollte später zugunsten von Eurim-Pharm entschieden werden.
Allerdings unterlag das Unternehmen im patentrechtlichen Streit
mit der amerikanischen Travenol-Zentrale. Damit war der Vertrieb von direkt aus den USA beschafftem Faktor-8 gestoppt.
Der Parallel-Importeur begann deshalb, sich innerhalb Europas
nach neuen Lieferquellen umzusehen, und bereitete schon Ende
Juli 1981 ein neues Billigangebot – von Travenol und Cutter –
vor.

Und doch nützte alles nichts, solange die Behandlungszentren
keine definitiven Bestellungen aufgaben. Die Ärzte versicherten
zwar übereinstimmend, an preiswerten Einkäufen interessiert zu
sein. Aber tatsächlich setzten sie Eurim-Pharm jeden erdenklichen
Widerstand entgegen. Da wurden regelrechte Schaukämpfe ausgetragen: Sehr beliebt war es, erst einmal zum Schein Interesse zu
zeigen und – kostenlos und unverbindlich – »Probepackungen« an-
zufordern.

Eurim-Pharm gefiel das zwar nicht, sie hatte aber keine Hand-
habe dagegen – und schickte. In einer Ulmer Klinik blieben die
Präparate wochenlang in einer Ecke der Krankenhausapotheke liegen. Der zuständige Bluterarzt hatte sich zuvor wortreich darüber
beschwert, daß er trotz mehrfacher Mahnung keine Lieferungen
erhalten habe, die »zur Behandlung lebensbedrohlich erkrankter

Patienten« erforderlich gewesen seien – angeblich hatte »das bevorstehende Wochenende« die Situation noch verschärft.

Doch selbst wenn die Proben getestet wurden, blieb das Unternehmen aus Piding in der Regel der Verlierer. So hatten Klaus Schimpf aus Heidelberg und eine amerikanische Ärztin unabhängig voneinander den Faktor-8-Gehalt verschiedener direkt vertriebener und parallel importierter Präparate überprüft und in den Chargen für den US-Markt bis zu 30 Prozent geringere Konzentrationen als in den für den deutschen Verbrauch bestimmten Medikamenten ermittelt. Erklärte das den hohen Preisunterschied?

Juli/August 1981, AOK-Bundesverband, Bonn

Die Auseinandersetzung hatte inzwischen an Schärfe zugenommen: Für eine »Raubritter-Methode« hielt der AOK-Bundesverband die vom Egli-Institut zu Unrecht einbehaltenen Hersteller-Rabatte in Höhe von rund 35 Millionen Mark. Und in der Universitätsverwaltung kursierte der Vorwurf, die AOK verhalte sich wie ein »Hausbesetzer«, nachdem sich immer mehr Mitgliedskassen weigerten, ihre Rechnungen zu bezahlen, und das Minus der Universität sich allmählich der Marke von 70 Millionen näherte. Den Kassen wurde klar, daß sich die Universität einen totalen Zahlungsstopp nicht länger bieten, sich nicht einfach erpressen lassen würde. Irgendwie mußten die wechselseitigen Forderungen gegeneinander aufgerechnet werden. Doch wer sollte den ersten Schritt tun?

Daß sie in Zukunft nur noch Rechnungen abzüglich der Industrie-Rabatte erstatten würden, stand für die AOK außer Frage. Ebenso unerschütterlich war ihre Forderung nach Parallel-Importen. Vorläufig wurde ins Auge gefaßt, vom 1. September an eine Kürzung der Rechnungsbeträge um eine noch auszuhandelnde Marge für solche Billigeinkäufe vorzunehmen. Am Ende sollte grundsätzlich nur noch ein »Mischpreis« gezahlt werden, der aus den Durchschnittskosten für »normal« und parallel importierte Gerinnungskonzentrate abzuleiten wäre.

Die Zeit drängte also – und die AOK wurden nervös. Der ganze Plan drohte hinfällig zu werden, wenn es weiterhin nicht zu Bestellungen bei Parallel-Importeuren wie Eurim-Pharm kam. Einzelne Landesverbände zeigten schon deutliche Spuren der Resignation. So die rheinland-pfälzischen AOK, deren Geschäftsführer seine »Ohnmacht« zum Ausdruck brachte: Er habe »alles Erdenkliche« unternommen, um die Behandler zum Einkauf von Parallel-Importen zu veranlassen. Doch angesichts der »widersprüchlichen Angaben über die Lieferbereitschaft und Lieferfähigkeit« müsse er nun »mit einem gewissen Unmut« feststellen, daß der »geforderte preisgünstige Bezug über die Firma Eurim-Pharm GmbH nicht zu realisieren« sei. Sollte die Zermürbungsstrategie der Hämophilie-Zentren Früchte tragen?

Der AOK-Bundesverband schaltete sich zwar, wo immer es erforderlich schien, selber ein, machte Mut, stellte Einwände richtig und fühlte sich stets im Recht, aber die Euphorie war auch dort inzwischen verflogen. Einziger Trost: »Die Lieferfähigkeit eines Unternehmens ist glücklicherweise leicht durch eine Bestellung festzustellen.« Insbesondere das Bonner Hämophilie-Zentrum könne etwas anderes nicht geltend machen, da es ja noch keine Bestellung aufgegeben habe.

August 1981, Hämophilie-Zentrum Bonn

Doch Hans Egli dachte gar nicht daran, sich von den Krankenkassen einen Lieferanten aufnötigen zu lassen, obwohl auch ihm längst Eurim-Präparate zu Testzwecken vorlagen. Statt dessen hatte der Institutschef damit begonnen, die von den AOK benannten Parallel-Importeure äußerst geschickt gegeneinander auszuspielen. Seit Anfang Juli war auch die MPA aus dem norddeutschen Lütjensee auf dem Markt, deren Inhaber Günther Fielmann schon als Preisbrecher auf dem Brillenmarkt Furore gemacht hatte. Er sei nunmehr über ein Angebot informiert worden, teilte Professor Egli der Eurim-Pharm höchstpersönlich mit, wonach MPA den Faktor-8 sogar noch preisgünstiger anbiete: »Wir beabsichtigen, eine Prüfung der Präparate vorzunehmen.«

Unverdrossen beantwortete die Importfirma aus dem oberbayerischen Piding Eglis Absage mit einem neuen Angebot.

Die vom Bundeskartellamt gesetzte Erklärungsfrist, der 10. August, war abgelaufen. Zwar hatte unter anderem die Bonner Universitätsklinik um Fristverlängerung gebeten, aber die ersten Antworten lagen schon vor. So von Professor Ernst Wenzel, Direktor der Abteilung für Klinische Hämostaseologie der Universität des Saarlandes, der zu »Rückvergütungen, Naturalrabatten, Rechnungskorrekturen, Sachzuwendungen« weiter nichts sagen konnte, weil das gesamte Rechnungswesen in den Händen der Verwaltung liege.

Der »informativen Vollständigkeit halber« weise er jedoch auf »längerfristige Verträge« oder Einzelabsprachen mit den Lieferfirmen über »Forschungsvorhaben« hin. Damit würden zum Beispiel Faktor-8-Qualitätskontrollen oder die statistische Aufarbeitung der Laborwerte von Patienten bezahlt, ferner Überstunden von Ärzten, Medizinisch technischen Assistentinnen und Hilfskräften, Fortbildungsveranstaltungen und Fachsymposien, wissenschaftliche Literatur für die Handbibliothek.

Dabei konnte sich Wenzel darauf berufen, daß all dies im Einklang mit dem Hochschulgesetz stand. Mit seiner ehrlichen Antwort hatte er zugleich exemplarisch gezeigt, in welchem Ausmaß die Behandlungszentren in ihrer ganz alltäglichen Arbeit von der finanziellen Unterstützung ihrer Lieferanten abhängig geworden waren. Ja, mehr noch: Wenn es stimmte, daß zu den »Mehrkosten«, die von den Firmen augenscheinlich übernommen wurden, auch der Aufwand für Faktor-8-Qualitätskontrollen gehörte – konnte dies einen Einfluß auf die »Objektivität« der laufenden Tests von parallel importierter Ware haben, die sich inzwischen schon über Monate hinzogen?

August 1981, München

In der deutschen Travenol-Zentrale in München hatte man noch immer alle Hände voll zu tun, um die unliebsame Konkurrenz vom Markt zu halten. Und von den Krankenkassen war eine neue, äußerst unangenehme Frage aufgeworfen worden: Gab es tatsächlich unterschiedliche Faktor-8-Qualitäten für unterschiedliche

Länder? Der AOK-Bundesverband hatte inzwischen schon zu oft gehört, daß sich einzelne Hämophilie-Zentren in der Bundesrepublik mit ganz speziellen Chargen beliefern ließen. Wohin also würden »die anderen Chargen, die diesen Kriterien nicht entsprechen, geliefert?«

Eurim-Pharm hatte auf der Suche nach europäischen Billiglieferanten offenbar in Italien Travenol-Präparate aufgetrieben. In einem Schreiben an das Münchner Hämophilie-Zentrum warnte Travenol-Geschäftsbereichsleiter Jochen Crone-Erdmann am 7. August 1981 eindringlich vor einer Anwendung dieses von Travenol in Italien vertriebenen Präparats. Es weise Unterschiede zu den in der Bundesrepublik marktüblichen Konzentraten auf, die Eurim-Pharm verschweige.

So müsse das Lösungsmittel »mittels einer Spritze« in die Faktor-8-Trockensubstanz überführt werden. Ferner enthalte das italienische Produkt keine »Glucosebeimengung«, die der wesentlichen Verbesserung der Löslichkeit diene. In der Bundesrepublik sei dagegen nur ein glucosehaltiges Travenol-Präparat zugelassen, ein Parallel-Import verstoße deshalb gegen das Arzneimittelrecht.

Aber ließ sich allein mit der unterschiedlichen Lösungsmethode oder der fehlenden Glucose wirklich hinreichend erklären, warum »unter den in Deutschland gegebenen Bedingungen, nämlich Anwendung durch den Patienten selbst«, mit den italienischen Präparaten auch »das Kontaminationsrisiko wesentlich höher« sein sollte? Schoß hier nicht Travenol ein Eigentor? Und wer bekam die offenbar minderwertigere, gefährlichere Ware?

Jochen Crone-Erdmann formulierte die Sache neutral: Der »Fattore Antiemofilico (Umano)« sei ein »speziell für die italienischen Bedürfnisse entwickeltes Produkt«.

Sofortmaßnahmen

Ende September 1981, AOK-Bundesverband, Bonn

Der AOK-Bundesverband sah sich gezwungen, die Daumenschrauben wieder anzuziehen. Der Stichtag des 1. September war verstrichen, ohne daß ein Parallel-Import »in nennenswertem

Umfang« in Gang gekommen wäre. Statt dessen befürchteten die Kassen, die Behandler könnten mit ihrer »hinhaltenden Politik« Erfolg haben. Mit »Sofortmaßnahmen« gelte es, solche Pläne zu durchkreuzen. Da ja seit Mai 1981 preisgünstige Import-Angebote zumindest für Travenol- und Cutter-Präparate vorlägen, sei jenen Behandlungszentren, in denen diese Gerinnungsfaktoren zur Anwendung kämen, »rechtsverbindlich eine Rechnungskürzung auf den Preis der Direkt-Importeure anzukündigen«.

Derweil machte das neueste Gerücht die Runde. Ein Bluter-Behandler fahre privat einen von einer Herstellerfirma geleasten Mercedes.

Oktober 1981, München

Die Travenol-Zentrale in München ergriff die Flucht nach vorn. Am 12. Oktober erschienen zwei Mitarbeiter beim AOK-Bundesverband und kündigten eine sofortige Preissenkung von 83 auf durchschnittlich 61 Pfennig an, bei der Standardware sogar auf nur 58 Pfennig. Die Hersteller spürten den Druck der kartellrechtlichen Ermittlungen. Oder hatten sie einen Wink aus Bonn bekommen? Professor Egli, ihr bester Kunde, der am nächsten Tag mit Vertretern der Krankenkassen zu Verhandlungen über einen Vertragsentwurf verabredet war, wußte sehr genau, daß er sich dem Druck, billiger einzukaufen, über kurz oder lang würde beugen müssen.

Den anderen Firmen würde gar keine Wahl bleiben, als dem Beispiel des Marktführers zu folgen. Leisten konnten sie es sich offenbar alle, bis auf die österreichische Immuno, die – teilweise auf das teurere europäische Plasma angewiesen – schon kommen sah, daß sie nun aus dem Wettbewerb verdrängt werden würde. In der Heidelberger Immuno-Niederlassung brach Panik aus.

Oktober 1981, AOK-Bundesverband, Bonn

Die Krankenkassen konnten es kaum glauben. Eben hatten sie noch mit »rechtsverbindlichen« Kürzungen der Rechnungen drohen wollen, und plötzlich lief alles nach Wunsch. Der von Travenol ausgelöste Preissturz würde die Kosten für die Bluterbehandlung um mehr als ein Viertel reduzieren. Obendrein sollte demnächst erstmals einer der von ihnen protegierten Parallel-Importeure zum Zug kommen: Egli hatte sich für zwei Angebote der MPA entschieden, der Verwaltungsdirektor hatte sein Placet gegeben.

Auch mit dem Ergebnis der Verhandlungen vom 13. Oktober konnten die Kassen leben. In einem »Rahmenvertrag« würde sich die Universität Bonn verpflichten, »die preisgünstigsten Einkaufsmöglichkeiten zu nutzen«. Rabatte würden in Zukunft an die Krankenkassen weitergereicht. Im Bundesverband der AOK machte schon die Vision die Runde, daß bald ein rundes Drittel des Bonner Faktor-8-Verbrauchs von Eurim-Pharm und MPA bestritten werde.

Die Universität hatte sich allerdings bis zur nächsten Verhandlung in exakt einem Monat Diskretion ausbedungen, und die Kassen-Leute waren darauf bereitwillig eingegangen, in der »Zuversicht«, daß ja nunmehr ein »wichtiger Meilenstein« auf dem Weg zu einer »dauerhaften und für alle Beteiligten positiven Lösung« erreicht sei, wie es in einem herzlichen Dankesschreiben an Professor Egli hieß. Oder sollte das Hämophilie-Zentrum mit der Bestellung bei MPA nur gepokert haben?

Oktober 1981, Hämophilie-Zentrum Bonn

Nur eine Woche später bekam Otto Murke, der Bonner Chefeinkäufer, einen Anruf von Ulrich Bansemer, dem Geschäftsführer der MPA. Nachdem aus Bonn nun die erste Bestellung erfolgt sei, könne er fast eine Million Einheiten Faktor-8 von Cutter als »Zusatzmengen« anbieten, mehr als die Hälfte davon stamme aus den bereits verabredeten Chargen. Weil er auf diese zusätzlichen Mengen eine »Option bis zum Wochenende« habe, bat der Parallel-Importeur bis dahin um einen »Bescheid, ob wir Ihrerseits mit einer entsprechenden Bestellung rechnen können«.

Dr. Murke ließ sich auf kein weiteres Gespräch ein.

Im renommierten Wochenblatt *Die Zeit* (»Die Kassen mußten bluten«) war von »Schlampereien ungeheuren Ausmaßes« die Rede, mit denen das Bonner Hämophilie-Zentrum »ein eklatantes Beispiel für Pfründenwirtschaft im deutschen Gesundheitswesen geliefert« habe. Dabei hätten »riesige Rabatte« in Verbindung mit »üppigen Behandlungszuschlägen« nicht nur »das Egli-Institut geradezu im Geld schwimmen« lassen, sondern »darüber hinaus die Einnahmeseite des nordrhein-westfälischen Haushalts« verbessert. Bonner Beobachter fragten sich schon, warum es wegen dieser »grotesken Zustände« noch nie zu einer Anfrage im Landtag gekommen sei: »Wollen zumindest die Sozialdemokraten ihren Ministerpräsidenten Johannes Rau schonen, der als früherer Wissenschaftsminister die Aufsicht über die Kliniken hatte?«

Der Skandal war perfekt. Anfang Oktober hatte der Düsseldorfer Landesrechnungshof den Abschlußbericht einer Prüfung der Bonner Universitätskliniken vorgelegt. Das niederschmetternde Fazit: Im Hämophilie-Zentrum waren »unverzichtbare Voraussetzungen für die Abwicklung von Geschäftsvorfällen dieses Umfangs in unverständlicher und unverantwortlicher Weise außer acht gelassen« worden.

Der millionenschwere Einkauf von Plasma-Konzentraten sei, monierten die Haushaltsprüfer, ohne Beteiligung der Verwaltung oder der Klinik-Apotheke erfolgt: »Die maßgeblichen Dispositionen wurden bisher von einem wissenschaftlichen Angestellten getroffen.« Damit war Eglis Oberassistent Murke gemeint. Vergeblich hatten die Düsseldorfer Beamten in den Aktenschränken des Instituts nach Unterlagen über etwaige Ausschreibungen, Angebote von Lieferfirmen oder Vertragsverhandlungen gesucht.

Nicht einmal die Ergebnisse der mit den Lieferanten getroffenen Vereinbarungen hatte Otto Murke schriftlich fixiert, und Egli hatte sie offenbar auch nicht vermißt: »Alle Abmachungen sollen mündlich getroffen worden sein.« Oder, wie es der Verwaltungsdirektor der Uni-Klinik formulierte: »Im Laufe der Jahre wurde über eine halbe Milliarde auf Zuruf über den Tisch geschoben.«

Lediglich die Höhe ihrer Rabatte hatten die Firmen inzwischen schriftlich bestätigt. Dank dieser Mehreinnahmen hatten die Institutseinkünfte – »wie den zuständigen Stellen bekannt« (Prüfbericht) – schließlich »die gesamten Ausgaben überstiegen«. Folge: Über die im offiziellen Etat ausgewiesenen 80 »Planstellen und anderen Stellen« hinaus hatte Egli zuletzt regelmäßig 27 Zeitkräfte beschäftigen können.

Und das Land Nordrhein-Westfalen hatte kräftig mitverdient. Das Institut war vom Ministerium angehalten, von etwaigen Einnahmeüberschüssen zwei Fünftel an die Landeskasse abzuführen. Wußte das Bluter-Zentrum überhaupt noch, wohin mit dem ganzen Geld? Mehr als 20 Millionen Mark waren, fanden die Rechnungsprüfer heraus, auf diese Weise den »Deckungsmitteln des Landes« zugeflossen, wo sie in den Haushaltsplänen ihren Niederschlag fanden.

Damit geriet auch Eglis Dienst- und Disziplinarvorgesetzter, der nordrhein-westfälische Wissenschaftsminister, unter Beschuß. Hatte Rau Löcher im Etat mit den Überschüssen des Hämophilie-Zentrums gestopft? Und waren die in Bonn behandelten Bluter seit Jahren von der Landeskasse benutzt worden, »um sich zu Lasten der Krankenkassen gesundzustoßen«, wie es in der Tagespresse hieß?

Rau galt stets als gut informiert: Ein damaliger Mitarbeiter der Hochschulabteilung war eine Zeitlang Kanzler der Bonner Universität, also Chef der Verwaltung, gewesen und hatte stets besonderes Interesse an der Entwicklung des Hämophilie-Zentrums gezeigt. Jetzt mußte Raus Nachfolger Hans Schwier die Suppe auslöffeln. Der Minister fühlte sich übergangen: Mit »äußerstem Befremden« nahm Schwier Anstoß daran, daß die Rechnungsprüfer ihren Bericht in Unkenntnis des Dienstwegs nicht ihm, sondern zunächst dem Rektorat der Bonner Universität zugestellt hatten.

Immer peinlicher wurde die Lage, weil nach und nach durchsickerte, welche Angaben andere Bluterbehandler gegenüber dem Bundeskartellamt gemacht hatten. Was schon aus dem Saarland aktenkundig war, galt flächendeckend für die ganze Republik: Allerorts gewährten die Hersteller ansehnliche »Naturalrabatte«, »Gutschriften«, »Zuschüsse«, »Spenden«. Die Gelder flössen jedoch, erklärte Travenol, niemals in Form von »Blanko-Überweisungen« (!). Alle Zuwendungen seien stets »sach- und projektgebunden«, und ein Computer-Programm sei ebenso als »Form der Forschungsförderung« anzusehen wie die Finanzierung einer Medizinisch technischen Assistentin. »Grundsätzlich zweckgebunden«, so beteuerte es auch die Firma Immuno, der Hans-Hermann Brackmann das Autotelefon in seinem Privatwagen zu verdanken hatte – der ständigen Erreichbarkeit wegen.

Doch angeblich waren die Prüfer des Düsseldorfer Landesrechnungshofes in Bonn über ganz andere Indizien gestolpert. Da war von dem »Scheck« für eine Weihnachtsfeier im Hämophilie-Zentrum die Rede, von den kostenlosen Kongreßreisen für Egli, Brackmann und Murke und von dem privaten »Sondertelefon« in Eglis Dienstzimmer. Und dann wurde das Kind beim Namen genannt: »Es geht um den Verdacht der Bestechung«, schrieb der Journalist Kurt Gerhardt in der *Zeit*.

Im Ministerium versuchte man den politischen Schaden zu begrenzen. Der zuständige Abteilungsleiter sah nach der »ersten Durchsicht der Unterlagen« keinerlei »Anzeichen, die den Verdacht der Bestechung rechtfertigen« würden: »Wir prüfen jetzt aber genau, ob Professor Egli möglicherweise andere Fehler im dienstlichen Bereich begangen hat, die disziplinarische Maßnahmen erfordern.« Eine Entlassung des weltbekannten Mediziners stehe hingegen »außerhalb jeglicher Überlegung«.

Einem Vertreter der AOK trieben die »Enthüllungen« über die »eiskalten« Praktiken eines staatlichen Instituts die »Zornesröte ins Gesicht«. Der Bundestag befaßte sich mit dem Fall in einer Fragestunde. Nur Hans Egli verfolgte die Geschehnisse mit der bewährten »Gelassenheit«. Er sollte auch diesen Skandal unangefochten überstehen.

Ultimaten

Anfang November 1981, Hämophilie-Zentrum Bonn

Otto Murke verbrachte schlaflose Nächte. Noch war zwar nicht herausgekommen, daß er sich tatsächlich bestechen ließ. Sogar nach dem Bekanntwerden der Pro-Plasma-Affäre hatte er weiter über den Millionenhaushalt des Instituts gebieten dürfen. Waren auch die Gelder weiter auf sein Schweizer Nummernkonto geflossen? Jedenfalls gingen 1981 dort insgesamt noch einmal 700 000 Mark ein – fast genauso viel wie im Jahr davor.

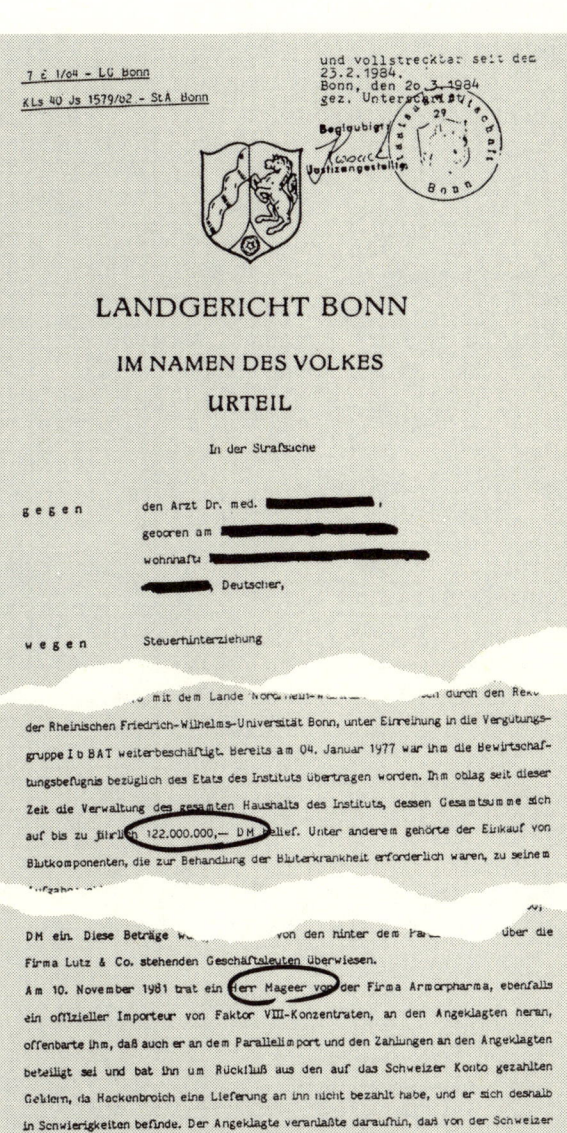

und vollstreckbar seit dem
23.2.1984.
Bonn, den 2o 3 1984
gez. Unterschrift

Beglaubigt
Justizangestellte

B o n n

LANDGERICHT BONN

IM NAMEN DES VOLKES

URTEIL

In der Strafsache

g e g e n   den Arzt Dr. med. ████████████,

geboren am █████████████████

wohnhaft ███████████████████

████████, Deutscher,

w e g e n   Steuerhinterziehung

... mit dem Lande Nordrhein-Westfalen ... durch den Rekto...
der Rheinischen Friedrich-Wilhelms-Universität Bonn, unter Einreihung in die Vergütungs-
gruppe I b BAT weiterbeschäftigt. Bereits am 04. Januar 1977 war ihm die Bewirtschaf-
tungsbefugnis bezüglich des Etats des Instituts übertragen worden. Ihm oblag seit dieser
Zeit die Verwaltung des gesamten Haushalts des Instituts, dessen Gesamtsumme sich
auf bis zu jährlich 122.000.000,— DM belief. Unter anderem gehörte der Einkauf von
Blutkomponenten, die zur Behandlung der Bluterkrankheit erforderlich waren, zu seinem
Aufgaben...

DM ein. Diese Beträge wu... von den hinter der Fa... über die
Firma Lutz & Co. stehenden Geschäftsleuten überwiesen.
Am 10. November 1981 trat ein Herr Mageer von der Firma Armorpharma, ebenfalls
ein offizieller Importeur von Faktor VIII-Konzentraten, an den Angeklagten heran,
offenbarte ihm, daß auch er an dem Parallelimport und den Zahlungen an den Angeklagten
beteiligt sei und bat ihn um Rückfluß aus den auf das Schweizer Konto gezahlten
Geldern, da Hackenbroich eine Lieferung an ihn nicht bezahlt habe, und er sich deshalb
in Schwierigkeiten befinde. Der Angeklagte veranlaßte daraufhin, daß von der Schweizer
Bank am 10. November und 02. Dezember 1981 insgesamt 600.000 Schweizer Franken,
das entspricht etwa 750.000,— DM, an Mageer überwiesen wurden.
Anlage des insgesamt auf sein schweizerisches ... geflossenen 2.092.0...

Urteil gegen Dr. Murke wegen Bestechlichkeit und Steuerhinterziehung

Vielleicht war er sogar etwas erleichtert, als am 10. November Wolfgang Marguerre bei ihm auftauchte und sich als weiterer Hintermann von Pro Plasma zu erkennen gab. Er sei in finanziell prekärer Lage, gestand Marguerre und bat um Rückerstattung eines Teils der Schweizer Gelder. Rolf Hackenbroich, sein Partner aus dem Pro-Plasma-Geschäft, habe eine Lieferung nicht bezahlt. Murke zögerte keinen Moment, informierte noch am selben Tag seinen Schweizer Bankier. In zwei Raten ließ er insgesamt etwa 750 000 Mark an Wolfgang Marguerre zurückfließen.

Am selben Tag zog Rolf Hackenbroich noch einmal über 100 000 Mark Firmengelder auf sein Privatkonto bei der Kölner Kreissparkasse ab. Sein endgültiger Absprung stand kurz bevor.

Mitte November 1981, AOK-Bundesverband, Bonn

Die Krankenkassen wußten nicht recht, was sie davon halten sollten. Mitte November hatten sie sich mit den Bonnern zu letzten Vorverhandlungen getroffen, bevor der endgültige »Rahmenvertrag« unterzeichnet werden sollte. Doch der Vertragsentwurf stieß intern nicht überall auf Zustimmung, zumal von den zunächst erwarteten jeweils neun Millionen Einheiten Faktor-8, die Eurim-Pharm und MPA pro Halbjahr liefern sollten, nur noch insgesamt zehn Millionen übrigblieben.

Außerdem wollte Egli nur noch zusagen, von den »nach Maßgabe der medizinischen Erfordernisse« günstigsten Angeboten Gebrauch zu machen, also nicht mehr grundsätzlich nach Kostengesichtspunkten einzukaufen. Das ließ ihm jede Entscheidungsfreiheit. Der AOK-Bundesverband wußte dabei nur zu genau, wie oft sich hinter »medizinischen« Argumenten schon »ökonomische Motive« verborgen hatten. »Großzügige Zuwendungen« waren von den Parallel-Importeuren jedenfalls nicht zu erwarten.

Schon sehr bald erfuhren die Krankenkassen, daß ihr Mißtrauen begründet war. Mit einem Schlag tauchten im Egli-Institut ganz neue Faktor-8-Präparate der etablierten Hersteller auf. Sie stammten aus Plasma-Pools, bei denen die Spender vorab nach ihren Blutgruppen sortiert worden waren. Angeblich seien solche »blutgruppenspezifischen« Gerinnungskonzentrate für die Patienten besser verträglich, behaupteten Egli und Brackmann.

Doch weder in den USA noch in irgendeinem anderen deutschen Hämophilie-Zentrum waren solche Präparate bisher in nennenswertem Umfang eingesetzt worden, allenfalls in absoluten Ausnahmefällen bei extrem hohen Dosierungen – etwa anläßlich chirurgischer Eingriffe. Viele hielten solche Konzentrate schlicht für unsinnig, weil die Blutgruppe an die roten Blutkörperchen gebunden ist und nicht an das Plasma.

Das Nachsehen hatten die Parallel-Importeure. Weil es für die Bonner Spezialität in den USA so gut wie keinen Markt gab, war das dortige Angebot so gering, daß sie blutgruppenspezifischen Faktor-8 mit Sicherheit nicht im erforderlichen Umfang würden auftreiben können. War es nicht merkwürdig, daß Egli und Brackmann die medizinische Notwendigkeit, solche Gerinnungskonzentrate einzusetzen, just zu einem Zeitpunkt entdeckten, als sie händeringend nach Argumenten gegen Neben-Importe suchten? War die ganze Aktion wirklich »mehr als serologischer Schnickschnack« (Egli), mit dem einzigen Ziel, die Parallel-Firmen auszubooten?

Bis zum Jahresende sollte der Anteil blutgruppenspezifischer Präparate am Bonner Gesamtverbrauch schon auf mehr als ein Drittel geklettert sein. Die Firmen waren den exklusiven Bonner Wünschen offenbar in rasendem Tempo nachgekommen. Hans Egli hatte, wieder einmal, bewiesen, über welche Macht er auch gegenüber den Herstellern verfügte.

Mitte November 1981, Hämophilie-Zentrum Bonn

Fast einen Monat wartete Ulrich Bansemer, der Geschäftsführer von MPA, schon auf eine Reaktion auf das letzte Angebot. Jetzt wollte er endlich wissen, was Sache war. Er rief Dr. Murke an, drei Tage später den Bonner Verwaltungsdirektor. Ihm wurde mitgeteilt, »daß aufgrund der Lagersituation und der Wettbewerbssituation im Augenblick eine Bestellung nicht in Frage käme«. Allenfalls sei denkbar, daß Mitte Dezember eine neue Order für das nächste Jahr zu erwarten sei. Bis dahin müsse sich die MPA leider »gedulden«.

Die MPA sah ihr Felle davonschwimmen. Drei Tage später, gleich morgens früh, hatte Murke ein weiteres Fernschreiben auf dem Tisch. Im »Nachgang« zu seinem Telefonat wies Bansemer energisch darauf hin, daß es sich bei einer der vor einem Monat angebotenen Cutter-Chargen um seltene »low-iso«-Ware von besonderem Reinheitsgrad handele, bei der Nebenwirkungen ähnlich wie bei blutgruppenspezifischen Präparaten ausgeschlossen waren: »Sie müßte dementsprechend Ihr Interesse finden. Die Lieferung wäre bei sofortigem Abruf bis Ende nächster Woche möglich.« Doch Otto Murke dachte nicht daran, die Ware »abzurufen«.

Ende November 1981, Hämophilie-Zentrum Bonn

Spannung lag in der Luft, als sich am 25. November 1981, 15 Uhr, die Krankenkassen und der Kanzler der Universität – als Vertreter des Landes Nordrhein-Westfalen – trafen, um den »Rahmenvertrag« abzusegnen. Die Delegation der AOK ließ sich von einem Vertreter aus dem Düsseldorfer Arbeitsministerium begleiten. Professor Egli hatte seinen Oberassistenten Dr. Murke mitgebracht.

Dem Argwohn der Kassen, die neuen blutgruppenspezifischen Präparate könnten dem angestrebten Wettbewerb im Wege stehen, begegneten Egli und Murke mit dem Argument, daß ja ein gutes Drittel der Patienten Blutgruppe Null aufweise und darum sehr gut mit normaler Ware versorgt werden könnte. Noch einmal wurde die Verhandlung zwecks getrennter Beratung unterbrochen, bevor man sich daran machte, einen »Mischpreis« auszuhandeln. Der Vertreter des Düsseldorfer Arbeitsministeriums unterbreitete den Vorschlag der Krankenkassen: 60 Pfennig für das erste Halbjahr 1982, wobei zwei Bestellungen über je fünf Millionen Einheiten bei Parallel-Importeuren zur Auflage gemacht werden sollten. Beginn: Januar 1982.

Hans Egli akzeptierte. Nur auf einen bestimmten Importeur wollte er sich um keinen Preis festlegen lassen. So wurde in den »Nebenabsprachen« nur soviel festgehalten: »Die Vertragspartner sind in ihren Gesprächen davon ausgegangen, daß zur Zeit zwei Parallel-Importfirmen für Faktor-8-Konzentrate auf dem deutschen Markt bestehen.«

Die Krankenkassen dachten an Eurim-Pharm und MPA. Und an wen dachten die Bonner?

Dezember 1981, Hämophilie-Zentrum Bonn

Diesmal reichte Ulrich Bansemers Geduld nur für zwei Wochen.
Am 3. Dezember, 15.52 Uhr, schickte der MPA-Geschäftsführer
erneut ein Fernschreiben an Otto Murke in Bonn: »Wir kommen
heute zurück auf unser Telex vom 19. 11. 1981 und möchten uns
erkundigen, ob Ihrerseits Interesse an der angebotenen ›low-iso‹-
Charge von Cutter besteht.«

Eine Antwort erfolgte auch diesmal nicht. Aber dafür trudelte
bei der MPA eine Woche später eine offizielle »Ausschreibung«
ein. Postwendend formulierte Bansemer ein Angebot über bis zu
sechs Millionen Einheiten Faktor-8 – »in den von Ihnen gewünschten Mengen und Einheiten pro Flasche«, je nach Bestell-
menge im Preis gestaffelt.

Zwar meldeten sich die Bonner eine Woche danach, bekundeten
Interesse, aber doch nicht in diesen Portionen und überhaupt lieber
gestreckt über das ganze nächste halbe Jahr. »Wunschgemäß« unterbreitete Bansemer am 18. Dezember »unser modifiziertes Angebot«. Die Zeit drängte. Um den Beginn der Lieferungen im Januar einhalten zu können, sei eine Auftragserteilung »bis heute,
13 Uhr erforderlich«. »Wir hoffen, Ihnen hiermit gedient zu haben, und erwarten aufmerksam Ihre Bestellung.«

Das Hämophilie-Zentrum ließ den Termin wieder verstreichen.

Dezember 1981, Bonn

Ein ganzes Jahr hatte die Arbeit gedauert. Mitte Dezember legte
das Wissenschaftliche Institut der Ortskrankenkassen (WIdO) eine
zusammenfassende Analyse des Faktor-8-Markts vor. Was hatten
die Kassen in diesem turbulenten Jahr nicht alles erleben müssen:
»daß vereinbarte Kostenpreise sich im nachhinein als fingiert erweisen, daß umsatzbezogene Rückvergütungen in Millionenhöhe
gezahlt werden, daß günstige Einkaufsquellen nicht genutzt werden und statt dessen zu überhöhten Preisen bei Briefkastenfirmen
gekauft wird und Millionengewinne in dunklen Kanälen verschwinden, daß elementarste Regeln eines geordneten Einkaufs
mißachtet werden und weder schriftliche Unterlagen vorhanden
sind noch in irgendeiner Form Ausschreibungen durchgeführt

werden«. Und all dies bei einem Universitätsinstitut, bei dem man doch darauf vertraut hatte, »vor groben Manipulationen geschützt zu sein«.

Dieser Teil der WIdO-Studie sollte von AOK-Geschäftsführer Dr. Franz-Josef Oldiges nie zur Veröffentlichung freigegeben werden. Beim AOK-Bundesverband war plötzlich Waffenruhe mit Egli angesagt – trotz aller bitterer Erfahrungen. In der Studie würden »Wertungen« abgegeben und sogar von »Kritikern« gesprochen. Er finde es geradezu »unfair«, einem Vertragspartner »hinterher ›Machenschaften‹« vorzuwerfen (Oldiges). In Wahrheit ging es wohl eher darum, die zerbrechliche finanzielle Übereinkunft nicht aufs Spiel zu setzen – versprachen sich die AOK davon doch eine gewaltige Kostensenkung. Wie naiv es war, an einen Sieg über ihren großen Gegner Hans Egli zu glauben, sollte der AOK-Bundesverband schon bald erfahren.

Dezember 1981, Bundeskartellamt, Berlin

Mitte Dezember teilte das Bundeskartellamt den Faktor-8-Herstellern mit, daß das gegen sie eröffnete Mißbrauchsverfahren angesichts der seit Oktober eingetretenen Markt- und Preisentwicklung eingestellt worden sei. Die Firmen mußten sich vorerst zwar mit bescheideneren Gewinnen begnügen, konnten aber auf bessere Zeiten hoffen.

Dezember 1981, Heidelberg

Der österreichischen Firma Immuno wurde das Christfest allerdings gründlich vermasselt. Schon der von Travenol losgetretene stürmische Preisverfall hatte sie in Existenzängste gestürzt. Und jetzt brachte auch noch die Eurim-Pharm Immuno-Präparate deutlich unter dem offiziellen Verkaufspreis in den Handel. Am letzten Tag vor Weihnachten alarmierte die Heidelberger Immuno-Niederlassung ihre Kunden, die Krankenkassen und auch die Presse: Bei zwei Eurim-Angeboten seien die Chargen-Nummern gefälscht gewesen. Man habe Strafanzeige erstattet.

Auch Eurim-Pharm mobilisierte ihren Rechtsanwalt. Sie sei im

Besitz einer eigenen Herstellungserlaubnis des BGA und darum auch berechtigt, eigene Chargen-Nummern anzubringen. Allerdings seien Anfang Dezember – so mußte Eurim-Pharm-Geschäftsführer Klaus-Dieter Kranz einräumen – zwei Originalpakkungen »versehentlich ohne den notwendigen Hinweis ›Vertrieb durch eurim-pharm GmbH, Piding‹ an eine Apotheke ausgeliefert worden«. Den Kassen fuhr der Schrecken in die Glieder. Es fehlte gerade noch, daß jetzt einer der von ihnen so energisch gepowerten Importeure in Mißkredit geriet. Dabei wußten sie, daß ein »ähnlich lautender Vorwurf« gegen Eurim-Pharm früher schon einmal im Zusammenhang mit einem anderen Arzneimittel erhoben worden war.

Dezember 1981, Kerpen

Es war eines der letzten Lebenszeichen von Rolf Hackenbroich auf deutschem Boden: »Ich habe die Steuerfahndung im Haus.« Am ersten Donnerstag Anfang Dezember 1981, morgens kurz nach acht Uhr, war ein Einsatzkommando der Kölner Oberfinanzdirektion in dem älteren Gebäude angerückt, das der Marguerre-Partner für seine diversen Firmen in Kerpen gekauft hatte. Einen ganzen Tag lang waren seine Büroräume durchsucht worden, bis ihn der Leiter des Einsatzkommandos kurz vor Mitternacht »auf Ehre und Gewissen« nach Hause entließ.

Ehre hin, Gewissen her – am nächsten Morgen war Hackenbroich weg: »unbekannten Aufenthaltes«, wie das Amtsgericht Kerpen lakonisch vermerkte. Die Flucht hatte er von langer Hand vorbereitet. Seine luxuriös ausgestattete Mühle in der Eifel wurde »bei Nacht und Nebel« ausgeräumt, ebenso ein Ferienhaus, das der Liebhaber von Antiquitäten an der Nordsee besaß.

Wenig später meldete sich Hackenbroich telefonisch aus der Schweiz, zitierte seine Chefsekretärin und langjährige Geliebte nach Zürich und stellte ihr eine Vollmacht aus. Aus den Lagerbeständen von Lutz & Co. sollte sie retten, was zu retten war. Anfang 1982 verhaftet, saß sie ein halbes Jahr in Untersuchungshaft, bis sie – gegen Kaution entlassen – nach Ibiza floh, wo Hackenbroich ein Daueraufenthaltsrecht genoß und neue Geschäfte in der Medizinbranche aufbaute.

Auf spanischem Boden war Hackenbroich sicher, solange gegen ihn nur wegen Steuerhinterziehung ermittelt wurde – ein Steuervergehen ist innerhalb der EG kein Auslieferungsgrund. Die Staatsanwaltschaft wurde zwar tätig, doch ein Strafverfahren nie eröffnet. So könnte er 1991, wenn sein Steuerdelikt verjährt ist, in die Bundesrepublik zurückkommen. Inzwischen lebt er, angeblich mit einer Argentinierin verheiratet, in Südamerika.

Pro Plasma wurde später von Amts wegen gelöscht, und das gegen die Mutterfirma Lutz & Co. eröffnete Konkurs-Verfahren endete mit einem Debakel: Sämtliche Konten waren geplündert. Wo war das Geld geblieben? Um welche Summen hatte Hackenbroich seine Partner betrogen? Branchenkenner rechneten sich aus, daß der Handel mit dem Egli-Institut innerhalb von knapp zweieinhalb Jahren bis zu 20 Millionen Mark Gewinn abgeworfen haben mußte. Von diesem Geld soll zwar nicht mehr viel übrig sein. Aber noch heute erzählt man sich in der Branche regelmäßig neue Schauermärchen, jemand könne seine ganz persönliche Rechnung mit Hackenbroich doch noch begleichen wollen. Und Geschädigte ließ der Kerpener eine ganze Reihe zurück. Hackenbroich sei, sagen ehemalige Vertraute, ein Mann mit der »menschlichen Schwäche, alle übers Ohr zu hauen«.

Nur einer war ihm von Anfang an gewachsen, obwohl auch er schließlich zu den Betrogenen zählte. Es war der Revlon-Mann im Hintergrund: Wolfgang Marguerre. Als sich »Wolfgäng«, wie er in der Szene aufgrund seines ausgeprägten Geschäftssinns gerufen wird, mit Hackenbroich im Frühjahr 1982 noch einmal im Hotel Nova Park in Zürich traf, war er mit dem Egli-Institut schon wieder ins Geschäft gekommen.

Während sich nämlich die von den Krankenkassen protegierten Parallel-Importeure noch händeringend und vergeblich um Aufträge bemühten, stand das Bonner Hämophilie-Zentrum bereits mit einem Betrieb in Kontakt, dessen Name bisher noch nie gefallen war: Pharmimpex, Ende 1980 in Heidelberg gegründet, ursprünglich unter dem vollen Namen Pharma Import-Export, damals, als das Pro-Plasma-Geschäft noch blühte. Ihren Briefkasten hatte Pharmimpex an einem Einfamilienhaus in einer Heidelberger Nobelgegend.

Offiziell hatte Marguerre seinen Namen zwar auch für diese Firma nicht hergegeben. Als Gesellschafter erschien vielmehr ein

Heidelberger Kaufmann im Handelsregister. Aber als Prokuristin hatte Marguerre auch hier seine Cousine Gisela Osterrieth, die Apothekerin aus dem Schwarzwald, eintragen lassen, die schon bei Pro Plasma die Prokura, jedenfalls formell, wahrnahm.

Januar/Februar 1982, Hämophilie-Zentrum Bonn

Anfang Januar teilte der Verwaltungsdirektor der Bonner Uni-Kliniken dem AOK-Bundesverband mit, daß für die beiden ersten Monate des neuen Jahres bislang fünf Millionen Einheiten Faktor-8 bei Parallel-Importeuren bestellt worden seien. Tatsächlich war bei Eurim-Pharm für Januar eine Order über 287 552 Einheiten eingegangen. Die MPA wurde überhaupt nichts los, obwohl sie seit Monaten versuchte, jedem Bonner Sonderwunsch gerecht zu werden. Jetzt hatte Geschäftsführer Bansemer angeblich sogar eine blutgruppenspezifische Charge aufgetrieben – 125 Flaschen, Blutgruppe A von Armour, jeweils abgefüllt mit 1 000 Einheiten. Antwort aus dem Egli-Institut: Man könne leider nur Füllmengen von 250 Einheiten gebrauchen.

Dabei ließ sich das Bonner Hämophilie-Zentrum durchaus mit parallel importiertem Faktor-8 zum Beispiel von Armour versorgen: von Marguerres Pharmimpex. Im Januar 1982 setzte die Heidelberger Firma über 1,3 Millionen Einheiten ab, im Februar sogar noch etwas mehr. Sie deckte damit auf Anhieb den gesamten Bonner Bedarf an Faktor-8 von »Armour normal« für die Patienten mit Blutgruppe Null. Pharmimpex besaß nicht einmal die vom Bundesgesundheitsamt auch für Parallel-Importeure geforderte »Herstellungserlaubnis«. Professor Egli und Dr. Brackmann wollten sich später allerdings an den Namen Pharmimpex gar nicht mehr erinnern können.

Und Marguerre hatte in Bonn offenbar nicht nur das Geschäft mit der Pharmimpex unter Dach und Fach gebracht, sondern auch für die Armour kräftig die Werbetrommel gerührt, bei deren Mutterfirma Revlon er immer noch als Vizepräsident für Europa angestellt war. Noch im Sommer des letzten Jahres hatte das Bundeskartellamt Armour nicht einmal in der Liste der »ständigen Anbieter« registriert. Im ersten Halbjahr 1982 erzielte die Firma im Bonner Hämophilie-Zentrum bereits einen Umsatzanteil von fast

30 Prozent. Sie übernahm offenbar den Löwenanteil des ehemaligen Immuno-Geschäfts. Der österreichische Hersteller, vormals zweitgrößter Anbieter in Bonn, kämpfte zwar verbissen um seine Marktanteile. Doch so billig wie die anderen konnte Immuno einfach nicht anbieten. Folge: Der Umsatz im Egli-Institut sackte auf etwas mehr als vier Prozent ab.

Februar 1982, Münster

Die Frage der Qualität der von Eurim-Pharm und MPA angebotenen Präparate war nie definitiv geklärt worden. Außerhalb von Bonn verweigerten sich die Bluterbehandler Parallel-Importen immer noch – weder Rudolf Marx aus München noch Günter Landbeck aus Hamburg hatten bisher solche Ware eingesetzt, geschweige denn Inge Scharrer von der Frankfurter Universitätsklinik, die sich seit geraumer Zeit ein Dauerscharmützel speziell mit Eurim-Pharm lieferte. Jetzt, im Februar 1982, wurde bekannt, daß es nicht einmal allgemein anerkannte Testkriterien für den Gerinnungsfaktor-8 gab. Auf dem Zweiten Kongreß für Thrombose und Blutgerinnung in Münster wurde das erste wissenschaftliche Expertenkomitee gegründet, das international gültige Kriterien für die Prüfung von Konzentraten erarbeiten sollte.

März 1982, Hämophilie-Zentrum Bonn

Ende März landete die MPA schließlich doch noch eine Faktor-8-Bestellung in Bonn – läppische 256 000 Einheiten von Cutter, wobei die Firma noch fast sechs Prozent »Naturalrabatt« einräumen mußte. Auch Eurim-Pharm hatte das Bonner Zentrum weiter mit Angeboten eingedeckt, konnte im März tatsächlich rund 1,7 Millionen Einheiten verkaufen, für den nächsten Monat war allerdings noch kein neuer Auftrag in Sicht. Das Egli-Institut suchte sich seine Geschäftspartner weiterhin nach eigenem Gutdünken aus – wogegen im Prinzip wenig einzuwenden war, wenn dafür medizinische Kriterien ausschlaggebend gewesen wären.

Zur jüngsten Lieferung aus Piding hatten auch eine halbe Million Einheiten Faktor-8 von Cutter gehört. Die dreifache Menge

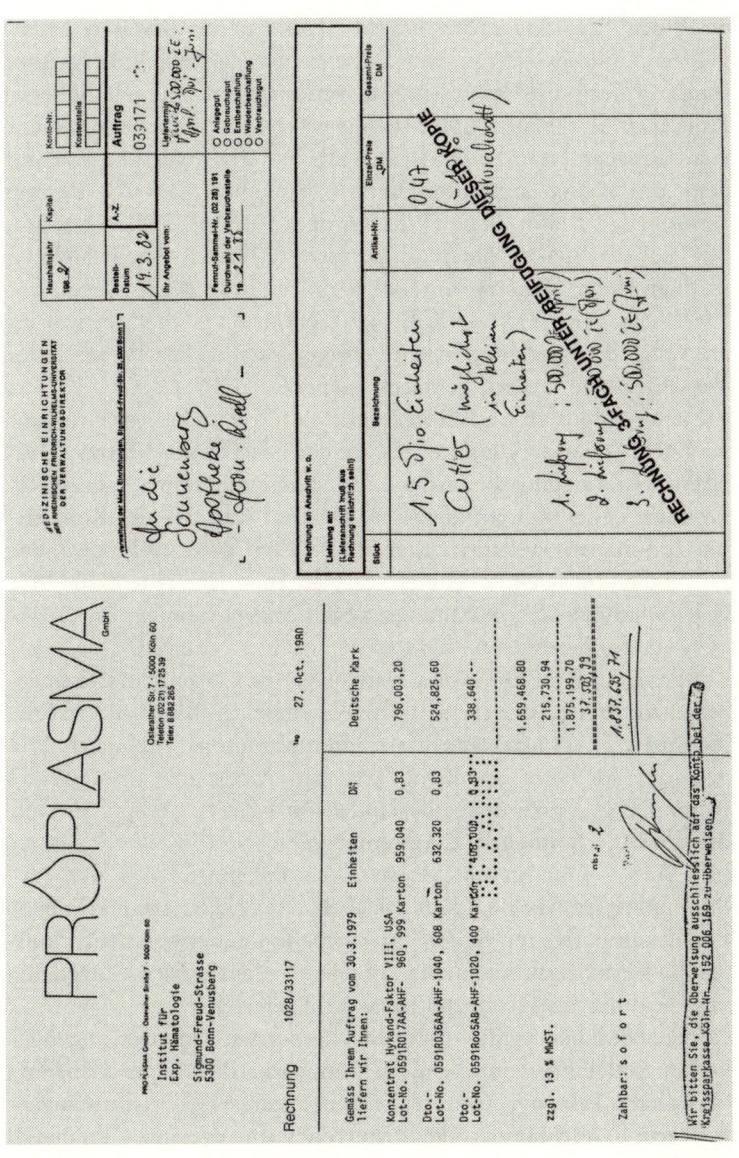

Pro-Plasma-Rechnung (links) und Bestellung von der Sonnenberg-Apotheke

259

desselben Produkts orderte Otto Murke in der zweiten März-Hälfte von einer völlig neuen Adresse: bei der Sonnenberg-Apotheke in Freiburg-Opfingen. Sie verlangte zwar einen höheren Preis als Eurim-Pharm und MPA, gewährte dafür aber erkleckliche zehn Prozent Naturalrabatt. Als Inhaber der Apotheke war auf dem Briefpapier Helmuth Dieterle genannt. Aber die Bonner kannten den Mann, der sich hinter dem Deal tatsächlich verbarg, offenbar sehr genau: Jedenfalls adressierte Murke seine Bestellung nicht an Herrn Dieterle, sondern an einen Herrn Riedl. Auch Hans Riedl hatte eine wichtige Rolle bei Pro Plasma gespielt, er war bei ehemaligen Mitarbeitern als derjenige bekannt, der als »eine Art Verkäufer« die »Arbeit gemacht« hatte.

Später zählte »Blut-Broker« Riedl (AOK-Bundesverband) auch zu den Gläubigern von Lutz & Co., der Pro-Plasma-Mutter: Über 700 000 Mark sollte die Firma APM, eine Freiburger »Agentur für Produktmarketing«, an der Riedl beteiligt war, aus der Konkursmasse fordern. Wahrlich, Riedl hatte Pech gehabt: Erst Anfang November 1981, einen Monat vor Hackenbroichs Flucht, als Mitgesellschafter in die APM eingestiegen, war er offenbar um seinen ersten Lohn betrogen worden.

Nachdem der Pro-Plasma-Handel geplatzt war, hatte Hackenbroich verbreitet, er habe »von Riedl«, der eine »Blutbank« in Freiburg besitze, »nichts gekauft«. Eher war es ja wohl auch umgekehrt: Er hatte an Riedl verkauft. Übernahm das Bonner Hämophilie-Zentrum Restbestände von Lutz & Co./Pro Plasma, die über die Sonnenberg-Apotheke verschoben wurden? Anfang Juli 1981, einen guten Monat nach Bekanntwerden der Pro-Plasma-Affäre, als die Krankenkassen schon lautstark nach neuen Parallel-Importeuren riefen, hatte sich der ungewöhnliche Freiburger Lieferant zum ersten Mal angedient – auf einem billigen Rezeptformular (Unterschrift: Helmuth Dieterle).

Die Apotheke stellte sich als ein Betrieb vor, der angeblich »schon seit Jahren auf die Belieferung von Blutern spezialisiert« sei und das Faktor-8-Konzentrat »günstiger als sämtliche deutsche Firmen« liefern könne. Doch seinerzeit war die Sache im Sande verlaufen. Wenn es wirklich noch Restbestände von Pro Plasma gab, mußte man sie jetzt schleunigst loswerden. Ehemalige Mitarbeiter von Lutz & Co. behaupteten später, die Lager der Firma seien »noch einige Zeit voll« gewesen.

März 1982, New York/Malmö

Bei den Auseinandersetzungen um die Bluterbehandlung war es im letzten Jahr zwar im wesentlichen nur noch, trostlos genug, um Lieferfirmen, Umsatzanteile und Preiskriege gegangen, aber damit war der Streit um vernünftige und wirtschaftliche Therapien auch bei den Krankenkassen nicht in Vergessenheit geraten. Im März 1982 veröffentlichte der New Yorker Arzt und Berater des Bluter-Verbandes NHF, Dr. Louis M. Aledort, im *New England Journal of Medicine* Daten über die 24 Hämophilie-Zentren in den USA, die seit 1975 durch ein nationales Bluter-Behandlungsprogramm entstanden waren.

Demnach verzeichneten inzwischen auch amerikanische Bluterbehandler eindrucksvolle Erfolge mit der Selbstbehandlung – ohne daß sich dort die Kosten deswegen wesentlich erhöht hätten. Als »Volltreffer« verbuchten die Kassen eine Stellungnahme, die im selben Monat von der schwedischen Professorin Inga Marie Nilsson einging.

Sie rühmte Schweden als eines der Länder »mit der in der Welt besten Versorgung ihrer hämophilen Patienten«, plädierte ebenfalls, wie Egli und Brackmann, für eine prophylaktische Behandlung in möglichst jungen Jahren. Allerdings registrierte sie bei ihren Patienten »recht zufriedenstellende therapeutische Resultate«, wenn »wir weniger als die Hälfte der Dosis Faktor-8 benutzen, die Ärzte in der Bundesrepublik Deutschland anwenden«. Bei Blutern, die bereits einige beeinträchtigte Gelenke hätten, seien überhöhte Faktor-8-Dosen nach ihren Erfahrungen sogar eine »Verschwendung«.

Auch von blutgruppenspezifisch gepoolten Präparaten hielt die Professorin aus Malmö nichts. Sie verwende sie »nur in einzelnen Fällen, die sehr hohe Dosen in Zusammenhang mit chirurgischen Eingriffen oder Unfällen benötigen«.

April 1982, Bundesgesundheitsamt, Berlin

Die Auskunft sollte Folgen haben: Anfang April 1982 teilte das Bundesgesundheitsamt dem AOK-Bundesverband auf Anfrage mit, daß blutgruppenspezifisch gepoolte Faktor-8-Präparate in der

Bundesrepublik bisher »noch nicht zugelassen worden« seien. Wenig später folgten die arzneimittelrechtlichen Feinheiten: Blutgruppenspezifischer Faktor-8 sei als ein neues Arzneimittel zu betrachten, das ohne eigene Zulassung nicht in Verkehr gebracht werden dürfe.

Nach und nach sollten die Firmen die geforderte Zulassung beantragen. Aber vorerst stellten sie in aller Eile den Vertrieb ihres blutgruppenspezifischen Faktor-8 ein. Wie peinlich. Um Haaresbreite hätten Egli und Brackmann ihnen mit ihrem plötzlichen Wunsch nach den sonst nirgends gebräuchlichen Präparaten auch noch teure und imageschädigende Rückrufaktionen eingebrockt. Entsprechende Überlegungen wurden in den Behörden schon angestellt.

Aber dafür hatten die Firmen vorher mitunter auch ein wenig geschummelt. Einige Präparate, die in der Bundesrepublik als »blutgruppenspezifisch« deklariert wurden, waren nämlich – wie die amerikanischen Zulassungs-Zertifikate bewiesen – gar nicht blutgruppenspezifisch gepoolt gewesen. Man sah es ihnen ja nicht an.

Stolpersteine

April 1982, AOK-Bundesverband, Bonn

Die AOK stellten mit wachsender Sorge fest, daß die Angebote der Parallel-Importeure in Bonn nach wie vor entweder ignoriert oder mit fadenscheinigen Begründungen abgelehnt wurden. Die Kassen fühlten sich getäuscht. Ihre Absprachen mit der Bonner Universität waren bislang jedenfalls in »keinster Weise erfüllt« worden. Speziell richtete sich ihr Argwohn inzwischen auch auf die Heidelberger Firma Pharmimpex, die mit dem Hämophilie-Zentrum so verdächtig hohe Umsätze machte. Noch kannte man den Zusammenhang mit Pro Plasma nicht. Aber die AOK hatten sich beim zuständigen Regierungspräsidium in Karlsruhe erkundigt, ob die Firma die amtlich geforderte Erlaubnis zur Herstellung von Arzneimitteln besaß. Die Antwort war negativ gewesen. Verdacht der Kassen: Es handele sich um gar keinen »echten« Parallel-Importeur, sondern um ein »U-Boot« von Armour.

Ein Gespräch schien angezeigt. So fand Egli nach der Rückkehr aus einem Kurzurlaub eine Einladung von AOK-Geschäftsführer Oldiges zu einem Besuch in der Bonner Kassenzentrale für den Nachmittag des 21. April vor. Die Lage war ernst genug, um auch den Verwaltungsdirektor der Bonner Universitätskliniken hinzuzubitten. Zuerst konfrontierten die AOK-Leute ihre Gäste mit den Auskünften des BGA, blutgruppenspezifische Präparate seien keine amtlich zugelassenen Medikamente. Die Universität sollte den Herstellern daraufhin per Telex erklären, daß sie weitere Rechnungen für diese Produkte nur unter Vorbehalt würde zahlen können.

Was die Gerüchte über Pharmimpex anging, trat Hans Egli jedem Verdacht entschieden entgegen. Die AOK setzten ihre Recherchen fort. Und stießen im Auszug aus dem Heidelberger Handelsregister auf den Namen Gisela Osterrieth. Die Apothekerin aus dem Schwarzwald hatte für ihren Vetter, Wolfgang Marguerre, schon die Prokura bei Pro Plasma wahrgenommen.

April 1982, Hämophilie-Zentrum Bonn

Die Bonner ließen sich von den unangenehmen Fragen offenbar nicht irritieren. Schon eine Woche nach Eglis Besuch beim AOK-Bundesverband bestellte Otto Murke erneut bei Pharmimpex, wieder Faktor-8 von Armour, diesmal fast eine halbe Million Einheiten. Die Begründung klang so dramatisch wie unsinnig: Die Bestellung sei »zur Abwendung *akuter* lebensbedrohlicher Blutungsgefahr aus medizinischer Sicht in dieser Form und in diesem Umfang zwingend notwendig«.

Die Order illustrierte allerdings auch, daß Egli, ungeachtet des Skandals um Pro Plasma, weiterhin nicht einmal formal die Verantwortung für den Einkauf übernahm. Auf dem Formular hätte der Institutsdirektor eigentlich die Begründung bestätigen müssen (»gesehen«). Doch dafür gab es einen Stempel. Die Unterschrift leistete Dr. Otto Murke – »i. V.«.

Die Ware wurde schon tags darauf frei Haus geliefert (Bruttogewicht: 180,6 Kilogramm), darunter auch 172 Flaschen, die mit jeweils 2 000 Einheiten abgefüllt waren. Hatte nicht Murke erst im Januar ein Angebot des Parallel-Importeurs MPA mit der Begründung abgelehnt, man könne nur kleine Portionen à 250 Einheiten gebrauchen? Und soviel stand auch fest: Diesmal stammte die Ware nicht aus den USA. Auf der Rechnung, deren sachliche Richtigkeit Eglis Oberassistent bestätigte, erschien sie unter ihrem deutschen Namen »Factorate HP«. War Pharmimpex also ein inoffizielles Auslieferungslager von Armour – oder ein clever eingefädeltes Privatgeschäft von Wolfgang Marguerre, einem der obersten Armour-Bosse in Europa?

Der Pharmimpex-Rechtsanwalt verwahrte sich später ganz entschieden gegen solcherlei Unterstellungen. Pharmimpex importiere die Arzneimittel »aus anderen EG-Mitgliedstaaten«: »Eine Verbindung mit inländischen Arzneimittelherstellern besteht nicht.«

Sommer 1982, Erkrath

Wolfgang Marguerre leitete neue Geschäfte in die Wege. Im Spätsommer hob er in Erkrath bei Düsseldorf die nächste Firma aus der Taufe: Medil, die Tochterfirma eines gleichnamigen Unternehmens, das er Ende Juni in Luxemburg von zwei Amerikanern hatte eintragen lassen. Medil wurde von demselben Anwalt aus Refrath bei Köln juristisch beraten, der auch die Heidelberger Pharmimpex vertrat.

Über Medil würde Marguerre das Bonner Hämophilie-Zentrum in der Folgezeit insbesondere mit Faktor-8 von Alpha Therapeutics, aber auch von Travenol versorgen. Der Umsatz sollte gleich im ersten Halbjahr 1983 fast viereinhalb Millionen Einheiten betragen. Medil war, wie Pro Plasma, offensichtlich eine Briefkastenfirma: Keine Rufnummer im Telefonbuch, Postanschrift und Telex-Anschluß gehörten einem Erkrather Steuerberater, Wirtschaftsprüfer und Treuhänder, der schon bei Lutz & Co. eine Rolle gespielt hatte.

September 1982, Hämophilie-Zentrum, Bonn

Nun war es also doch passiert: Am 13. September 1982 wurde Eglis Freund und Chef-Einkäufer Dr. Otto Murke von der Steuerfahndungsstelle Köln eröffnet, daß gegen ihn ein Strafverfahren eingeleitet worden sei. Das Bonner Finanzamt vermisse Steuern für die Beträge, die seit 1979 auf sein Schweizer Nummernkonto geflossen seien und die er, im juristischen Sprachgebrauch, »bewußt entsprechend einem vorgefaßten Entschluß« nicht angegeben hatte. Eglis Mitarbeiter veranlaßte umgehend eine Steuernachzahlung in Höhe von 835 000 Mark, was nach vorläufiger Berechnung der Steuerschuld entsprach. Er übergab den Fahndungsbeamten – wohl irgendwie auch erleichtert, daß das Versteckspiel endlich ein Ende hatte – seine vollständigen Bankunterlagen und eine genaue Auflistung der erzielten Zinserträge.

Oktober 1982, Hämophilie-Zentrum Bonn

Im Herbst stand an, was sich in den nächsten Jahren in schöner Regelmäßigkeit wiederholen würde: Verhandlungen über die »Aktualisierung des Mischpreises« für das kommende Jahr. Sie zogen sich meist über Wochen hin, blieben sich aber im Ablauf zum Verwechseln ähnlich: Das Institut forderte den höheren, die Krankenkassen einen niedrigeren Preis, man einigte sich irgendwo auf halbem Wege.

Der vertraglich festgelegte Anteil von Parallel-Importen war immer noch nicht erreicht. Die Bilanz für die Importware: Eurim-Pharm knapp an der Spitze, dicht gefolgt von Pharmimpex, die es auf einen Anteil von fast acht Prozent gebracht hatte, MPA weit abgeschlagen. Die Pharmimpex freilich hatte ausgedient. Ende Oktober sagte der Verwaltungsdirektor der Bonner Universitätsklinik dem AOK-Bundesverband in Eglis Gegenwart zu, daß Angebote der Heidelberger Briefkastenfirma zukünftig nicht mehr wahrgenommen würden. Marguerres Anwalt beschwerte sich vergeblich. Die Krankenkassen bestanden auf einer amtlichen »Herstellungserlaubnis«. Und die konnte Pharmimpex noch immer nicht vorweisen.

Hans Egli und Hans-Hermann Brackmann zu dem Vorwurf, sie hätten kontinuierlich mit dem Geschäftsmann Wolfgang Marguerre eng zusammengearbeitet, der in die Bestechungsaffäre an ihrem Institut verwickelt war.

Koch: Der Herr Marguerre ist doch hier schon mal unliebsam aufgefallen, nicht?

Brackmann: Ach!

Egli: Ach so, aha. Also Marguerre ist unliebsam aufgefallen, meinen Sie, in der Murke-Angelegenheit. Mit dieser Parallel-Importfirma?

Koch: Ja, danach auch noch mit einigen anderen! Pharmimpex, Medil – von denen allen haben Sie doch mal bezogen?

Egli: Nein, also Pharmimpex ist mir völlig neu. Den Namen Pharmimpex habe ich überhaupt noch nie gehört.

Brackmann: Ich weiß nur, da gab's Unmengen von Namen.

Koch: Und Sie wissen nicht, daß hinter alldem Herr Marguerre gestanden hat?

Egli: Da ich die Namen nicht kenne, weiß ich auch nicht, daß dahinter Marguerre stand. Wissen Sie, in diesem ganzen Umfeld sind ja staatsanwaltschaftliche Ermittlungen durchgeführt worden. Und aufgrund dieser Ermittlungen wurden Urteile gesprochen. Und mir ist nicht bekannt, daß Herr Marguerre irgendwo rechtskräftig verurteilt worden ist.

Koch: Nein, er ist nicht verurteilt. Aber er ist im Urteil genannt als derjenige, der auch hinter Pro Plasma gestanden hat.

Egli: Ja, aber in krimineller Absicht? Die Tatsache, daß man hinter Pro Plasma gestanden hat, ist doch nicht von vornherein eine Sache, die strafwürdig ist?

Koch: Nein, aber daß man bestochen hat!

Egli: Das ist richtig. Da wird die Sache kriminell. Gut. Aber da sind ja Urteile gefällt ...

Koch: Von den Bestechern ist ja niemand angeklagt worden. Es wurde nur der Bestochene angeklagt. Aber wir müssen das ja nicht unbedingt juristisch sehen. Für uns ist merkwürdig, daß jemand in einem Urteil genannt wird als Teilhaber einer Firma, die hier offensichtlich massiv bestochen hat und immer wieder mit einer neuen Firma beim Institut in Bonn auftaucht.

Egli: Entschuldigen Sie, damit das klargestellt ist: Ein Urteil ist mir überhaupt im Wortlaut nach nicht bekannt. Folglich ist mir auch nicht bekannt, was Sie jetzt sagen, daß Herr Marguerre da drin genannt wurde. Ich weiß gar nicht, was für ein Urteil Sie jetzt konkret meinen.

Koch: Das Urteil gegen Dr. Murke.

Egli: Gegen Murke? Das habe ich bis heute nie gelesen. Sie werden vielleicht auch verstehen, daß ich mich nicht so danach gedrängt habe, das Urteil zu lesen.

Meichsner: Ihnen war ja aber offenbar bekannt, daß Herr Marguerre mit Pro Plasma in Verbindung stand?

Brackmann: Also, Marguerre wußten wir eindeutig nicht. Wir haben ihn auch immer wieder gefragt, und er hat ganz klar gesagt: Er hat nicht hinter Pro Plasma gestanden.

Meichsner: Wann haben Sie ihn denn gefragt?

Brackmann: Als er bei Armour wegging, 1983, da kam er sich doch hier noch verabschieden. Und da haben wir gesagt: Hören Sie mal zu, es hieß da im *Spiegel*...

Meichsner: Marguerre soll in der Presse zitiert worden sein?

Brackmann: Nein, das kam unterschwellig irgendwo.

Koch: Gerüchte?

Egli: Gerüchte, ja.

Koch: Sie hatten es erfahren von anderer Quelle und haben Herrn Marguerre gefragt. Und er hat gesagt: Nein?

Egli: Ja. Jetzt, wo wir darüber sprechen, erinnere ich mich, daß wir ihn gefragt haben.

Koch: Stellen wir es mal aus unserem Blickwinkel dar: Wir haben Pro Plasma, wir haben danach Pharmimpex und dann Medil – da hat Herr Marguerre selbst zugegeben, daß es seine Gründung war. Das ist doch eine gewisse Kontinuität...

Brackmann: Moment. Marguerre hat wirklich gesagt, er hätte hinter einer der Parallel-Import-Firmen gestanden?

Koch: Ja.

Egli: Warum soll er nicht, also? Wenn er's ihnen gesagt hat!

Brackmann: Gut.

Egli: Der Name Medil sagt mir irgendwo was. Aber daß wir hier ernsthaft Präparate von Medil...? Kann ich mich nicht erinnern.

Koch: Wo fängt denn »ernsthaft« für Sie an?

Egli: Ja, was da diskutiert wurde in der Runde, in der Jahresrunde mit den Krankenkassen. Gegenstand des Vertrags mit den Krankenkassen war die Forderung an die Universität Bonn, die Parallel-Importeure in angemessener Weise zu berücksichtigen. Ich habe mich gegen diese Sache gewehrt, weil das ein Eingriff in die Therapiefreiheit ist. Man hätte das anders formulieren können. Damit habe ich mich aber nicht durchgesetzt. Das war noch eine Zeit, wo die Auseinandersetzungen mit den Kassen nicht immer die erfreulichsten waren.

Meichsner: Es geht jetzt nicht um die Verträge, sondern darum, welche Firmen es waren. Von wem haben Sie denn bezogen – so groß war die Zahl der Parallel-Importeure ja auch nicht. Die große Auseinandersetzung ging um Eurim-Pharm...

Brackmann: Damit fing's an, ja. Das ist mir noch ein Begriff. Medil ist ein bißchen drunter gewesen.

Egli: Jetzt, wo Sie's sagen, kann ich mich sogar erinnern.

Meichsner: Also haben Sie insgesamt gar nicht so viele Parallel-Importe genommen?

Egli: Wieviel mochte das sein?

Brackmann: Also, manchmal, du!

Egli: Ja, dann sag's mal. Ich weiß nicht, kann mich nicht erinnern.

Brackmann: Ich meine, es waren in den Verträgen von den Krankenkassen zum Teil 20 Prozent genannt.

Egli: Und den Vertrag können wir doch nicht unter den Teppich kehren. Hören Sie mal! Für uns war das eine sehr wesentliche Angelegenheit!

Bis zum Jahresende hatten die Faktor-8-Hersteller beim Bundesgesundheitsamt die erforderliche Zulassung für ihre blutgruppenspezifischen Präparate beantragt. Bei den Krankenkassen lebte daher die alte Sorge um die Marktchancen der Parallel-Importeure erneut auf. Aber dieses Wettbewerbsinstrument würde ohnehin nicht mehr lange existieren. Alle Hersteller arbeiteten inzwischen fieberhaft an ihren neuen Produktionsverfahren zur Virus-Inaktivierung der Gerinnungskonzentrate.

Auch derlei hitzebehandelte Ware würden die Parallel-Importeure nicht anbieten können – ebensowenig wie vorher die blutgruppenspezifischen Präparate, auf die Egli und Brackmann sofort wieder einschwenkten, nachdem das BGA die Zulassungen erteilt hatte. Sie würden daran sogar noch 1984 festhalten, als sie bei der »Normalware« schon auf Virussicherheit setzten, die blutgruppenspezifischen Präparate hingegen noch immer nicht durchweg hitzebehandelt waren.

Zwar argwöhnten die Kassen zunächst auch bei den hitzebehandelten Gerinnungsfaktoren, der Markt würde mit medizinisch überflüssigen Medikamenten manipuliert. Als Folge dieser Fehleinschätzung übten sie zeitweise Druck auf einige Behandler aus, die billigen Produkte zu bevorzugen. Aber dem Argument der Virussicherheit konnten auch sie sich auf Dauer nicht entziehen – spätestens mit den aufkommenden Diskussionen über die AIDS-Risiken der Gerinnungskonzentrate.

Die Firmen konnten aufatmen. Als erste würde Travenol schon im Februar 1983 die Zulassung für einen hitzebehandelten Faktor-8 erhalten, ab Mitte des Jahres sollte der Parallel-Import nahezu vollständig zum Erliegen kommen. Erleichterung auch bei Egli und Brackmann, die hinterher behaupteten, zu den Parallel-Importeuren »sowieso immer ein etwas gespaltenes Verhältnis« (Egli) gehabt zu haben. Fürwahr gespalten: Gegen die einen wehrten sie sich mit Händen und Füßen, mit den anderen machten sie recht gern recht gute Geschäfte.

Für die AOK dagegen endete das Jahr eindeutig peinlich. Als erster hatte der Geschäftsführer der Heidelberger Immuno-Niederlassung die Neuigkeit brühwarm (»persönlich – vertraulich«) dem Münchner Hämophilie-Zentrum mitgeteilt: Am 20. Dezember war bei einem Termin vor dem Hamburger Oberlandesgericht als Vertreter der Parallel-Importfirma MPA Jürgen Henning erschienen, vormals Mitarbeiter im Wissenschaftlichen Institut der Ortskrankenkassen (WIdO), dort auch für die Marktanalyse verantwortlich, die seinerzeit wegen ihrer »Kritik« an Hans Egli von der Chefetage der AOK für »unfair« erklärt worden war.

Zwar hatte sich Henning bei dem Termin in Hamburg nicht offiziell vorgestellt, aber wenig später bestätigte sich das Gerücht: Er war der neue Geschäftsführer der MPA, hatte dort Ulrich Bansemer abgelöst, der so glücklos versucht hatte, Import-Faktor-8 in Bonn zu plazieren. Die Front der Kassengegner sah damit nicht nur die »allgemein bekannten engen Beziehungen« zwischen den Parallel-Importeuren und dem AOK-Bundesverband bis hin zur »Verflechtung« bewiesen. Schlimmer noch: Sie warfen den Krankenkassen gezielte Manipulationen vor.

Ende 1981, als er noch beim WIdO angestellt war, hatte Henning auch eine vergleichende Qualitätsstudie aller handelsüblichen Faktor-8-Präparate angeregt. Das Ergebnis, in der Hauspostille *Die Ortskrankenkasse* veröffentlicht, schien den Kassen hundertprozentig recht zu geben: Demnach waren die in den USA vertriebenen und für den deutschen Markt bestimmten Gerinnungskonzentrate einander praktisch gleichzusetzen.

Die Laborwerte ließen sich auch kaum bezweifeln, sie stammten von einem Labor der Weltgesundheitsorganisation (WHO) in London. Aber die Kassengegner hegten den Verdacht, die Parallel-Importeure seien über die geplante Studie vorab informiert worden und hätten ihren Faktor-8 dementsprechend sortiert. »Es wurde damit möglicherweise (muß man sagen vermutlich?) eine gewisse Vorauswahl getroffen«, ließ das Münchner Hämophilie-Zentrum den bayerischen AOK-Landesverband wissen.

Jahre später sollte es aus München heißen, ein Patient sei sogar direkt von seiner AOK mit Faktor-8 versorgt worden – darunter parallel importierte Präparate aus Italien, deren Verfallsdaten schon fast abgelaufen waren. Als dieser Bluter sich im November 1982 in München in Behandlung begeben habe, sei er – was sich aus tiefgefrorenen Blutproben nachweisen ließe – bereits mit dem AIDS-Virus infiziert gewesen.

Zum Jahresende quittierte Otto Murke wegen der gegen ihn erhobenen Vorwürfe »freiwillig« seinen Dienst am Egli-Institut. An der Einkaufspolitik änderte sich dadurch nichts. Einen guten Teil seiner Aufgaben übernahm fortan Christine Brackmann, die Ehefrau von Hans-Hermann, Eglis Neffen und Oberarzt. Schon nach wenigen Monaten stellte der AOK-Bundesverband nach diversen Gesprächen mit den Importfirmen fest, »daß Frau Brackmann das Bestellwesen voll in der Hand hat und ihre Aufträge nach Möglichkeit so positioniert, daß sie von den Parallel-Importeuren nicht oder nicht rechtzeitig erfüllt werden können«. Durch den ständigen Hinweis auf therapeutische »Sachzwänge« sei die für den Einkauf verantwortliche Universitätsverwaltung »faktisch ausgeschaltet«.

Dr. Murke sollte Anfang 1984, nach nur fünfstündiger Verhandlung, von der 7. Großen Strafkammer des Landgerichts Bonn wegen »fortgesetzter Steuerhinterziehung« und »fortgesetzter Vorteilsnahme« als Amtsträger verurteilt werden. Mit einer Freiheitsstrafe von einem Jahr und zehn Monaten zur Bewährung sowie einer Geldbuße von 600000 Mark kam er glimpflich davon.

Das Gericht stellte zu seinen Gunsten fest, daß er ein umfassendes Geständnis abgelegt, selbst erheblich zur Aufklärung beigetragen und sich »in einer ganz enormen Versuchungssituation« befunden habe, die »keine besondere kriminelle Energie erkennen« lasse: Die Vorteile seien ihm »sozusagen aufgedrängt« worden.

Allerdings räumte der Vorsitzende Richter selber ein, die Zusammenhänge nicht vollends durchschaut zu haben. Die Sache sei für ihn noch immer »nicht hundertprozentig klar«; es herrschten »Wirrnisse«, wurde er zitiert. Gegen hartnäckige Widerstände seiner Standeskollegen erkämpfte sich Otto Murke eine Zulassung als Kassenarzt und baute sich in einer deutschen Großstadt eine eigene Praxis als Laborarzt auf. Von der Vergangenheit will er seitdem nichts mehr wissen.

Was Professor Egli angeht, so konnte ihm eine Beteiligung an der Bestechungsaffäre nicht nachgewiesen werden. Als verantwortlicher Institutsdirektor wie als Arzt hatte er jedenfalls eine denkbar schlechte Figur gemacht. Mußten seine Patienten nicht darauf vertrauen können, daß er wußte, welche Präparate ihnen verschrieben und von welchen Lieferanten sie bezogen wurden? Durfte er überhaupt den gesamten millionenschweren Einkauf einem Oberassistenten anvertrauen – offenbar ohne jede Kontrolle? Vor allem aber: Wie konnte sein Institut nach dem Skandal um Pro Plasma weiterhin kontinuierlich mit Wolfgang Marguerre zusammenarbeiten, als ob nie etwas geschehen wäre?

Über die Jahre hinweg hatte Marguerre die Bonner schon mit fast allen handelsüblichen Faktor-8-Präparaten beliefert. Jetzt stand das Geschäft seines Lebens bevor. Er jedenfalls hatte die Zeichen der Zeit verstanden. Auf dem Markt würde nur überleben, wer virusinaktivierte Gerinnungsfaktoren zu bieten hatte.

Briefkastenfirmen

Mai 1983, Glarus/Schweiz

Glarus ist ein kleines, verträumtes Schweizer Städtchen im gleichnamigen Kanton. Für viele Kaufleute, die ihre Gewinne aus legalen wie illegalen Geschäften vor dem Fiskus ihrer Heimatländer in Sicherheit bringen wollen, hat Glarus, ähnlich wie der Kanton Zug, eine geradezu magische Anziehungskraft: der minimalen Steuersätze und der Verschwiegenheit wegen.

Eine Vielzahl von Rechtsanwälten, Steuerberatern und Treuhändern übernimmt in Glarus eine Statthalterfunktion für Firmen, die über ein Konto, manchmal über ein Messingschild und einen Briefkasten, selten über ein Büro im Kanton verfügen.

Für Wolfgang Marguerre hatte es sich schon Ende der siebziger Jahre angeboten, die Mutter von Pro Plasma, Medizinalia, in Glarus anzumelden und die Bestechungsgelder für den Oberassistenten am Bonner Hämophilie-Zentrum, Otto Murke, dortselbst auf einem Konto bei der Schweizerischen Kreditanstalt zu »parken«. Im Februar 1981 war von Marguerre im Handelsregister noch eine andere Firma eingetragen worden, die etwas später auch in der Gläubigerliste von Lutz & Co. auftauchen sollte: Mawoga AG – nicht sehr phantasievoll zusammengesetzt aus Silben seines Nach- und Vornamens. Zweck der Aktiengesellschaft: »Handel mit

Waren aller Art, insbesondere pharmazeutischen und kosmetischen Produkten«. Marguerre hatte damals übrigens noch seinen Posten als Vizepräsident der Europazentrale des US-Kosmetik- und Pharma-Konzerns Revlon.

Anfang Mai 1983, der Deutsche mit dem französischen Namen war gerade bei Revlon »mit einem goldenen Handshake«, zwei Jahresgehältern, ausgeschieden, führte ihn der Weg wieder einmal nach Glarus in die Bankstraße 7, ins Büro der Treuhandfirma Bernet & Lehner. Jakob Bernet, der bereits Marguerres Aktienpaket in der Mawoga AG verwaltete, erhielt den Auftrag, eine zweite Firma mit dem gleichen Zweck (»Handel mit sämtlichen pharmazeutischen, chemischen und kosmetischen Erzeugnissen«) aufzumachen. Dazu verlegte Bernet eine bereits existierende, in Genf registrierte Firma Lecarsa SA nach Glarus. Der Name sollte später den Verdacht wecken, hinter Marguerre stünden anonyme Geldgeber aus dem Ostblock – Lecarsa ist russisch und bedeutet »Heilmittel«.

Die Übernahme von Lecarsa war Marguerres erster Schritt bei einem von langer Hand vorbereiteten Plan, den internationalen Markt mit einem neuen Gerinnungsprodukt gehörig durcheinanderzuwirbeln, ein Plan, der gelingen konnte, weil sich der Broker seiner hervorragenden Kontakte zum Bonner Hämophilie-Zentrum auch für die Zukunft sicher wähnte.

Sommer 1983, New York Blood Center, New York

Schon mehrfach war Wolfgang Marguerre nach New York geflogen, um sich persönlich über den Fortgang der Forschungen zu informieren. Als erfahrener und weitgereister Plasma-Manager kannte er die Leute vom renommierten New York Blood Center (NYBC) in der 67. Straße seit langem. Schon Anfang des Jahres hatte er mit NYBC-Chef Dr. Aaron Kellner über die Hepatitis-Problematik von Gerinnungskonzentraten diskutiert. Kellner war dabei gegen die Hitzesterilisation zu Felde gezogen, weil er durch die Erwärmung eine Veränderung an dem Eiweißmolekül und infolgedessen allergische Reaktionen bei den Patienten befürchtete. Kellner hatte seinem Gast ein neues chemisches Verfahren vorgestellt, das sein Forschungsdirektor, Dr. Bernard Horowitz, seit einiger Zeit am NYBC entwickelte.

Die Arbeiten, so erfuhr Marguerre jetzt, waren nahezu abgeschlossen, Horowitz plante, die Erfindung demnächst zum Patent anzumelden. Es ging bei seinem Verfahren darum, die Lipidhülle des Virus mit einem fettlösenden Mittel (Detergens) wie mit einem Spülmittel zu zerstören. Ohne seinen Mantel war der Hepatitis-Erreger außerstande, sich zu vermehren. Die Methode sei nicht nur elegant, sondern auch effektiv, sie erhöhe nämlich die Ausbeute, weil die Gerinnungsaktivität durch Chemikalien, im Gegensatz zur Hitzebehandlung, nicht so sehr in Mitleidenschaft gezogen werde.

Marguerre war von Anfang an von der Idee begeistert gewesen, hatte ein riesiges Geschäft mit einem revolutionären Faktor-8 gewittert, deshalb die Forschungen (nach späterem Bekunden) finanziell unterstützt und mit Horowitz und Kellner eine vertragliche Vereinbarung über die Nutzung des Patents in Europa getroffen, sobald es zugelassen wäre. Doch das würde noch einige Zeit dauern. Wegen des kommerziellen Erfolgs, den sich Marguerre, Horowitz und dessen Arbeitgeber, das New York Blood Center, von der Erfindung versprechen konnten, durfte die Methode natürlich vorläufig nicht öffentlich werden.

Anfang 1984, Vaduz/Liechtenstein

Die Dinge liefen gut – nicht nur auf der anderen Seite des Ozeans. Doch Erfolg oder Mißerfolg mit dem chemisch virusinaktivierten Faktor-8, den er »Octa« nennen wollte, so wußte Marguerre, hingen ganz wesentlich davon ab, ob Egli und Brackmann mitziehen würden. Wer Bonn hatte, hatte nicht nur einen riesigen Absatzmarkt, sondern auch eine exquisite Referenz. Und um Bonn zu kriegen, brauchte er eine möglichst perfekte Tarnung. Zwar war seine Verwicklung in die Murke-Affäre nie in der Öffentlichkeit, aber natürlich in der Branche bekannt geworden. Von der Konkurrenz drohte also die größte Gefahr. Sie würde gewiß nicht tatenlos zusehen, wenn er zu ihren Lasten mit Egli und Brackmann einen neuen Deal einfädelte.

Wolfgang Marguerre hatte sich nach der Übernahme der Lecarsa in Glarus deshalb zu einem zweiten Manöver entschlossen – diesmal an einem noch verschwiegeneren Ort, keine Autostunde von

Glarus entfernt: im Fürstentum Liechtenstein, dem Mekka vieler lichtscheuer Gewerbetreibender, Gauner und Ganoven.

Wünsche wie jener von Marguerre waren für die einschlägigen Treuhand- und Anwaltsbüros in Liechtenstein an der Tagesordnung. Sie verfügten oftmals über einen Fundus ruhender, aber auf dem Papier real existierender Firmen, die dann jeweils – um eine lästige Neuanmeldung zu sparen – durch »Beschluß des Gründers« einem veränderten Zweck zugeführt werden konnten.

So oder ähnlich geriet Wolfgang Marguerre Ende 1983 an ein Etablissement Communication Européenne (ECE) mit Sitz in Vaduz/Liechtenstein – eine geradezu ideale Tarnung, denn der Firmenzweck – »Handelsgeschäfte, Immobilienverwertung, Beteiligungen an anderen Unternehmen, Patenten und Schutzrechten« – hatte mit einem Etablissement des leichten Gewerbes ebenso wenig zu tun wie mit europäischer Kommunikation.

Dezember 1984, Düsseldorf

Alles lief wie geplant: Marguerre hatte die Lecarsa AG im Schweizer Glarus, die er später einmal in Octapharma umtaufen würde, und das Vaduzer Etablissement, das seinerseits in der Bundesrepublik ein Tochterunternehmen gründen konnte: die Octapharma GmbH in Düsseldorf.

Der Gesellschaftervertrag wurde am 17. Dezember aufgesetzt, vor dem Notar erschien als Vertreter der Liechtensteiner Muttergesellschaft ECE just jener Erkrather Steuerberater, unter dessen Anschrift auch die Marguerre-Firma Medil logierte. Zum Geschäftsführer der Düsseldorfer Octapharma wurde Robert Taub, belgischer Kaufmann aus Paris, ernannt, ein alter Marguerre-Mitarbeiter aus der Zeit bei Travenol und Armour (Schura). Später, als der Schleier gelüftet werden konnte, stellte sich heraus, daß Marguerre und Taub gleichberechtigte Eigentümer der Firma Octapharma waren.

Die Herren kannten sich seit Jahren: Wolfgang Marguerre hatte Dr. Waldemar Schneider, dem »Korea-Professor« des Hagener Roten Kreuzes, Anfang 1980, in seiner Funktion als Revlon-Vizepräsident, einen Beratervertrag wegen dessen Patenten zugeschustert. Und jetzt stand Marguerre mit einem anderen interessanten Angebot vor der Tür, interessant für den Hagener Rotkreuz-Blutspendedienst, als dessen Geschäftsführer Schneider nach wie vor fungierte.

Wenn er Gerinnungskonzentrate nach dem Horowitz-Verfahren aufbereiten lasse, so rechnete Marguerre vor, verfüge er nicht nur über ein »absolut virussicheres« Produkt, sondern könne die Ausbeute an Faktor-8 um rund 50 Prozent steigern. Das wäre ein bedeutender Schritt in Richtung auf eine größere Selbstversorgung der Bundesrepublik. Das beeindruckte Schneider. Denn wurde das nicht seit Jahren vom DRK gefordert?

Das Rote Kreuz sammelte seit jeher Vollblut, um hinterher die roten Blutkörperchen vom Plasma abzutrennen und beides separat zu verarbeiten und zu vermarkten. Da die Spender aber bei Vollblutabnahmen wesentlich seltener zur Ader gelassen werden können als bei der sogenannten Plasmapharese – dabei fließen die Zellen (Erythrozyten) nach der automatischen Abtrennung des Plasmas in den Blutkreislauf zurück –, waren der Faktor-8-Produktion des DRK in Hagen Grenzen gesetzt. Überdies gab es immer noch erhebliche Absatzprobleme mit dem Gerinnungspräparat. Schon seit geraumer Zeit lieferte Schneider deshalb den überwiegenden Teil des Plasmas an die Marburger Behringwerke, obwohl die Satzung des Roten Kreuzes eigentlich nur eine Vermarktung innerhalb Nordrhein-Westfalens erlaubte.

Da Octapharma außerdem die Abnahme eines Großteils der fertigen Konzentrate offerierte und darüber hinaus auch noch zusätzliche Plasmalieferungen aus dem Ausland in Aussicht stellte, würde dies womöglich eine Auslastung der Produktionskapazitäten bedeuten – und kein finanzielles Risiko. Marguerre hinterließ jedenfalls nicht den geringsten Zweifel, daß er mit seinem neuen Produkt den Markt zu erobern gedächte – mit oder ohne das DRK in Hagen. Es gebe nämlich berechtigte Hoffnungen, den chemisch sterilisierten Faktor-8 in Bonn zu plazieren.

Das wiederum behagte Schneider nicht. Seit er von Hans Egli in den siebziger Jahren mit seinem damaligen DRK-Produkt wie ein Schuljunge behandelt, im Kollegenkreis blamiert und zudem um seine Habilitation gebracht worden war, hatte sich Waldemar Schneider geschworen, nie wieder etwas mit dem Chef des Bonner Hämophilie-Zentrums zu tun haben zu wollen. Andererseits klang das Angebot von Octapharma mehr als verlockend. Sollte er also über seinen Schatten springen?

26. Juni 1985, New York Blood Center, New York

Alles lief programmgemäß: Erst hatte Bernard Horowitz zeigen können, daß sich mit dem Detergentien-Verfahren auch HIV-Viren nachhaltig vernichten ließen, dann war, im Januar, sein US-Patentantrag Nr. 514375 »Undenaturated virus-free biologically active protein derivatives« offengelegt und am 4. Februar seine Veröffentlichung in der Fachzeitschrift *Transfusion* akzeptiert worden. Und jetzt meldete sich die Arzneimittelbehörde FDA mit der frohen Botschaft, sie habe die Überprüfung beendet und erteile damit die Genehmigung, das neue Verfahren anzuwenden.

Herbst 1985, DRK-Blutspendedienst Hagen

Die Hagener Rotkreuzler hatten schon nach der ersten Offerte von Octapharma mit einer Durchleuchtung des Horowitz-Verfahrens begonnen – und seiner Lizenznehmer Marguerre und Taub. Dr. Harald Fiedler, Waldemar Schneiders Kollege in der Geschäftsführung des nordrhein-westfälischen DRK, war unlängst nach New York geflogen, um sich vor Ort, im New York Blood Center, über die Methode zu informieren, vor allem über die Frage, ob denn die Rückstände der eingesetzten Detergentien toxikologisch unbedenklich waren. Fiedler kehrte mit der Gewißheit zurück, solange bestimmte Werte nicht überschritten würden, sei keine Gefahr zu befürchten: »Es werden schließlich auch Waschmittelreste mit der Nahrung aufgenommen, im Magen resorbiert, gelangen also in die Blutbahn«, da gebe es prinzipiell keine Unterschiede zu den »winzigen Restmengen« im Gerinnungskonzentrat von Octapharma, fand auch Waldemar Schneider.

Am 1. April hatte das DRK-Hagen, »mehr der Not gehorchend als dem eigenen Triebe« (Fiedler), die Trockenerhitzung eingeführt, aber inzwischen war man sich einig, daß dies nur eine Übergangsregelung sein sollte. Die Würfel waren für das Horowitz-Verfahren gefallen. Auch Waldemar Schneider hatte seine persönlichen Bedenken zurückgestellt: Octapharma, nicht der DRK-Blutspendedienst, würde mit dem neuen Produkt seinen Intimfeind, Professor Egli, beliefern, dessen Institut das Präparat inzwischen bereits getestet und für gut befunden hatte.

Widerstände gab es für Schneider und Fiedler freilich noch in den eigenen Reihen zu überwinden. Hintergrund: Die Überprüfung der neuen Geschäftspartner hatte doch mehr Fragen aufgeworfen als beantwortet. Laut Handelsregister steckte eine merkwürdige Briefkastenfirma in Liechtenstein hinter der Düsseldorfer Octapharma. Er habe Vertrauen, daß Marguerre und Taub »bei Travenol und Revlon genügend Rücklagen aufgebaut hätten und in Schweizer Bankkreisen gut bekannt« seien, wischte Schneider Bedenken beiseite. Außerdem interessiere ihn nicht, »wer hinter Octa steht«. Ein Cutter-Mann habe ihn vor Jahren einmal gewarnt, man hielte seine Hände am besten aus dem Plasma-Geschäft heraus. Sein Kollege Fiedler schränkte ein: »Ob jemand ein Strohmann ist«, lasse sich schwer prüfen, aber »wenn das Medellin-Kartell dahinterstünde, würde mich das schon interessieren.«

6. Februar 1986, Octapharma GmbH, Düsseldorf

Für Wolfgang Marguerre und Robert Taub war es ein historischer Tag: Am 6. Februar wurde von Dr. Hans-Hermann Brackmann in Bonn zum ersten Mal ein Patient mit »Octavi«, dem neuen Faktor-8 von Octapharma, behandelt. Weniger durch seine guten Beziehungen als durch die bestechende Qualität und einen niedrigen Einstandspreis sei es ihm seinerzeit gelungen, dem Produkt in Bonn zum Durchbruch zu verhelfen, erinnerte sich Robert Taub später, er habe »20 Pfennig unter den anderen« anbieten müssen.

Die Qualität ihres Konzentrats sei damals nicht nur durch absolute Virus-Sicherheit, sondern durch die »Nativität« der Gerinnungseiweiße gekennzeichnet gewesen. Mit ihnen gingen die chemischen Substanzen (Detergentien) offenbar wesentlich schonender um als die Hitze. Taub: »Da werden die Proteine doch gekocht!«

Die enge Zusammenarbeit zwischen Octapharma und dem DRK Hagen sei für den Einstieg bei Professor Egli – Feindschaft auf beiden Seiten – eher »eine Belastung« gewesen, so wie der Name Schneider bei vielen Leuten in der Branche überhaupt einen schalen Nachgeschmack hinterlasse. So habe sich die Bluterbehandlerin Professor Monika Barthels in Hannover geweigert, »Octavi« zu testen – »wegen Schneider« (Taub). Das nun wiederum konnte sich ein ehemaliger DRK-Mann aus Hagen gar nicht recht vorstellen. Die Dame, so erinnerte er sich genau, sei »von Schneiders Liebenswürdigkeit stets bezaubert« gewesen.

Samariter

Herbst 1986, Klinik der Technischen Hochschule Aachen

Waldemar Schneider hatte sich nicht mehr recht unter Kontrolle: Der Klinikchef der Inneren Medizin, Professor Heinz-Günter Sieberth, möge »gefälligst davon absehen«, den »von uns in den Verkehr gebrachten Arzneimitteln« irgendwelche Mängel anzudichten. Er halte es »nicht für absolut ausgeschlossen, daß der Ablehnung unseres Präparats... Motive zugrunde liegen könnten, die nicht in Zusammenhang mit der Qualität unseres Präparates stehen«.

Was der Hagener DRK-Mann dem Aachener Medizinprofessor zwischen den Zeilen vorwarf, war nichts weniger als Bestechlichkeit. Sieberth qualifizierte die verbale Entgleisung Schneiders »als unseriös und damit unsererseits nicht weiter kommentierungswürdig bzw. -bedürftig« ab.

Dem Schlagabtausch lag ein monatelanger Disput zugrunde, der, wieder einmal, von den Krankenkassen angezettelt worden war. Im Frühjahr hatte der österreichische Faktor-8-Hersteller Immuno sich an einer Ausschreibung der Aachener Klinik beteiligt und sein Gerinnungspräparat der neuesten Generation, nach Abzug von Skonto und Rabatt, zum Preis von rund 1,10 Mark pro Einheit angeboten. Das war dem zuständigen Aachener Krankenkassenverband jedoch entschieden zu teuer gewesen. Beim DRK-Blutspendedienst in Hagen seien solche Produkte zum Preis von 28 bis 32 Pfennig pro Einheit erhältlich. Was denn wohl gegen den Faktor-8 des Roten Kreuzes spreche?

Dieser Preis freilich bezog sich auf den bis Mitte 1986 noch trockenerhitzten, und damit in der Tat unsicheren Faktor-8. Danach hatte Waldemar Schneider das neue Horowitz-Verfahren eingeführt, mit der Folge eines deutlichen Preisanstiegs auf 50 Pfennig – gleichwohl immer noch halb so teuer wie Immuno.

Doch Professor Sieberth machte dann im September erhebliche Bedenken gegen das neue Produkt geltend. Es sollen, schrieb er, »Unverträglichkeitserscheinungen infolge unnötiger Belastung des Präparates mit nicht erforderlichen Proteinen aufgetreten sein«; er wolle deshalb an dem Faktor-8 von Immuno festhalten. Tatsächlich beobachtete auch eine Kollegin von Hans-Hermann Brackmann am Bonner Hämophilie-Zentrum nach späterem Bekunden genau zu jener Zeit, daß viele Patienten das Präparat »Octavi« »nicht so gut vertrugen«.

Waldemar Schneider witterte Verrat. Hatte Immuno den Kollegen geschmiert? Die Argumente halte er »nicht für stichhaltig«, schimpfte der DRK-Mann, das neue DRK-Hochkonzentrat, »identisch mit dem Präparat Octapharma«, enthalte »nicht mehr, sondern eher weniger« überflüssige Eiweiße als die Konkurrenz. Ob es Sieberth denn überhaupt um die Produktqualität gehe?

Die Krankenkassen griffen den Verdacht nur zu gern auf. »Wir haben den Eindruck«, so schrieb beispielsweise die AOK Rheinland Anfang November, die Aachener Klinik habe, »wie im übrigen andere Institute auch, den Einsatz der DRK-Konzentrate zu verhindern gesucht.«

Zwei Wochen später schickte Professor Schneider seinen Kolleginnen und Kollegen zum Weihnachtsfest die Karikatur eines Mannes mit zwei Geldscheinen: »Diesem Herrn, Professor Dr. Hypothesius Madigmacher, Direktor des Pecunia-non-olet-Instituts«, stand da zu lesen, »werden Sie auch 1987 begegnen. Vielleicht erkennen Sie ihn wieder.« War damit Heinz-Günther Sieberth gemeint?

Hans Egli und Hans-Hermann Brackmann zu dem Vorwurf, bei ihrer Entscheidung für das neue Faktor-8-Präparat der Firma Octapharma hätten nicht nur medizinische Argumente eine Rolle gespielt.

Koch: Sie wenden hier seit 1986 ein Produkt an, das vertrieben und geistig begleitet wird von der Firma Octapharma. Was hat Sie bewogen, dieses Produkt anderen vorzuziehen?

Brackmann: Ganz klar die Tatsache, daß wir bei dem chemisch virusinaktivierten Faktor-9 von der Firma Biotest sagen konnten: Wenn es ein hundertprozentig sicheres Produkt auch für die Hepatitis gibt, dann ist es das von Biotest. Deswegen war es für uns willkommen, endlich auch einen chemisch virusinaktivierten Faktor-8 zu erhalten.

Egli: Also, wissen Sie, die Entscheidung, welche Präparate genommen werden, ist primär eine medizinische Frage. Da können Sie natürlich sagen: Wieso könnte es auch nicht so sein? Das will ich Ihnen sagen. Weil natürlich auch finanzielle Dinge eine Rolle spielen – du mußt mich korrigieren, wenn das jetzt falsch ist, was ich jetzt konstruiere ...

Brackmann: Ja, klar.

Egli: Das Institut ist in einem speziellen Vertragsverhältnis mit den Krankenkassen verbunden. Und auf der Basis dieses Vertrages werden natürlich kassenseitig – das ist völlig lege artis – Kostenfragen reingebracht. Und da kann es sein, daß Octapharma ein besonders günstiges Angebot gemacht hat! Daß also die Kassen gesagt haben, warum wird das nicht berücksichtigt?

Brackmann: Nein, das war das nicht. Nein, nein. Das war Intersero.

Egli: Aber es hätte sein können! Es hätte eine Rolle spielen können, vom Prinzip her!

Brackmann: Vom Prinzip her, ja.

Meichsner: Abgesehen davon, daß es ein chemisch behandeltes Produkt ist – wie haben Sie sich darüber informiert? Daran gemessen, daß es sich um eine radikal neue Methode handelt, haben Sie es ja sehr schnell in sehr großem Umfang eingesetzt?

Brackmann: Es war ganz sicher so, daß Herr Taub hier auftauchte, mit dem Faktum, daß er mit Herrn Schneider vom DRK Hagen eine Verbindung eingegangen ist – das heißt, er hat ein Know-how von Herrn Horowitz vom New York Blood Center. Und da läuft entsprechend – oder ich weiß nicht, ob's schon war – die Zulassung in den USA. Und dann kam auch Herr Horowitz. Wir haben mit ihm noch darüber diskutiert und uns das Verfahren noch einmal erklären lassen.

Meichsner: Haben Sie sich auch selber informiert – was für Tests gemacht worden waren?

Egli: Ja, ja, das ist auch veröffentlicht worden. Das haben wir natürlich nicht repetiert, können wir ja gar nicht. Wir haben das zur Kenntnis genommen.

Meichsner: Also Herr Taub hat Sie darüber informiert und gesagt, das sei ein ganz wunderbares Präparat?

Egli: Wie das aber generell ist, nicht?

Meichsner: Natürlich. Sie kannten ja Herrn Taub auch gut.

Brackmann: Nun, ich hatte ihn schon lange nicht mehr gesehen, nachdem er von Armour weggegangen ist.

Meichsner: Sie hatten sich aus den Augen verloren?

Brackmann: Ja. Dann wollte er uns sprechen. Er hätte ein interessantes Angebot. Er hat sich – das sagte er damals schon am Telefon – hier mit Professor Schneider zusammengetan. Man hat natürlich dann auch abgeklopft. Gut, das ist also ein Verfahren, wo man sagen muß: Der Schneider macht das auch. Wir hatten ja mit dem Herrn Schneider wenig Berührungspunkte.

Koch: Kommen wir noch mal auf den Punkt zurück, diese Kontinuität – Pro Plasma, Pharmimpex, Medil, Octapharma – hat nicht etwa damit zu tun, daß Herr Marguerre hier besonders beliebt ist im Hause, sondern ist purer Zufall?

Brackmann: Ich muß noch mal sagen: Daß Herr Marguerre im Parallel-Import zu tun hatte, höre ich das erste Mal. Bei Pro Plasma hieß das ja gerüchteweise so, und da hat er es abgestritten. Und daß er sonst irgendwie in dem Geschäft war, das kann ich wirklich nicht sagen. Ich kannte keinen dieser Leute, wollte auch keinen kennen. Daß Herr Marguerre jetzt bei Octapharma dabei ist, das war nicht von Anfang an so. Es war für uns nur Herr Taub mit Herrn Schneider und Herrn Horowitz zusammen.

Koch: Haben Sie sich denn schlau gemacht, was Octapharma ist und wer dahintersteckt?

Brackmann: Das ging alles über die Verwaltung. Solche Geschichten habe ich immer der Verwaltung übergeben.

Koch: Und wann ist Herr Marguerre bei Octapharma für Sie erkennbar geworden?

Brackmann: Vielleicht zwei Jahre später hieß es – das hat uns dann auch Herr Taub gesagt –, daß Herr Marguerre wohl immer schon Teilhaber oder Mit-Finanzier oder irgend so was gewesen war. Und jetzt aber vermehrt bei Octapharma mitwirkt.

Koch: Das hat Sie aber auch nicht gestört?

Brackmann: Ach, gestört?

Egli: Sie konstruieren jetzt zwischen der etwas zwiespältigen, zwielichtigen Figur Marguerre und seinem Wirken im Plasma-Bereich einen Kausalzusammenhang zu Octapharma. Und jetzt kommen Sie zu Ihrer Ausgangsfrage zurück: Sie wollen fragen, ob das ein Verbund sein könnte – die hohe Abnahmemenge von Octapharma. Das ist doch der Sinn?

Koch: Also, daß der Gedanke nicht ganz von der Hand zu weisen ist, müssen Sie uns zubilligen.

Egli: Klar. Darum spreche ich Sie an, gar keine Frage.

Brackmann: Eines muß man sagen: Nicht exklusiv in Bonn. Münster ist auch mit dabei, schon von Anfang an.

Egli: Nicht so sehr!

Brackmann: Natürlich, die sind doch ein kleines Zentrum da, nicht wahr? Ich weiß, daß Herr Taub – das hat er mir auch erzählt – immer wieder versucht hat, bei den anderen zu landen. Das ist ihm nicht gelungen. Erst als dasselbe Produkt durch Biotest gekommen war, wurde es auch woanders genommen.

Koch: Sind Sie zufrieden mit dem Produkt?

Brackmann: Also, wir können eigentlich nur sagen...

Meichsner: Läuft alles reibungslos? Die Verträglichkeit ist gut?

Brackmann: Sehr gut.

Der Preiskampf ging, wie üblich, über mehrere Runden. In den ersten beiden Durchgängen, im Dezember 1986, hatten sich die Gegner, die Bonner Universitätsverwaltung und der AOK-Bundesverband, zunächst mit verschiedenen »Mengengerüsten« und »Preistabellen« abgetastet; jetzt, beim dritten Aufeinandertreffen, war ein offener Schlagabtausch zu befürchten. Doch die Herren gingen plötzlich nett miteinander um. Nachdem Professor Egli schon beim letzten Mal die außerordentlich günstige Risikoprognose des Octapharma-Produkts gelobt hatte, war der Anteil des Newcomers seit der ersten Runde, Anfang Dezember, von 14 Millionen auf nahezu 20 Millionen Einheiten geklettert. Für Wolfgang Marguerre und Robert Taub bedeutete dies innerhalb von sechs Wochen ein Umsatzplus von fünf Millionen Mark.

Die kurzfristige Verschiebung ging ausschließlich zu Lasten von Travenol. Die amerikanische Firma hatte noch immer nur den unsicheren trockenerhitzten Faktor-8 anzubieten. Doch den wollten Egli und Brackmann nicht mehr einsetzen. Der Travenol-Anteil in Bonn fiel deshalb, gleichsam über Nacht, von 32 Millionen Einheiten auf Null, ein Desaster für das Unternehmen. Dafür stieg Cutters Umsatz von zwölf auf 24 Millionen Einheiten, obwohl auch die Bayer-Tochter nur über ein trockenerhitztes Präparat verfügte und eine Zulassung des Bundesgesundheitsamtes für ihr naßerhitztes Produkt erst im Frühjahr erwartete.

Obwohl sich die Verhandlungsparteien am 16. Januar schließlich auf einen Mischpreis einigten, machte sich der AOK-Bundesverband über die erstaunliche Menge von fast 20 Millionen Einheiten von Octapharma immer noch Gedanken. Das völlig identische Produkt des Roten Kreuzes in Hagen – einziger Unterschied: ein anderes Etikett – wäre pro Einheit etwa 30 Pfennig billiger gewesen. Summa summarum also hätten sich fünf bis sechs Millionen Mark sparen lassen, ohne jedweden Qualitätsverlust.

Doch das interessierte den DRK-Blutspendedienst Hagen offenbar nicht im geringsten: Waldemar Schneider habe ihnen erklärt, schrieb die AOK-Rheinland an ihren Bundesverband, »daß er die Universitätsklinik Bonn mit Faktor-8-Hochkonzentrat nicht beliefern werde. Die Gründe dafür sind Ihnen bekannt«.

Doch mögliche Gründe gab es mindestens zwei: Entweder

lehnte Schneider Geschäftskontakte mit Egli wirklich wegen der alten Ressentiments ab, oder er hatte sich gegenüber seinen Partnern Marguerre und Taub verpflichten müssen, bei deren Großkunden, dem Bonner Hämophilie-Zentrum, nicht als Konkurrent aufzutreten. Wie auch immer – Schneiders Weigerung ging ausschließlich zu Lasten der Beitragszahler. Dabei hatte er doch immer wieder lautstark beklagt, »die Solidargemeinschaft der Versicherungsnehmer« werde unnötig belastet.

Sommer 1987, DRK-Blutspendedienst Hagen

Das DRK wollte ein Stück vom großen Kuchen, kam aber nicht an die Torte heran. Professor Schneider und sein Kollege Dr. Fiedler, inzwischen zum Sprecher der nordrhein-westfälischen Rotkreuz-Geschäftsführung avanciert, waren davon überzeugt, daß ihr neues, konkurrenzlos preiswertes Gerinnungspräparat auch konkurrenzlos gut war, frei von schädlichen Begleitproteinen und, vor allem, absolut sicher gegen Hepatitis und AIDS. Doch am Markt, in den Hämophilie-Zentren, gab es – wie schon Ende 1986 in Aachen – erbitterte Widerstände gegen das Produkt.

Im Juli wandte sich Harald Fiedler deshalb erneut per Rundbrief an alle, die ihn lesen wollten, wehrte sich gegen die »Anschwärzungsversuche« der konkurrierenden Unternehmen. Deren Arzneimittelvertreter, so wetterte der Schneider-Kollege, brächten mit »hinter vorgehaltener Hand« verbreiteten »vermeintlichen oder tatsächlichen Nebenwirkungen« die DRK-Präparate nachhaltig »in Verruf«. Solche »Wettbewerbssitten« lehne das Rote Kreuz als »schlechten Stil« ab.

Die Attacke war so blau- wie einäugig. Daß Cutter, Immuno, Behring und die anderen Hersteller nicht tatenlos zuschauen würden, wie Marguerre, Taub, Schneider und (womöglich) Egli ihre schönen Umsätze und Gewinne kaputtmachten, hätte den DRK-Leuten klar sein müssen, als sie sich in die Niederungen des Blut-Business begaben. Das Rote Kreuz konnte nun einmal nicht, ohne dem eigenen Samariter-Image dauerhaften Schaden zuzufügen, möglichen Kunden Drittmittel-Finanzierungen, Naturalrabatte oder Sondervergünstigungen wie Kongreßreisen einräumen, so wie dies in der Pharma-Branche üblich war.

Auf der anderen Seite verdrängten Schneider und Fiedler offenbar systematisch den Gedanken, die Vorwürfe gegen das neue Produkt könnten vielleicht aufgebauscht, aber eben nicht ganz unbegründet sein. Auch später sollten die medizinischen Bedenken gegen die Verträglichkeit des nach der Horowitz-Methode hergestellten Gerinnungspräparats nicht verstummen. War es vielleicht eine Frage der unerwünschten Begleitstoffe?

Möglicher Grund für die Verdrängung: Schneider und Fiedler hatten mit dem Horowitz-Verfahren noch mehr vor: die Virus-Inaktivierung von Frischplasma. Das nach internationaler Nomenklatur »fresh frozen plasma (FFP)« genannte Ersatzprodukt bei Operationen und nach Unfällen wurde zwar routinemäßig auf HIV getestet, konnte aber nicht virussicher gemacht werden. Vor einigen Wochen hatte Octapharma deshalb internationale Experten, darunter Bernard Horowitz, für den 4. September ins Hagener DRK-Institut eingeladen. »Das Thema dieses Meetings wird das virussterilisierte Plasma sein«, schrieb Robert Taub Mitte August an Waldemar Schneider.

Neben dem Gedankenaustausch, auch über mögliche Absatzchancen für ein virussterilisiertes FFP-Plasma, verfolgte Schneider möglicherweise noch ein anderes Ziel. Er konnte sich in der Regionalpresse, wieder einmal, als Leiter einer hochkarätigen Wissenschaftler-Konferenz profilieren – schließlich war sogar einer seiner südkoreanischen Freunde angereist.

Ende 1987, Octapharma GmbH, Düsseldorf

Wolfgang Marguerre und Robert Taub konnten optimistisch in die Zukunft blicken. Im zu Ende gehenden, zweiten Geschäftsjahr von Octapharma war der Umsatz von vier auf 17 Millionen Mark gestiegen – Bonn sei Dank. Allein die Lieferung von fast 20 Millionen Einheiten an das Hämophilie-Zentrum (1986: 2,5 Millionen Einheiten) hatte rund 15 Millionen Mark in die Kasse gebracht. Und für 1988 stand eine weitere Steigerung auf nahezu 25 Millionen Einheiten zu erwarten – ein Viertel der von Brackmann und Egli eingesetzten Gesamtmenge. Zum Januar 1988 sollte deshalb das Stammkapital der Düsseldorfer Octapharma GmbH von 50 000 auf 200 000 Mark aufgestockt werden.

Marguerre und Taub fühlten sich jedoch noch längst nicht am Ziel ihrer Pläne. Sie wollten, beflügelt vom Bonner Erfolg, am ganz großen Rad drehen, verhandelten mit potentiellen Kunden in Skandinavien, England und Israel und mit möglichen Produzenten für ihren Faktor-8 in Italien und Spanien, sogar – dank der Vermittlung von Waldemar Schneider – in Korea. Wenn man einen der beiden erreichen wollte, wußte Harald Fiedler, dann »am ehesten am Autotelefon, irgendwo in Europa«.

Frühjahr 1988, DRK-Blutspendedienst Hagen

Die neue »Preisliste für Humanblutpräparate« des Hagener Rotkreuz-Blutspendedienstes (Stand: 1.1. 1988) enthielt zwei Überraschungen: Der Preis für den Faktor-8 war innerhalb eines Jahres von 50 auf 70 Pfennig pro Einheit geklettert – eine Steigerung um 40 Prozent; zudem wies die DRK-Offerte, wie üblich, den Leitsatz »Blut und Plasma nur aus dem Inland« auf – doch das entsprach längst nicht mehr den Tatsachen.

Die inflationäre Preisentwicklung, so der Verdacht, sei womöglich auf den Einfluß von Marguerre und Taub zurückzuführen, die – entsprechende, eindeutige Kassenforderungen im Kopf – das Preisgefälle zwischen ihrem Gerinnungskonzentrat und dem identischen Produkt des DRK möglichst klein halten wollten. Vielleicht war es, wie Dr. Harald Fiedler später einmal andeutete, auch nur die Anpassung an Marktgepflogenheiten, weil »die Leute lieber für 80 als für 40 Pfennig kaufen«, so wie bei den »Tomaten im Supermarkt«.

Ohnehin dachten Schneider und Fiedler stärker in wirtschaftlichen Dimensionen, als ihren ehrenamtlichen Funktionären und Aufsichtsräten im DRK lieb sein konnte. Um die Fraktionierungskapazität ihrer Anlagen auszulasten, hatten die Hagener akzeptiert, daß Octapharma auch ausländisches Plasma zur Weiterverarbeitung anlieferte. Das käme »mal von hier, mal von da, zum Beispiel aus Israel und Korea, wir können das nicht erkennen«; es gehe aber auch als Fertigprodukt »dorthin zurück«. Schneider selbst hatte seine Kontakte in Seoul genutzt, um Behring aus dem dortigen Plasma-Geschäft zu verdrängen und Octapharma den Einstieg zu ermöglichen. ████████████████████████████

machten Marguerre und Taub gar kein Hehl. Auch in Bonn fand man später nichts dabei. Hans-Hermann Brackmann hielt koreanisches Plasma sogar für »viel sauberer« als amerikanisches.

Das Rotkreuz-Präsidium freilich brachten Schneider und Fiedler in arge Argumentationsnot. Erst jüngst wieder war von den DRK-Würdenträgern geradezu emphatisch eine Lanze für die Selbstversorgung gebrochen worden – aus ethischen wie medizinischen Gründen. Und hatte nicht der Europarat im März, auf maßgeblichen Einfluß der DRK-Lobby, die freiwillige, unbezahlte Blutspende und die nationale Unabhängigkeit gefordert?

Was die DRK-Spitze indes noch weit mehr fürchtete als eine Schädigung der moralischen Reputation war eine erneute öffentliche Diskussion über das Geschäftsgebaren der Blutspendedienste. Die lagen nämlich mit dem Fiskus über die Frage in einem Dauerstreit, ob die Weiterverarbeitung von Plasma unter die Gemeinnützigkeit falle, mithin steuerfrei sei. Jetzt mischten die Hagener so offensichtlich im kommerziellen Plasma-Markt mit, in dem doch – laut Fiedler – »die Gesetze des Dschungels herrschen«, daß dem DRK-Präsidium angst und bange wurde.

Als dem Aufsichtsrat nun auch noch ein Papier vom 15. April auf den Schreibtisch flatterte, in dem Dr. Harald Fiedler für die Virus-Inaktivierung von Frischplasma (FFP) nach dem Horowitz-Verfahren plädierte und Investitionen in Höhe von weit über zehn Millionen Mark forderte, blieb den meisten DRK-Honoratioren die Spucke weg. »Wir wollen kein merkantiler Laden werden«, mokierte sich einer von ihnen über die Ambitionen des Hagener Blutspendedienstes. Vielleicht war da jemand größenwahnsinnig geworden?

So sah es Harald Fiedler selbst – allerdings mit umgekehrtem Vorzeichen: Am 17. Mai diktierte er seiner Sekretärin ein dreiseitiges Elaborat über »Wahnsinn, Irrtümer und kollektive Wahnsyndrome« in die Maschine. Mit Anlehnungen an Karl Jaspers kam er darin zu einem – auf die internen DRK-Verhältnisse gemünzt – wenig schmeichelhaften Ergebnis: »Ob die das demokratische Prinzip unterlaufenden Manipulateure die Induktion kollektiver Wahnsyndrome aus purem Zynismus betreiben oder ob sie ihrerseits durch Sendungswahn motiviert sind, ist ohne Bedeutung.

Sendungswahn kann man sich schließlich auch selbst induzieren, um zum Beispiel eine Infamie auch noch mit ›gutem Gewissen‹ betreiben zu können.«

15. Juni 1988, DRK-Präsidium, Bonn

Auf der Aufsichtsratssitzung des Roten Kreuzes gab es Krach. Nach den »vorangegangenen Auseinandersetzungen« herrschte auf dem Treffen ein wenig »günstiges Beratungsklima«, notierte Harald Fiedler hinterher in einem Vermerk. Da steckte ihm die Niederlage noch in den Knochen. Er war mit seinem Antrag kläglich auf den Bauch gefallen. »Das Vertrauen des Aufsichtsrates in meine Sachkompetenz wurde in einem solchen Ausmaß in Mitleidenschaft gezogen, daß jede in Zukunft von mir abzugebende Erklärung gegenüber dem Aufsichtsrat mit dem Odium mangelnder Verläßlichkeit behaftet sein dürfte«, hielt er später selbstkritisch für die Akten fest.

Dabei hatte er es – zum Wohle der Patienten und des Roten Kreuzes – so gut gemeint. Es ging eben um das Frischplasma (FFP), das noch nicht virussterilisiert werden konnte und deshalb nach wie vor das Risiko trug, AIDS- und Hepatitis-Viren zu übertragen. Gleichwohl hatte Fiedler es »nicht für eine angemessene Problemlösung« gehalten, FFP grundsätzlich aus dem Verkehr zu ziehen, zumal es »immerhin mit fast zehn Prozent zur Kostendeckung« der gemeinnützigen GmbH des DRK-Blutspendedienstes beitrage.

Seine Alternative hieß »Horowitz«. Die chemische Inaktivierungsmethode sei daher »ohne jeden vermeidbaren Verzug« auch bei Frischplasma anzuwenden, ein Vertrag mit Octapharma biete dafür, wie schon im Falle des Gerinnungskonzentrats, außerordentlich gute Chancen. Fiedler: »Wir müssen uns den Gesetzen des Wettbewerbs stellen!«

Doch dann hatte die Hoechst-Tochter Behring ihr Interesse bekundet, das gesamte in Hagen anfallende Plasma abzunehmen – eine Lösung, die einigen DRK-Präsiden weit besser gefiel. Bei einem Gespräch Ende Mai waren auch schon die Weichen gestellt worden. Was der Aufsichtsrat nicht ahnte: Marguerre und Taub wähnten sich schon längst als Sieger.

Als eine Art »Himmelfahrtskommando« übernahm es Fiedler

deshalb auf der Aufsichtsratssitzung am 15. Juni, als Vorleistung für das Octapharma-Engagement gewissermaßen, Bau-Investitionen in Höhe von rund 15 Millionen Mark zu beantragen, die – im Falle einer Einigung mit Behring – nur Ruinen (»nicht sofort nutzbaren Baukörper«) hinterlassen hätten. Dabei dramatisierte er für den Fall weiterer Verzögerungen die Gefahren durch nicht sterilisiertes Frischplasma, drohte mit »einer Verschuldungshaftung in unübersehbarer Höhe« und warnte vor »Erlösausfällen von circa sieben Millionen Mark jährlich«, falls Octapharma die Horowitz-Lizenz für FFP inzwischen an einen anderen Partner vergeben sollte. Das war dem Aufsichtsrat des Deutschen Roten Kreuzes denn doch zuviel. Harald Fiedler erhielt eine gehörige Abfuhr.

Doch schon drei Wochen nach der Sitzung war er wieder obenauf: Die Verhandlungen mit Behring scheiterten; »sie wurden vor die Tür gesetzt, weil ihre Bedingungen nicht akzeptabel waren« (Waldemar Schneider). Mitte Juli erhielt Fiedler eine Teilgenehmigung für die Investitionen in Hagen. Da lag ihm bereits ein »Letter of Intent zwischen Lecarsa S. A. und dem BSD Hagen« vor, ausgearbeitet – im Sinne »dessen, was wir mit Herrn Marguerre besprochen haben« – von dem Düsseldorfer Rechtsanwalt Dr. Christian Osterrieth.

Es blieb, wie gehabt, alles in der Familie: Christians Mutter, Gisela Osterrieth, Marguerres Cousine, war Geschäftsführerin bei den Briefkastenfirmen Pro Plasma und Pharmimpex gewesen.

Sommer 1988, DRK-Blutspendedienst Hagen

Es war ein umfangreiches Vertragswerk ausgehandelt worden zwischen dem Blutspendedienst Hagen und der Schweizer Lecarsa SA mit Sitz in der Bankstraße 7 in Glarus, jener Briefkastenfirma, deren tatsächliche Inhaber im Handelsregister auch für das Deutsche Rote Kreuz nicht erkennbar waren. Warum spielte das ehrenwerte DRK Marguerres Versteckspiel mit? Zwar wurde Lecarsa Ende September in Octapharma umgetauft, doch noch immer waren deren wahre Hintermänner weder in Glarus noch in Düsseldorf zu identifizieren.

Und es war, gemessen an den Idealen Henri Dunants, wohl auch ein sehr windiger »Lizenz-, Know-how- sowie Vertriebsvertrag«.

<u>Aktennotiz</u>

1. Meines Erachtens ist seit langem zweifelhaft, ob es eine die
   möglichen Infektionsrisiken rechtfertigende Indikation für die
   Anwendung von frischgefrorenem Plasma (FGP) gibt. Dieser Zwei-
   ~~... nicht ausräum~~...

   ~~... eines~~
   FGP-Desasters gemäß 2. ~~...~~ ..., d.h. im
   Falle einer allseits zufriedenstellenden Antwort der Firma
   Behring, einen aus der Sicht vom 15. Juni 1988 u.U. <u>nicht
   sofort nutzbaren Baukörper zu erstellen</u>, erschien mir die
   Hinnahme des letztgenannten Risikos als weitaus eher vertret-
   bar.

9. Ich war also durch die Umstände gezwungen, einen Antrag zu
   begründen, der zum Zeitpunkt der Sitzung letztlich nicht
   begründbar war, andererseits jedoch keinen Aufschub duldete:
   Eine zu späte Einführung der Plasmainaktivierung hätte sowohl
   das Risiko einer Verschuldenshaftung in unabsehbarer Höhe
   über das ohnehin unvermeidbare Maß hinaus vergrößert und
   überdies <u>im Falle einer Lizenzvergabe von Lecarsa an Dritte
   Erlösausfälle</u> von ca. 7 Millionen jährlich DM über die
   ohnehin unvermeidbaren marktbedingten Erlösausfälle hinaus
   ~~nach~~ <u>sich gezogen.</u>

12. Zusammenfassend ~~...~~ ...stellen: Ich wa~~...~~t, im
    Interesse der gGmbH einen riskanten Kurs zu steuern und,
    bildlich gesprochen, sehr dünnes Eis zu betreten. Hätte ich
    dieses Eis nicht betreten, wäre das Risiko, mit der Plasmain-
    aktivierung ins Hintertreffen zu geraten, auch nicht geringer
    geworden als es nunmehr, nach dem Scheitern meines Antrages
    ist. Mit meinem "Himmelfahrtskommando" konnte ich also nichts
    auf Spiel setzen, was nicht bereits verloren war. Daß jedoch
    der Mißerfolg einer auch ohne meinen Rettungsversuch verlore-
    nen Sache nunmehr mir angelastet wird, hat eine von mir nicht
    vorausgesehene Nebenfolge: <u>Das Vertrauen des Aufsichtsrates
    in meine Sachkompetenz wurde in einem solchen Ausmaß in
    Mitleidenschaft gezogen,</u> daß jede in Zukunft von mir abzuge-
    bende <u>Erklärung gegenüber dem Aufsichtsrat mit dem Odium
    mangelnder Verläßlichkeit</u> behaftet sein dürfte. Ich sollte
    deshalb, unabhängig von meiner künftigen Organstellung in der
    gGmbH, klugerweise Versuche, den Aufsichtsrat in Zweifelsfäl-
    len von der Auffassung der Geschäftsführung zu überzeugen,
    anderen Geschäftsführern überlassen.

    Münster, 07. Juli 1988
    gez. Fiedler

DRK-interne Aktennotiz von Dr. Harald Fiedler

Lecarsa, so hieß es da, habe »aufgrund seines Vertrages mit dem New York Blood Center das ausschließliche Recht, in Europa« nach dem Horowitz-Verfahren Blutprodukte zu sterilisieren und »Unterlizenzen für die Herstellung und den Vertrieb von nach diesem Verfahren inaktivierten« Blutprodukten zu vergeben. Schneider und Fiedler ließen sich dabei in § 3 des Vertragswerkes zusichern, »daß in der Bundesrepublik Deutschland einschließlich West-Berlin weitere Lizenzen/Unterlizenzen... nur einem DRK-Blutspendedienst im süddeutschen Raum sowie einem kommerziellen Unternehmen eingeräumt werden«. Mit anderen Worten: Dem DRK Hagen ging es offenbar darum, sich lästige Konkurrenz, sogar in der eigenen Organisation, weitestgehend vom Leib zu halten. Als Lizenzgebühren waren »sechs Prozent des Nettoverkaufspreises« vorgesehen, »zu dem der Blutspendedienst die Vertragsprodukte an Krankenhäuser verkauft«, zahlbar »auf ein von Lecarsa anzugebendes Konto« – natürlich in der Schweiz.

Für das virusinaktivierte Frischplasma verpflichtete sich Lecarsa, nach Aufnahme der Serienproduktion »über einen Zeitraum von fünf Jahren... pro Jahr mindestens 100 000 Packungen« zu einem Preis von 52 Mark abzunehmen. Dabei gelte »22 Mark als fester unveränderlicher Sockel für die Produktionskosten etc. (darin enthalten sind u.a. anteilige Abschreibungen der Anlagen auf fünf Jahre sowie ein Kapitalzins von sechs Prozent)«. Das bedeutete für den DRK-Blutspendedienst einen fest zu kalkulierenden Umsatz von etwa fünf Millionen Mark pro Jahr.

Schließlich mußte das DRK der Schweizer Briefkastenfirma noch ein Vorrecht für den Fall einräumen, daß der Blutspendedienst beabsichtigen sollte, seine Anlagen »ganz oder teilweise, vorübergehend oder auf Dauer, entgeltlich oder unentgeltlich an Dritte zu veräußern, zu vermieten, zu verpachten oder in sonstiger Form zur Nutzung zur Verfügung zu stellen«.

Nachdem das DRK eine Bankauskunft in Glarus eingeholt hatte, »die zur Zufriedenheit ausgefallen« war (Fiedler), stimmte der Aufsichtsrat des Roten Kreuzes dem Deal zu. Die Produktion sollte von einer Tochter-GmbH des DRK-Instituts in Hagen (»Karl-Landsteiner-Haus«) übernommen werden.

V e r t r a g

zwischen

    der Blutspendedienst der DRK-Landesverbände Nordrhein
    und Westfalen-Lippe gGmbH, Institut Hagen, Feithstraße,
    5800 Hagen
                - nachfolgend: Blutspendedienst -

und

    der Firma Lecarsa S.A., Bankstraße 7, 8750 Glarus
                - nachfolgend: Lecarsa -

Präambel

Lecarsa hat in der Bundesrepublik Deutschland einschließlich
West-Berlin das ausschließliche Recht, nach einem für das New
York Blood Center geschützten Verfahren Plasma, Kryopräzipitat
und Serum für Transfusionen (= Vertragsprodukte) zu inaktivieren,
zu vertreiben und Unterlizenzen für die Herstellung und den
Vertrieb der nach diesem Verfahren hergestellten Vertragsprodukte
zu vergeben. Der Vertrag zwischen Lecarsa und dem New York Blood
Center ist den Parteien bekannt. Er wird diesem Vertrag als
Anlage 1 beigefügt. Das Patentverfahren ist dazu bestimmt, in den
Vertragsprodukten eventuell vorhandene lipidverkapselte Viren
(z. B. HIV, HBV, Hepatitis Non-A, Non-B) zu inaktivieren.

Um den Blutspendedienst in die Lage zu versetzen, Plasma, Kryopräzipitat und Serum nach diese~ Verfahren in seinen Betriebsan-
lagen zu inaktivieren und di~ ~~~~~~~ Verfahren hergest~~~~
Präparate an Krankenhä~~~

Rechtseinräumung a~ ~~~ Vertragsrechten

(1) Lecarsa erteilt dem Blutspendedienst eine auf die Bundesrepublik Deutschland einschließlich West-Berlin beschränkte
Unterlizenz an dem in § 1 bezeichneten Patentverfahren für
die Herstellung, das Feilhalten und den Vertrieb der Vertragsprodukte in der Bundesrepublik Deutschland incl. West-
Berlin.

(2) Lecarsa sichert -ungeachtet ihrer Vertragsbeziehungen mit dem
New York Blood Center, wonach Lecarsa verpflichtet sein kann,
Dritten auf Anfrage Unterlizenzen einzuräumen- dem Blutspendedienst zu, daß in der Bundesrepublik Deutschland einschließlich West-Berlin weitere Lizenzen/Unterlizenzen für
die Herstellung und den Vertrieb der Vertragsprodukte nur
einem DRK-Blutspendedienst im süddeutschen Raum sowie einem
kommerziellen Unternehmen eingeräumt werden. Sollte Lecarsa
seine Rechte bzw. Pflichten aus dem Vertrag mit dem New York
Blood Center (Anlage 1) an Dritte abtreten, verpflichtet sich
~~~ jetzt, ~~~~~~~~~~~~~~~~~~~~~~ ~~ diese Verpflich-

Lizenzgebühren

(1) Der Blutspendedienst zahlt an Lecarsa für die Herstellung und
den Verkauf oder die sonstige Abgabe der Vertragsprodukte an
Dritte eine Lizenzgebühr in Höhe von 6% des Nettoverkaufspreises, zu dem der Blutspendedienst die Vertragsprodukte an
Krankenhäuser verkauft.

(2) Von den in Ziff. 1 genannten Lizenzgebühren stellen 1/2 eine
Honorierung der Vertragsrechte gem. § 1, 1/2 eine Honorierung
des überlassenen Know-how gem. § 2 dar.

(3) Sollte sich ergeben, ~~~~~~~~~~~~-Know-how bereits b~~
~~~~~rgabe offen~

*Vertrag zwischen der Briefkastenfirma Lecarsa und dem DRK-Blutspendedienst
Hagen*

291

Der Aufstieg von Octapharma ging mit Hilfe des Bonner Hämophilie-Zentrums und des Hagener DRK unaufhaltsam weiter: Egli und Brackmann hatten für 1989 eine Bestellung von 30 Millionen Einheiten »Octavi« im Wert von rund 28 Millionen Mark in Aussicht gestellt; das war fast ein Drittel von Brackmanns Jahresverbrauch.

Diese Mengen, und die auch weiterhin zu erwartenden Zuwachsraten, konnten nicht allein durch das DRK in Hagen produziert werden. Um die steigende Nachfrage in Bonn und in anderen Ländern befriedigen zu können, brauchte Octapharma Plasma – und Fraktionierungskapazität. Letzteres besaß das Unternehmen bereits in Frankreich und Italien, und für den Nachschub an Rohstoff waren Lieferverträge nun auch mit amerikanischen Plasma-Zentren geschlossen worden.

»Wir wollen kein Secondhand-Plasma«, versicherten Marguerre und Taub immer wieder, deshalb sei es wichtig, die Ausbeute weiter zu steigern. Aus einem Liter Plasma könne dank der Octapharma-Verfahren inzwischen mehr als 200 Einheiten Faktor-8 gewonnen werden, denkbar seien sogar 300 bis 400 Einheiten. »Und wenn man das dann umrechnet«, frohlockte Wolfgang Marguerre, »wäre fast mit einer halben Million Liter Plasma die nationale Unabhängigkeit in der Bundesrepublik zu verwirklichen.«

Januar 1989, DRK-Präsidium, Bonn

Botho Prinz zu Sayn-Wittgenstein, der DRK-Präsident, hatte Journalisten zu einem Pressegespräch geladen – und hinterher schrieben auch einige darüber: Das Rote Kreuz warne vor den »Gefahren durch Kommerzialisierung«, war zu lesen. In zunehmendem Maße, so beklagte der Adlige, kämen Blut und Plasma aus der DDR und über die DDR vermutlich aus anderen Ostblockstaaten ins Land. Dies sei eine negative Entwicklung. Außerdem sprächen nach Meinung des DRK viele Indizien dafür, daß ein Teil des importierten Plasmas auch aus Staaten der Dritten Welt stamme und über die USA oder auch die Schweiz »im Wege der Umetikettierung« nach Deutschland geschleust würde.

Wußte Sayn-Wittgenstein nicht, daß das Bayerische Rote Kreuz beim Blutzapfen in der DDR und Polen kräftig mit von der Partie war und daß der DRK-Blutspendedienst Hagen längst auch über Octapharma angeliefertes Plasma aus der DDR, aus den USA und aus Südkorea verarbeitete?

Februar 1989, DRK-Blutspendedienst Hagen

Es war eine Hofberichterstattung: Anläßlich der Visite einer japanischen Experten-Delegation berichtete das Hagener Lokalblatt *Westfalenpost* ausführlich über das internationale Ansehen des DRK-Instituts und seines sprachgewaltigen Chefs, Dr. Waldemar Schneider. »Über das Blut spricht der Professor in vier Sprachen«, lautete die Schlagzeile. Schneider, ein Asien-Fan, war in der Tat des Japanischen mächtig. »Man muß ja schließlich«, sagte er, »Fachliteratur lesen können.«

»Delegationen aus aller Herren Länder geben sich die Klinke in die Hand, um von den Erfahrungen der Hagener zu profitieren«, und wenn erst der 15 Millionen Mark teure Neubau im Juli fertig sei, könne man endlich »richtig loslegen« (*Westfalenpost*). Schließlich kam Waldemar Schneider, der »international anerkannte Fachmann«, noch über seine Zukunftspläne zu Wort: »Ich habe schon viele Angebote erhalten, aber warum soll ich denn hier weggehen? Mehr Geld lockt mich nicht.«

April 1989, New York Blood Center, New York

Es waren eine Reihe von Meldungen über Fieberanfälle und andere Nebenwirkungen bei Blutern eingegangen, dann hatte ein Labor das nach Horowitz sterilisierte Präparat »Factor VIII SD« des New York Blood Center (NYBC) überprüft, ohne die Gründe für die Reaktionen ausfindig machen zu können. Dennoch entschloß sich das NYBC nach Rücksprache mit der Arzneimittelbehörde FDA Anfang April, eine komplette Charge, 373 Packungen, vom Markt zu nehmen. Die FDA stufte den Rückruf als »Class II Recall« ein, und der galt definitionsgemäß für Fälle, in denen »der Gebrauch eines Produkts vorübergehende Störungen hervorrufen« konnte oder

293

eine »geringe Möglichkeit ernsthafter Dauerschäden« bestand. Gab es womöglich doch Unverträglichkeiten durch den chemisch behandelten Faktor-8, der auch von Octapharma und dem DRK Hagen vertrieben wurde? Hans-Hermann Brackmann schloß dies aus: »Die Verträglichkeit ist sehr gut!«

Juli 1989, Heilbronn

Es ging, wieder einmal, um »bezahlte oder unbezahlte Blutspender«, eine Mission, die das Rote Kreuz mit Inbrunst und Ausdauer führte. In einem Brief an den DRK-Präsidenten, Botho Prinz zu Sayn-Wittgenstein, sprach Professor Claus Maurer aus Heilbronn zwar vorsichtig von »Irritationen«, tatsächlich fühlte er sich jedoch vom Deutschen Roten Kreuz verschaukelt. Maurer war Vorsitzender der Arbeitsgemeinschaft staatlicher und kommunaler Bluttransfusionsdienste, unter deren Regie rund ein Viertel der jährlich etwa 3,4 Millionen Blutentnahmen in der Bundesrepublik durchgeführt wurden und die ihren Spendern dafür eine »Aufwandsentschädigung« zahlten. Das aber lehnte das Rote Kreuz ab, offiziell jedenfalls.

So stand es auch in dem Protokoll eines Parlamentarischen Abends zum Blutspendewesen, hineingeschrieben vom DRK. Der Abend hatte Ende April mit Bonner Abgeordneten stattgefunden. Die »apodiktische und globale Aussage«, das Rote Kreuz entschädige seine Spender grundsätzlich nicht, so beschwerte sich Maurer beim DRK-Präsidenten, stehe »im eklatanten Widerspruch zu den Ausführungen« während der Veranstaltung. Einerseits würden den Teilnehmern an DRK-Blutspendeaktionen »zusätzliche Urlaubstage und Feierschichten« gewährt, andererseits, in einigen Regionen, in Berlin und in Bayern zum Beispiel, auch Kosten erstattet. Er finde es deshalb unerträglich, wenn »wir immer wieder mit abwertenden Äußerungen und Behinderungen durch Funktionsträger des DRK konfrontiert« werden. Es könne nicht angehen, daß – wie geschehen – ein »Pfarrer als DRK-Mitglied gegen die bezahlte Spende« von der Kanzel predige.

Die Frage, ob die Qualität der Blutspende davon abhängt, daß derjenige, der zur Ader gelassen wird, dafür Geld erhält oder nicht, war sicherlich in den Vereinigten Staaten anders zu beurteilen als in der Bundesrepublik: In den USA ersetzte die Entschädigung des Spenders oftmals das fehlende soziale Netz. Doch die Behauptung des Roten Kreuzes, auch hierzulande sei das Blutplasma der selbstlosen DRK-Spender wesentlich seltener HIV-positiv als das der staatlichen und kommunalen Blutbanken oder der kommerziellen Zentren, ließ sich nicht glaubhaft erhärten. Ein entsprechender Versuch von Harald Fiedler war jedenfalls schnell zu entlarven.

Juli 1989, DRK-Blutspendedienst Hagen

Aus seiner stramm rechten Haltung hatte Waldemar Schneider nie ein Hehl gemacht: Auf seinem Schreibtisch flatterte neben einer deutschen und einer bayerischen Flagge lange Zeit auch eine schwarz-weiß-rote, deutsch-nationale, im Keller ging er, so bekunden frühere Weggefährten, gern seinem Hobby nach – auf einem eigenen Schießstand. Sein Plädoyer für »deutsches Blut aus deutschen Adern« (»Mit Graus sehe ich, daß wir bald französisches Blut verabreichen müssen«) ergänzte er eher augenzwinkernd mit der Bemerkung, dies gelte »allein aus medizinischen Erwägungen«. Schon 1977, in Süd-Korea, hatte »Dr. Schneider, blauäugig« (so die koreanische *Gesundheitszeitung*), nach der Ernennung zum »außerplanmäßigen Professor der Universität Seoul« gesagt, er sei »stolz darauf, ein überzeugter Antikommunist zu sein«.

Da paßte das, was er sich jetzt, Ende Juli, leistete, ins Bild: In einer Stellenanzige in der *Westdeutschen Allgemeinen* hieß es im O-Ton Schneider: »Arbeitslose, die echt arbeiten können und wollen, gibt's wirklich? Nein! Denn sonst hätten wir sie eingestellt.« Der Blutspendedienst Hagen habe »15 Millionen Mark für neue, moderne Arbeitsplätze ausgegeben, um mit neuartigen Produkten aus dem Blut unserer Spender Ihnen und Ihrer Familie im Krankheitsfall zu helfen«, und finde keine Mitarbeiter, »die auch vor Schichtdienst nicht zurückschrecken«.

Als ein Sturm der Entrüstung über Schneider hereinbrach, mußte er sich zwar öffentlich für »die allein von mir und nicht vom Roten Kreuz zu verantwortende Stellenanzeige« entschuldigen, damit sei »keine Kränkung von Arbeitslosen beabsichtigt gewesen«, intern legte er hingegen nach: Die Kritik sei ein Zeichen »unserer heutigen dekadenten Zeit, in der perverse Kräfte die letzten noch funktionierenden Stützen der Gesellschaft, zu denen insbesondere das Rote Kreuz gehört, zu beseitigen im Gange sind«. Schuld an der »Destruktion und Destabilisierung unserer Ordnung« seien, wer sonst, die Linken und die Medien.

Öffentlich fügte er – halb Entschuldigung, halb Selbstlob – noch hinzu, das »vor mehr als 20 Jahren unter meiner Leitung« gegründete DRK-Institut könne »weltweit beachtete wirtschaftliche und wissenschaftliche Leistungen aufweisen« und habe »als erste Einrichtung der Welt ein Verfahren entwickelt, welches es ermöglicht, menschliches Blutplasma virusfrei, das heißt auch AIDS-sicher zu machen. Die Herstellung solcher Präparate drohte ins Stocken zu geraten, weil es uns bei über zehn Prozent Arbeitslosenrate... in Hagen nicht möglich war, Arbeitskräfte hierfür auf dem üblichen Wege zu bekommen«.

Die Produktion virussterilisierten Frischplasmas war allerdings aus einem ganz anderen Grund ins Stocken geraten: Es gab erhebliche wissenschaftliche Probleme.

August 1989, Behringwerke, Marburg

Octapharmas Höhenflug hielt unvermindert an. Die Konkurrenz war mehr als beunruhigt. Marguerre und Taub drohten die eingesessenen Faktor-8-Hersteller nun auch in anderen europäischen Ländern von den angestammten Trögen zu verdrängen.

Da kam Futterneid auf. Und Zorn. Vor allem bei den Marburger Behringwerken. Erst waren, im Juni 1988, die Verhandlungen mit dem DRK-Blutspendedienst in Hagen gescheitert, weil man sich dort mit Octapharma anscheinend schon längst einig gewesen war, dann hatten Marguerre und Taub ihnen, wenig später, einen Gerinnungs-Spezialisten abgeworben, der Behrings Hitzeverfahren für Faktor-8 miterfunden hatte, und das noch, wie man in Marburg fand, auf ziemlich niederträchtige Art: Von Octapharma war eine Anzeige geschaltet worden, nicht klein und überregional, sondern klotzig im Marburger Lokalblatt – gezielt und direkt für die Augen von Behring-Mitarbeitern.

Ende 1988 dann hatten Hans-Hermann Brackmann und Hans Egli in einer Veröffentlichung behauptet, durch das Behring-HS-Präparat sei es bei zwei Bonner Blutern – trotz Hitzesterilisation – zu einer Hepatitis gekommen, vermutlich wegen einer extrem hohen Verseuchung des Plasma-Pools mit Hepatitis-Viren. Zwar hatte das Pharma-Unternehmen den schwerwiegenden Vorwurf mit der Frage zu kontern versucht, ob sich die Patienten nicht auch in der Klinik infiziert haben könnten. Aber gleichsam als eine »logische« Konsequenz der Beschuldigung aus Bonn hatten Egli und Brackmann den Verkauf des Behring-Präparats für 1989 erheblich gestutzt – zugunsten von Octapharma.

Dies ärgerte die Marburger. Sie warfen dem unliebsamen Konkurrenten nicht nur vor, unter ein und demselben Etikett verbotenerweise Präparate unterschiedlicher Zusammensetzung auf den Markt zu bringen, sie äußerten auch immer wieder erhebliche Zweifel an der Qualität der chemisch behandelten Produkte – nicht an deren Sterilität.

Und ihre Bedenken erhielten in ihren Augen ständig neue Nahrung. So hatte eine Behring-interne Analyse eines vom DRK Hagen »nach NYBC-Methode« produzierten und von der Hamburger Firma Medac vertriebenen PPSB-Konzentrats für Patienten der selteneren Hämophilie-B ein geradezu niederschmetterndes Resultat ergeben: Die getesteten Produkte der Chargen AO389 VI und BO389 VI, so das Fazit, seien wegen »abweichender Zusammensetzung ... aus unserer Sicht für die Therapie einer Hämophilie B unbrauchbar«.

Dezember 1989, DRK-Blutspendedienst Hagen

Der Wunsch war Vater des Gedankens: Anfang November hatte Waldemar Schneider zu einer Informationsveranstaltung geladen. Anlaß: »Das 20jährige Bestehen unseres Blutspendedienstes sowie die Fertigstellung des dritten Bauabschnittes.« Doch die Ankündigung, zum Jahreswechsel werde mit der Produktion virusinaktivierten Frischplasmas begonnen, war nicht mehr als eine Illusion.

Überhaupt lief vieles hinter den Mauern des Hagener Blutspendedienstes nicht nach Plan. Da war zunächst Waldemar Schneiders Intimfeind im Roten Kreuz, Dr. Heinz Schmitt, Leiter des niedersächsischen Blutspendedienstes in Springe bei Hannover. Er belieferte das New York Blood Center (NYBC) seit Jahren mit Konserven – was Schneider prinzipiell ablehnte (»Wir haben unser New York vor der Haustür«). Nun war es Schmitt offensichtlich gelungen, dank seiner guten Beziehungen zum NYBC, gewissermaßen an Marguerre und Taub vorbei, an die Horowitz-Lizenz zu kommen. Wenn man den Gerüchten trauen durfte – Schneider und Schmitt sprachen schon seit Jahren nicht mehr miteinander –, mußte er nicht einmal Lizenzgebühren zahlen. Das wurmte. Dabei hatten Schneider und Fiedler im Vertrag mit Lecarsa, vermutlich auf ihn gemünzt, die Vergabe einer NYBC-Lizenz auf einen *süd*deutschen DRK-Blutspendedienst beschränkt. »Das Störmanöver des Herrn Schmitt«, darüber war sich Waldemar Schneider im klaren, würde wieder jene Stimmen lauter werden lassen, denen die ganze kommerzielle Richtung in Hagen nicht gefiel.

Auch sah man »mit wenig Begeisterung«, wie Marguerre und Taub expandierten. Erst unlängst waren sie in die österreichische Firma Schwab in Wien eingestiegen, was eine erhebliche Ausweitung ihrer Produktionskapazitäten bedeutete. »Jetzt haben sie uns quasi in der Hand«, fürchtete Schneider, weil sie nicht mehr nur auf Hagen angewiesen seien. Harald Fiedler sah das genauso: Octapharma kann »uns, wenn es ihr gefällt, einfach abnabeln!«

Beim virusinaktivierten Frischplasma (FFP) schließlich war es immer wieder zu Verzögerungen gekommen – und die Kritik an dem vermeintlich revolutionären Produkt, made in Hagen, ließ nicht nach: Das vom Roten Kreuz gewonnene Plasma, so war zu hören, sei schon definitionsgemäß kein FFP. Es werde in der Regel während zeitraubender Blutspendeaktionen gesammelt, abends, nach der Rückkehr, im Hagener Institut von den roten Blutkörperchen abgetrennt und wandere dann erst in die Kühltruhe. Frischplasma müsse aber, um möglichst wenig von der Aktivität zu verlieren, spätestens nach sechs Stunden tiefgefroren werden. Ob nun virussterilisiert oder nicht, »das gewonnene Produkt ist, trotz aller gegenteiliger Versicherungen, kein Frischplasma, sondern lediglich eine Plasma-Protein-Lösung mit einer erheblich reduzierten Aktivität«, meinte der Duisburger Transfusionsmediziner Professor Heiner Trobisch. Sein schwerwiegender Verdacht: Die Virus-Inaktivierung sei lediglich ein Trick, das in den Krankenhäusern anfallende Plasma nach Hagen zu locken, um daraus Gerinnungskonzentrate für Octapharma zu produzieren. Denn es sei doch merkwürdig: Eine Forschergruppe im Zentrallabor des Schweizer Roten Kreuzes sei schon vor mehr als einem Jahr wegen Erfolglosigkeit bei der Virus-Inaktivierung von Frischplasma wieder aufgelöst worden.

Februar 1990, DRK-Blutspendedienst Hagen

Die Einladung war zweisprachig gehalten, in Deutsch und in Japanisch: »Nach Fertigstellung der Um- und Erweiterungsbaumaßnahmen möchten wir eine Reihe regelmäßiger Kontakt- und Fortbildungsveranstaltungen einrichten«, schrieb Japan-Fan Waldemar Schneider in ungewöhnlicher Doppelfunktion, als Direktor des DRK-Blutspendedienstes und als erster Präsident von TOKO, einem von ihm gegründeten Institut für systemüberschreitendes Denken e. V. »Toko-Shushinkai – aufrichtig, klar und hoffnungsvoll wie der Strahl der aufgehenden Sonne, gemeinsam lernen und lehren, gegenseitig geben und nehmen«, das sei ein Ziel von TOKO, um in einer »Zeit der Orientierungslosigkeit sichere Wege aus Dickicht und Morast zu finden«. Schneider (Marguerre: »Er spricht auch mit seinem Hund noch japanisch!«) referierte auf der gemeinsamen Veranstaltung über »Das Bluttransfusionswesen, Gegenwart und Zukunft«. Von dem Dickicht und Morast im Blut-Busineß war da, dem Vernehmen nach, keine Rede.

8. Mai 1990, Impfstoffwerke Dessau

Mit großen Erwartungen waren Wolfgang Marguerre und Robert Taub nach Berlin geflogen. Nach einem Gespräch mit den Verantwortlichen der DDR fuhren sie nach Dessau zu den Impfstoffwerken weiter, um dort 20 Vertretern der Blutspendezentralen ihr Konzept vorzustellen. Aus Oslo war auf Einladung von Octapharma ein Rotkreuz-Experte angereist, um über »das erfolgreiche

Modell der nationalen Selbstversorgung Norwegens in Zusammenarbeit mit Octapharma« zu sprechen (Marguerre).

Seit Öffnung der deutsch-deutschen Grenze, seit Ende 1989, drängte Octapharma nach Osten. Bereits im März hatten Marguerre und Taub den Impfstoffwerken Dessau offeriert, die Versorgung der DDR mit Gerinnungsprodukten zu übernehmen – in Form eines Joint-venture.

Doch die »beteiligten Damen und Herren der Blutspendedienste der DDR«, so hielt Marguerre hinterher fest, blieben reserviert, wollten das »Konzept zunächst einer eingehenden Analyse« unterziehen. Dabei sollten sie doch bitte bedenken, so schrieben die Octapharma-Inhaber am 15. Mai in einem Memo – »vertraulich« – an alle DDR-Blutspendezentralen, daß »durch optimierte Ausbeuten« eine »rasche Realisierung des Selbstversorgungsgebotes« und dadurch »eine Pilotfunktion für die BRD« gewährleistet sei. Zunächst müßte das Plasma »in unseren Anlagen in Wien aufgearbeitet«, parallel dazu der Bau »einer modernen Anlage in Dessau« umgehend in Angriff genommen werden. Doch so einleuchtend das Konzept auch sein mochte, zum ersten Mal in der noch jungen Firmengeschichte kassierte Octapharma eine Niederlage: Die Damen und Herren entschieden sich anders.

Mai 1990, DRK-Blutspendedienst Hagen

Mit Schreiben vom 3. Mai setzte der DRK-Blutspendedienst Hagen die Kliniken des Landes Nordrhein-Westfalen darüber in Kenntnis, daß Frischplasma »ab sofort sukzessive durch das neue Präparat ›Virusinaktiviertes Frischplasma‹ ersetzt« werde. Als »Kostenvergütung« müsse man dem Krankenhaus für eine Einheit 98 Mark berechnen – fast doppelt soviel, wie Octapharma bezahlen sollte, so daß für Marguerre und Taub ihrerseits beim Weiterverkauf außerhalb Nordrhein-Westfalens eine ansehnliche Gewinnspanne blieb.

Wie schon bei ihrem chemisch inaktivierten Faktor-8-Präparat hatte das DRK Hagen auch bei dem entsprechenden Frischplasma keine Notwendigkeit gesehen, eine Neuzulassung als Arzneimittel beim Bundesgesundheitsamt (BGA) zu beantragen. Von Waldemar Schneider war statt dessen lediglich der Regierungspräsident in

Form einer Änderungsanzeige über eine Modifikation des Herstellungsverfahrens in Kenntnis gesetzt worden.

Dagegen lief Professor Claus Maurer namens der Arbeitsgemeinschaft staatlicher und kommunaler Bluttransfusionsdienste beim Präsidenten des BGA Sturm. Ziel seines Protestes war, »die Zulassung von virusinaktiviertem Plasma zu verhindern, zumindest aber zu verzögern«, bis »Ergebnisse über Untersuchungen zur therapeutischen Wirksamkeit« vorliegen. Maurer: Solange die Aktivität des neuen Frischplasmas (FFP) fraglich sei, müsse unter allen Umständen »verhindert werden, daß schwerkranke Patienten, die auf FFP angewiesen sind, mit einem minderwertigen Produkt versorgt werden«.

Genauso sah es auch Heiner Trobisch. Seine »Lagebeurteilung«: Es herrsche eine »allgemeine Verunsicherung«. Die Blutspendedienste der Krankenhäuser und Kliniken würden aufgefordert, »ihr Plasma zur Virus-Inaktivierung nach Hagen zu schicken«, ohne zu ahnen, daß sie womöglich »ein irgendwie behandeltes Poolprodukt« minderer Qualität zurückerhalten. Er halte es nicht für ausgeschlossen, daß es dem DRK Hagen vielmehr darum gehe, aus dem mit falschen Versprechungen beschafften Plasma »den Faktor-8 für Octapharma herauszuholen«. Trobisch: »Der Ruhm des DRK-Blutspendedienstes Hagen wird so nebenbei in aller Welt verbreitet, und der Faktor-8-Markt wird immer mehr zu einer Domäne von Octapharma und der Schneider/Marguerre-Gruppe!«

ANHANG

Abkürzungen

AABB	–	American Association of Blood Banks (Dachverband der amerikanischen Blutbanken)
ABRA	–	American Blood Resources Association (Dachverband der amerikanischen Plasma-Industrie)
AIDS	–	Aquired immune deficiency syndrome
AOK	–	Allgemeine Ortskrankenkassen
ARC	–	American Red Cross
BGA	–	Bundesgesundheitsamt
BKA	–	Bundeskriminalamt
BPI	–	Bundesverband der Pharmazeutischen Industrie
CDC	–	Centers for Disease Control (Behörde des amerikanischen Gesundheitsministeriums)
DHG	–	Deutsche Hämophilie-Gesellschaft
DRK	–	Deutsches Rotes Kreuz
FDA	–	Food and Drug Administration (amerikanische Arzneimittelbehörde)
KBV	–	Kassenärztliche Bundesvereinigung
MMWR	–	Morbidity and Mortality Weekly Report (Zeitschrift der CDC)
NHF	–	National Hemophilia Foundation (Nationaler amerikanischer Bluter-Verband)
NYBC	–	New York Blood Center
PCP	–	Pneumocystis-carinii-Pneumonie (Aids-typische Lungenentzündung)
UHM	–	Ausschuß für Untersuchungs- und Heilmethoden
VdAK	–	Verband der Angestellten-Krankenkassen
WFH	–	World Federation of Hemophilia
WHO	–	Weltgesundheitsorganisation
WIdO	–	Wissenschaftliches Institut der Ortskrankenkassen

Personenregister